エビデンスに基づく

糖尿病・代謝・内分泌看護ケア関連図

任 和子・細田公則●編集

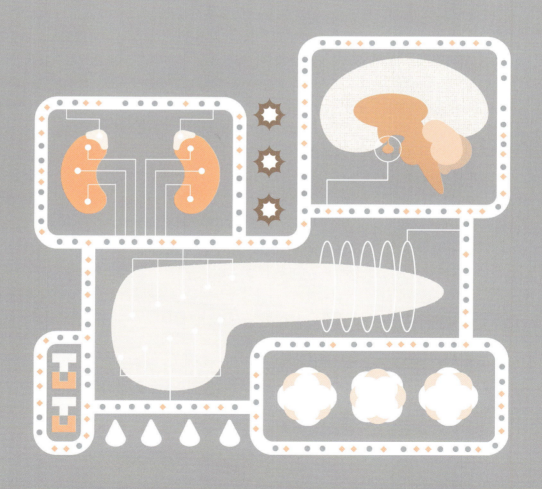

中央法規

はじめに

編者を代表して
任　和子

本書は，看護学生やさまざまな現場で働く看護師が，代謝疾患ならびに内分泌疾患の病態生理を理解して，アセスメントから看護ケアまで通して俯瞰できるように意図して企画をしました。

代謝疾患としては，糖尿病，肥満症，痛風，脂質異常症，内分泌疾患としては，甲状腺機能亢進症（バセドウ病），甲状腺機能低下症，甲状腺がん，下垂体前葉機能亢進症（下垂体腺腫），下垂体前葉機能低下症，下垂体後葉機能亢進症（SIADH），下垂体後葉機能低下症（尿崩症），副腎皮質機能亢進症（クッシング症候群），副腎皮質機能亢進症（原発性アルドステロン症），副腎皮質機能低下症（アジソン病），副腎髄質機能亢進症（褐色細胞腫）をとりあげました。糖尿病のように国民病といわれて久しい一般にもよく知られた病気から，アジソン病などあまり知られていない病気まで幅広く含まれます。

症状別，疾患別，治療別にそれぞれ看護ケア関連図を示していますので，専門の病棟ばかりではなく，訪問看護や高齢者施設，在宅ケアの場においても，必要なときに必要なことが書いてある本として，活用していただけるものと考えています。

執筆には，編者らが所属する京都大学大学院医学研究科生活習慣病学看護学分野を中心に京都大学医学部附属病院看護部の代謝疾患・内分泌疾患の専門病棟の熟練した看護師があたりました。現実の患者やご家族をイメージしながら，診療ガイドラインと最新のエビデンスを取り入れて執筆しました。また，編者の一人は，内分泌・代謝専門医ならびに糖尿病専門医であり，医学的視点と看護学的視点で十分に討議して，内容を吟味しました。

代謝疾患・内分泌疾患は，生体の内分泌・代謝系の調節機構の障害によって起こるものであり，発症時期は小児期や思春期から高齢者まで幅広く，また全身の臓器に及ぶことが特徴です。急激に発症することや，生命の危機状態に突然陥ることもある重篤な疾患ではありますが，徐々に進行する慢性疾患の代表的な疾患であるといえます。

患者が長期にわたって自ら症状をマネジメントし，重症化を予防しながら，自分らしい生活を送ることは並大抵のことではありません。看護師には，患者が疾患とその治療を自分の手の内におさめて，その人らしく生活していけるように支援する役割が求められます。

糖尿病のように，初期には自覚症状がなく身体の中で起こっていることをとらえにくい場合もあれば，クッシング症候群などのように体型や皮膚，骨などに特徴的な症状があらわれる場合もあります。治療法が確立されておらず経済的負担も大きいので難病指定が待たれる疾患も多いのが特徴です。さらに，「自己管理のできない人」というレッテルや，容姿に変化が生じるための苦悩など心理社会面の影響がとても大きいことも，看護をする上ではきわめて重要です。

　社会全体に目を向けると，人口構成が変化して高齢者が増加し，肥満，糖尿病など生活習慣の変化に伴う疾患は増加すると予測されます。治療戦略はおそらく急速に進展するという希望もあります。患者やご家族が自分の身体のことをよく理解し，新しい治療開発の恩恵も受けながら，その人らしく生きていけるように，看護師は，代謝疾患，内分泌疾患を系統立てて理解し，よりよく生活する方法を患者やご家族とともに創り上げていくことが求められます。

　本書が日々の看護に活かされ，患者やご家族の安寧につながることを願っております。

　最後になりましたが，大きな視点と細やかな配慮で粘り強く本書の編集にご尽力くださいました中央法規出版の中村氏，星野氏に深く感謝申し上げます。

凡例

- それぞれの症状・疾患に関する内容は「看護ケア関連図」＋その「解説」というように，2つに分けて構成している。必要と思われる情報は参考文献も含めて掲載した。
- 「看護ケア関連図」は単純化し，特殊なもの・個別的なものを除いて，以下の原則に基づいて作成した。

▬▶	誘因・成因を含むその疾患に至る直接的・間接的原因を示した。
▭	病態生理学的変化や状態の変化を示した。
▬	病態生理学的変化に関連する症状を示した。
◯ ┈▶	医師の指示による医学的処置を示した。
┌┈┐ ┈▶	観察・アセスメントを含む看護ケアを示した。
▭	その疾患から生じる全体像について示した。
▭	分類，あるいは特殊な部分について示した。

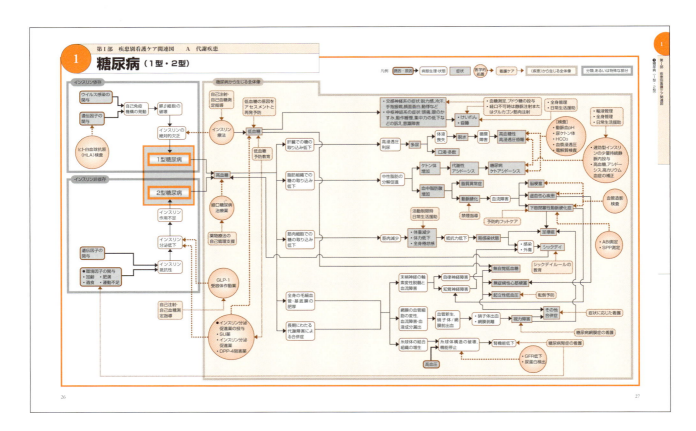

● 「解説」では，基本的に以下のような構成をとった。

Ⅰ 病態生理
1. 定義
2. 解剖生理
3. メカニズム
4. 分類と症状
5. 診断・検査
6. 治療

Ⅱ 看護ケアとその根拠
1. 観察ポイント
2. 看護の目標
3. 看護ケア

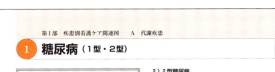

もくじ

はじめに ……………………………………………………………………………………………… 2

● 代謝・内分泌の解剖生理　　村内千代，宇多 雅，山口曜子，田村葉子，清水彬礼　9
膵臓・糖代謝にかかわる臓器／甲状腺／骨／副甲状腺／下垂体／副腎

第Ⅰ部　疾患別看護ケア関連図　25

A　代謝疾患 …………………………………………………………………………………… 26
- ❶ 糖尿病（1型・2型）……………………………………………………… 村内千代　26
- ❷ 糖尿病の急性合併症 ……………………………………………………… 西村亜希子　40
  - Ⓐ 糖尿病ケトアシドーシス（DKA）………………………………… 西村亜希子　42
  - Ⓑ 高浸透圧高血糖症候群（HHS）…………………………………… 西村亜希子　46
  - Ⓒ 感染症 …………………………………………………………………… 西村亜希子　48
  - Ⓓ 低血糖 …………………………………………………………………… 西村亜希子　50
  - Ⓔ シックデイ ……………………………………………………………… 西村亜希子　52
- ❸ 糖尿病の慢性合併症：糖尿病神経障害 ……………………………… 横田香世　56
- ❹ 糖尿病の慢性合併症：糖尿病網膜症 ………………………………… 肥後直子　64
- ❺ 糖尿病の慢性合併症：糖尿病腎症 …………………………………… 大倉瑞代　70
- ❻ 糖尿病の慢性合併症：糖尿病足病変 ………………………………… 大倉瑞代　82
- ❼ インスリノーマ …………………………………………………………… 大倉瑞代　90
- ❽ 肥満症 ……………………………………………………………………… 森安朋子　100
- ❾ 痛風 ………………………………………………………………………… 竹之内沙弥香　114
- ❿ 脂質異常症 ………………………………………………………………… 趙　崇来　122
- ⓫ 骨粗鬆症 …………………………………………………………………… 山口曜子　134
- ⓬ 副腎クリーゼ・甲状腺クリーゼ・高Ca血症クリーゼ
  ……………………………………………………… 那須綾美，宇多 雅，村内千代　140

B　内分泌疾患 ……………………………………………………………………………… 156

- ⑬ **甲状腺機能亢進症：バセドウ病（グレーブス病）**……………… 宇多　雅　156
- ⑭ **甲状腺機能低下症：橋本病** …………………………………………… 宇多　雅　164
- ⑮ **甲状腺腫瘍** ……………………………………………………………… 宇多　雅　174
- ⑯ **副甲状腺疾患** …………………………………………………………… 村内千代　184
- ⑰ **下垂体腺腫** ……………………………………………………………… 田村葉子　192
- ⑱ **下垂体前葉機能低下症** ………………………………………………… 百浦幹弥　198
- ⑲ **成長ホルモン分泌過剰症・低下症／成人成長ホルモン分泌不全症** ……………………………… 村内千代　206
- ⑳ **抗利尿ホルモン不適合分泌症候群（SIADH）** ……………………… 古谷和紀　222
- ㉑ **尿崩症** …………………………………………………………………… 松本紀子　228
- ㉒ **副腎皮質機能亢進症：クッシング症候群** …………………………… 山口曜子　236
- ㉓ **副腎皮質機能亢進症：アルドステロン症** …………………………… 武藤孝幸　242
- ㉔ **副腎皮質機能低下症：アジソン病** …………………………………… 清水彬礼　248
- ㉕ **副腎髄質機能亢進症：褐色細胞腫** …………………………………… 山口曜子　256
- ㉖ **多発性内分泌腫瘍症（MEN）** ………………………………………… 長野仁美　260

第Ⅱ部　治療別看護ケア関連図 ……………………………………………… 265

A　代謝疾患 ………………………………………………………………………………… 266

- ㉗ **ライフスタイル改善：食事療法** ……………………………………… 肥後直子　266
- ㉘ **ライフスタイル改善：運動療法** ……………………………………… 久保田正和　276
- ㉙ **薬物療法** ………………………………………………………………… 横田香世　284

B　内分泌疾患 ……………………………………………………………………………… 298

- ㉚ **バセドウ病の治療** ……………………………………………………… 宇多　雅　298

| [コラム] 自己効力感 | 任 和子 | 39 |

- [コラム] 自己効力感 ……………………………………………………任　和子　39
- ローカス・オブ・コントロール（LOC）…………………………任　和子　55
- ストレスとコーピング ……………………………………………任　和子　81
- 計画的行動理論 ……………………………………………………任　和子　97
- トランスセオレティカルモデル …………………………………任　和子　98
- 内臓脂肪 ……………………………………………………………森安朋子　111
- メタボリックシンドローム ………………………………………細田公則　112
- 脂肪萎縮症 …………………………………………………………細田公則　113
- 健康信念モデル ……………………………………………………趙　崇来　132
- 脳内報酬系 …………………………………………………………清水彬礼　274
- 代謝系疾患，内分泌系疾患の指定難病 …………………………任　和子　303

索引 ……………………………………………………………………………304
編集・執筆者一覧 ……………………………………………………………311

代謝・内分泌の解剖生理

I 膵臓・糖代謝にかかわる臓器

1. 膵臓の解剖生理

　膵臓は胃の後側下方に位置する後腹膜臓器であり，消化にかかわるアミラーゼやリパーゼを分泌する外分泌腺とインスリンやグルカゴンを分泌する内分泌腺がある。
　また，十二指腸に近いほうから膵頭部・膵体部・膵尾部とよぶ［図1］。
　膵尾部に多く存在するランゲルハンス島（膵島）のα細胞からは血糖値を上げるグルカゴン，β細胞からは血糖値を下げるインスリン，δ細胞からはインスリンやグルカゴンなどの分泌を抑制するソマトスタチンが血中に分泌される［図1］。ヒトのランゲルハンス島は100〜200万個ほどある。

2. 摂食時のインスリン分泌のしくみ

　糖質は，多糖類と二糖類と単糖類に分類される。食物から摂取した糖類は膵臓の外分泌腺から分泌されるアミラーゼであるα-グルコシダーゼにより単糖類に分解されて小腸の粘膜から吸収され血糖値が上昇する。
　血糖値の変動に合わせて膵β細胞内の代謝が変化し，それに応じてインスリン分泌が調節される。
　グルコースがグルコース輸送担体（glucose transporter：GLUT）-2を介してβ細胞内に流入し，グルコキナーゼによりグルコース-6-リン酸（G6P）にリン酸化され，解糖系によりピルビン酸へ代謝されてミトコンドリアへと運ばれ，TCA回路（クエン酸回路）により代謝されてアデノシン三リン酸（ATP）が産生される［図2］。
　そして膵β細胞のATP感受性K^+チャネルが閉鎖して脱分極が生じるに伴い，Ca^{2+}チャネルが開口し細胞内にCa^{2+}が流れて細胞質Ca^{2+}濃度が上昇し，インスリ

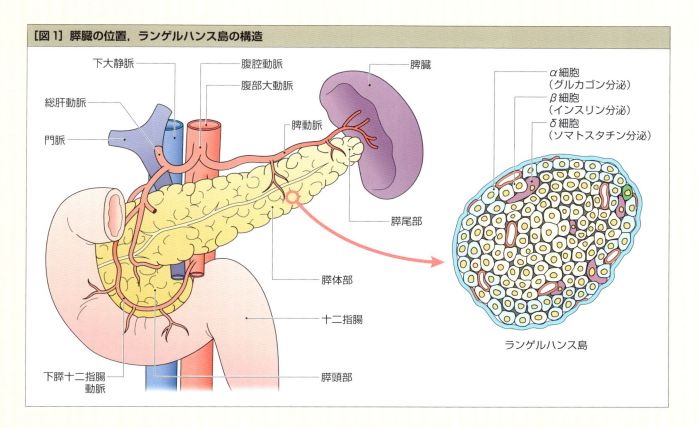

［図1］膵臓の位置，ランゲルハンス島の構造

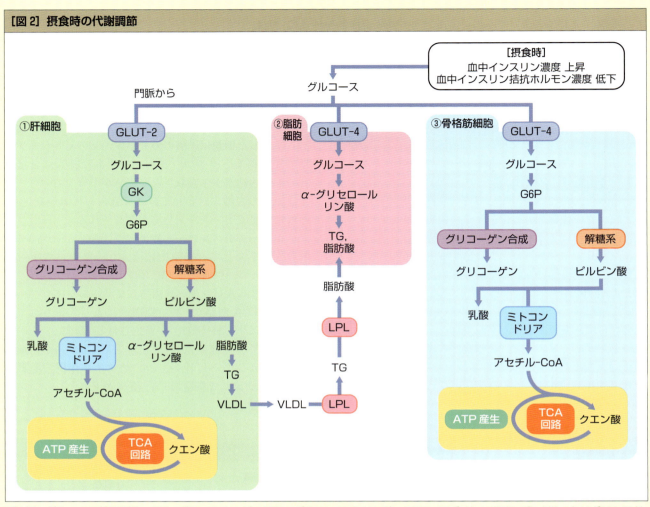

[図2] 摂食時の代謝調節

GLUT：グルコース輸送担体，GK：グルコキナーゼ，G6P：グルコース-6-リン酸，ATP：アデノシン三リン酸，TG：トリグリセリド，VLDL：超低比重リポ蛋白，LPL：リポ蛋白リパーゼ

ン分泌顆粒が開口して血中へインスリンが分泌される。

膵臓のβ細胞から分泌されるインスリンは，肝臓，筋肉，脂肪細胞などの細胞表面にあるインスリン受容体と結合し，細胞内へグルコースを取り込み，グリコーゲンの合成促進，糖新生（血液中への糖の放出）の抑制，脂肪の分解抑制と合成促進などの働きをする。

3. 糖代謝にかかわる臓器

1) 肝臓

食事により摂取されたグルコースは，GLUT-2を介して肝細胞に取り込まれ，グルコキナーゼによりグルコース-6-リン酸（G6P）にリン酸化され，グリコーゲンの合成と貯蔵が促進される［図2①］。

エネルギー摂取が過剰な場合は，G6Pは解糖系によりピルビン酸が生成され，アセチル-CoAを経て，脂肪酸，トリグリセリド（TG，中性脂肪）の合成に用いられる。トリグリセリドは肝臓から，超低比重リポ蛋白（VLDL）として放出され［図2①］，インスリンにより活性化されるリポ蛋白リパーゼ（LPL）により，トリグリセリド，脂肪酸に変換され，脂肪組織に取り込まれて，トリグリセリドとして蓄積される［図2②］。

血中のグルコースが減少してくると，インスリン拮抗ホルモンのグルカゴンとアドレナリンはグリコーゲンの分解を促進しグルコースとして放出させる［図3①］。また，脂肪組織で貯蔵されているトリグリセリドは分解されて脂肪酸とグリセロールとして放出される［図3②］。絶食が長期化し血中のグルコースが減少すると，脳はエ

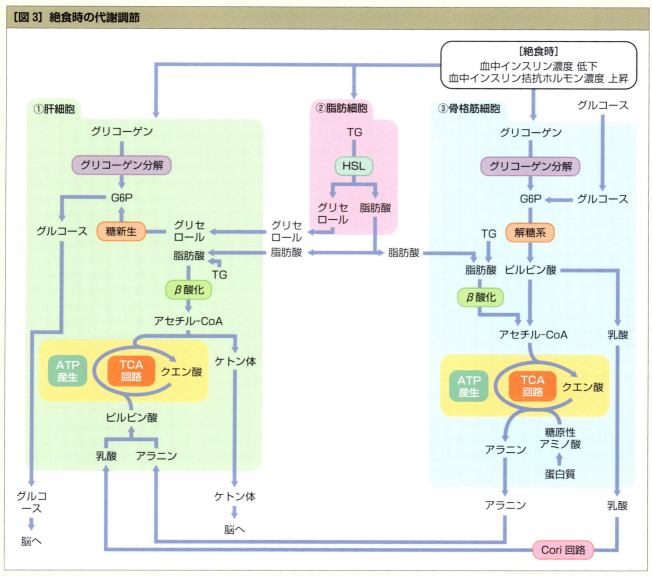

[図3] 絶食時の代謝調節

G6P：グルコース-6-リン酸，HSL：ホルモン感受性リパーゼ，TG：トリグリセリド

ネルギー源として、脂肪酸から産生されたケトン体を利用する［図3①］。このように肝臓は、糖の取り込みと、放出を担っている。

2）骨格筋

運動により骨格筋が収縮するとGLUT-4が活性化され、糖の取り込みを促進させる。骨格筋ではグリコーゲンとして糖は貯蔵され、急激な運動では、このグリコーゲンが消費される［図2③］。

長時間の運動により、脂肪組織からの脂肪酸、肝臓からのケトン体が使われる。骨格筋の解糖系で産生された乳酸やTCA回路（クエン酸回路）で産生されるアミノ酸のアラニンは、肝臓に取り込まれて糖新生に利用される［図3③］。

3）小腸

グルコースなどの栄養素を経口摂取することにより、下部小腸のL細胞から分泌されるグルカゴン様ペプチド（GLP）-1と上部小腸のK細胞から分泌されるGIP（gastric inhibitory polypeptide）が分泌される。これらはインクレチンとよばれる。インクレチンは血中で、ペプチド分解酵素であるDPP-4によって不活化する。GLP-1

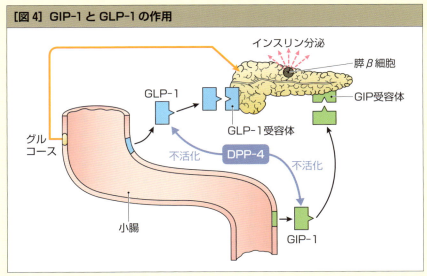

[図4] GIP-1とGLP-1の作用

GIP：gastric inhibitory polypeptide，GLP-1：グルカゴン様ペプチド-1

とGIPは膵β細胞のそれぞれの受容体に結合してインスリンの分泌を促進する［図4］。

（村内千代）

Ⅱ 甲状腺

1．甲状腺の解剖生理と役割

　甲状腺は，気管前面の喉頭隆起（のど仏）真下（第2～4気管軟骨の高さ）に位置する内分泌腺である。右葉，峡部，左葉に分けられ，長さ（高さ）が4 cm，各葉の幅2 cm，厚さ2 cm程度，重量15～20 gの蝶のような形をした器官である［図5］。気管に貼りついていることから，通常は触診困難である。

1）甲状腺の組織
［図5］に示す。

2）甲状腺ホルモンの合成・貯蔵・分泌 ［図5］

　甲状腺ホルモンは，濾胞上皮細胞で産生，濾胞腔内に貯蔵され，分泌される。
　一連の甲状腺ホルモン合成・分泌の過程は甲状腺刺激ホルモン（thyroid stimulating hormone：TSH）により促進される。

① ホルモンの合成
- 濾胞上皮細胞は血中から大量のヨードを取り込む
- TSHがTSH受容体と結合
- 濾胞上皮細胞で甲状腺ホルモン（T_3, T_4）を合成する。また，サイログロブリン（Tg）を合成し濾胞腔内に分泌する

② ホルモンの貯蔵
- 甲状腺ホルモンは，コロイドとして甲状腺濾胞腔内に蓄積される

③ ホルモンの分泌
- サイログロブリン（Tg）はコロイド小滴として濾胞上皮細胞内に再吸収され，甲状腺ホルモン（T_3, T_4）だけを血中に放出する。このときヨードも遊離するが，合成の際に再利用される

2．甲状腺ホルモンの作用

　甲状腺ホルモンは，全身の組織・細胞に作用し，エネルギー代謝や新陳代謝を促進する。

- **熱産生を増やす**
　酸素消費量が増大し，基礎代謝を高める。
- **成長・成熟を促進**
　蛋白質・核酸合成を促進し，身体や脳の発育，骨格の成長に不可欠。
- **糖質代謝や脂質代謝への作用**
　血糖値を上げたり，コレステロールの分解を促進する。

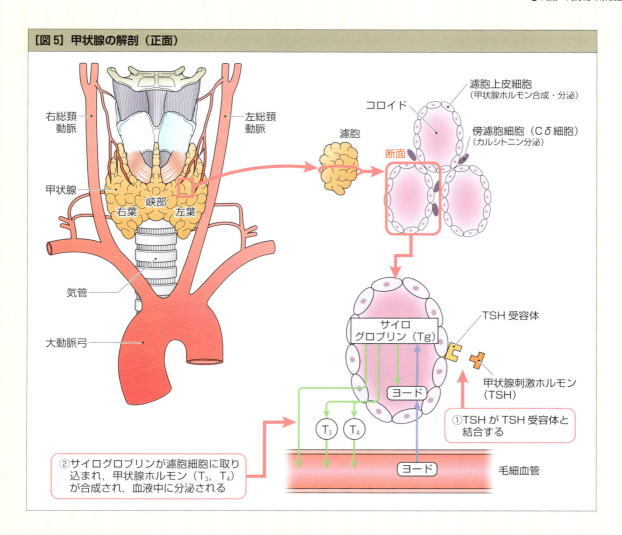

[図5] 甲状腺の解剖（正面）

● 自律神経・心血管系への作用

アドレナリンに対する感受性を高め心収縮力と心拍数を増加させる。

3. 甲状腺ホルモンの分泌・調整：ネガティブフィードバック機構 [図6]

視床下部-下垂体-甲状腺はホルモン産生のフィードバック機構を形成し，下位から上位へのネガティブフィードバック機構により，甲状腺ホルモンの血中濃度を一定に保っている。下位の血中濃度が高いとTSHの分泌が抑制され，下位の血中濃度を下げる。血中濃度が低いとTSHの分泌が促進され下位の血中濃度を上げる。

（宇多　雅）

III 骨

骨（bone）の働きには，骨格としての体を支える支持性の維持とカルシウム（Ca）などの電解質のバランス調節がある。

1. 骨の構造

骨は，皮質骨（緻密骨）と海綿骨（骨梁）から成り立っている [図7]。

皮質骨は，硬くて緻密な骨で，腕や下肢など長い骨の長軸方向の力や衝撃に強い構造をしている。骨の強度を保ち，体型支持の機能をもつ。

海綿骨は，皮質骨の内側にあり骨梁が網目のようには

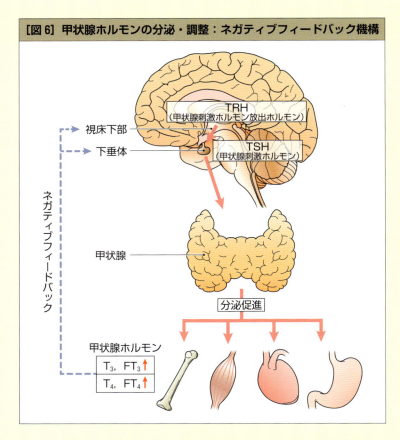

りめぐらされたスポンジ状の粗な構造である。骨梁は，造血組織の骨髄で満たされており，赤血球や白血球，血小板などの血液をつくる。海綿骨の割合は，背骨などに高く衝撃力を吸収する構造をもつ。

2．骨のリモデリング（再造成）

　骨の成長は，20歳代でピークを迎え，40歳代までは一定の骨量（骨密度）を保持し，その後年齢とともに減少していく。成長期が終わっても正常な骨は新陳代謝を常に繰り返し，破骨細胞と骨芽細胞の働きで吸収と形成が行われている。これを骨のリモデリングという。

　骨の再造成，Caの保持または放出は，副甲状腺ホルモン（parathyroid hormone：PTH）などによって制御されている。

　骨の代謝は，破骨細胞が古くなった骨を溶かし（骨吸収），骨芽細胞によって新しい骨形成の繰り返しを活発に行い組織の更新を行っている。これらの細胞による代謝（リモデリング）のバランスで骨量が維持されて一定量が保持されている（約3〜6カ月で入れ替わる）。

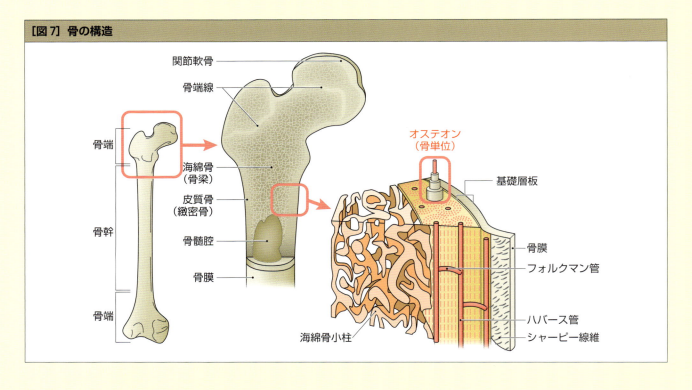

骨のリモデリングの速度は，血液に触れている骨組織の表面積が大きいほど，速い。海綿骨のリモデリング速度は速く，皮質骨の速度は遅い。

3．骨の役割

- 支持作用
  骨格によって身体の器官の重量を支え姿勢を保持する。
- 保護作用
  衝撃に脆弱な重要な内臓器官を外力から保護する。
- 運動作用
  骨の連結部分が，支点，力点，作用点となって，骨格筋と協働し（筋の収縮・弛緩），身体の各部の運動を営む。
- 造血作用
  骨髄（胸骨，肋骨，脊椎，骨盤）などで血液細胞がつくられる。
- 電解質の貯蔵作用
  骨組織には，Caやリン（P），ナトリウム（Na），カリウム（K）などが多量に貯蔵され，血液中のCaやPの不足が生じると，副甲状腺ホルモン（PTH）などの作用で，骨に貯蔵されているCaやPが血液中に放出される。

4．骨強度

骨強度は，骨密度と骨質に反映する。

骨密度は，単位体積あたりの骨塩量のことで，骨吸収と骨形成が一定に保持され維持される。骨吸収と骨形成のバランスが崩れると，骨密度の上昇や低下が生じ骨強度は低下する。

骨質とは，骨量の分布状態や骨基質の特性，骨代謝の状態などの要因を含み，骨の構造（骨梁の太さ）や品質（骨組織の石灰化）を意味する。骨質は，リモデリングの速度が重要であり，リモデリングにより入れ替わる骨組織の割合が多い状態を高代謝回転といい，少ない状態を低代謝回転という。骨吸収より骨形成にかかる時間は長い。

（山口曜子）

Ⅳ 副甲状腺

1．副甲状腺の解剖生理 [図8]

副甲状腺（上皮小体）は，米粒ほどの小さな臓器で甲状腺の後面に4つある。小さいため，超音波検査やCT検査で同定することは困難であり，副甲状腺を描写するシンチグラフィが用いられることが多い。

4つの副甲状腺のうち，2つは甲状腺の上側にあり，下の2つは通常下側に存在することが多い。しかし，異所性副甲状腺といって，下2つが甲状腺の裏側ではなく縦隔内に存在することがある。

2．副甲状腺の役割

副甲状腺から分泌されるホルモンをパラソルモン（parathyroid hormone：PTH）という。副甲状腺にはカルシウムイオン（Ca^{2+}）の濃度を感知する受容体があり，Ca^{2+}はPTHとビタミンDの働きにより，一定の濃度が維持されるように調整される。Caは血漿や細胞，骨などに存在して，細胞内の刺激伝導系や筋肉の収縮弛緩，骨や歯の形成にかかわる重要な元素である。血漿中にあるCaの約半分はアルブミンなどの蛋白質と結合しているが，残りの半分はイオン化した状態で存在している。

また，PTHは腎臓の尿細管に働きPとOH⁻（水酸化

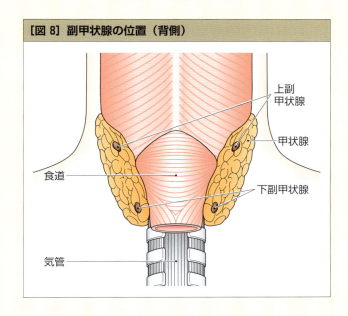

[図8] 副甲状腺の位置（背側）

上副甲状腺
甲状腺
食道
下副甲状腺
気管

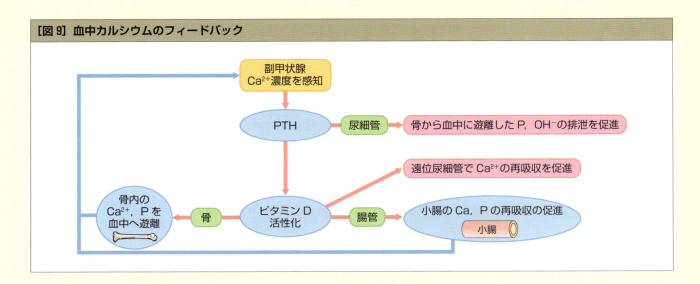

[図9] 血中カルシウムのフィードバック

化合物イオン）の尿への排泄を促進して[図9]，血液中のPを低下させる。Pは骨や歯の形成にかかわる元素である。

さらに，PTHはビタミンDを活性化する。活性化した活性型ビタミンDは腸管でCaとPの吸収促進，腎臓と遠位尿細管でCa再吸収促進，骨では骨芽細胞に働き骨にあるCaを血液中に動員する[図9]。

（村内千代）

V 下垂体

1．下垂体の解剖生理

下垂体は，蝶形骨から形成される長径約1 cmのトルコ鞍の中に収まっており，重さ約0.5〜0.9 gのエンドウ豆状をした内分泌器官である[図10]。さまざまなホルモンの働きをコントロールしている部位で，前葉（腺性下垂体）と後葉（神経性下垂体）からなっている。中葉はヒトでははっきりしない。

視床下部と下垂体後葉の間には神経線維による連絡（下垂体茎）があり，下垂体前葉と視床下部の間は下垂体門脈で連絡されている。下垂体茎の前方は，下垂体前葉の続きが上方に伸びて下垂体茎を取り巻き，正中隆起を形成している。正中隆起の毛細血管網は下垂体門脈となって下垂体前葉に至り，ここでもう一度毛細血管となってから静脈になる。

2．下垂体の役割

下垂体前葉からは6種類のホルモンが分泌される。
- 成長ホルモン（growth hormone：GH）
- 甲状腺刺激ホルモン（thyroid stimulating hormone：TSH）
- 副腎皮質刺激ホルモン（adrenocorticotropic hormone：ACTH）
- 性腺刺激ホルモン（卵胞刺激ホルモン〈follicle-stimulating hormone：FSH〉，黄体形成ホルモン〈luteinizing hormone：LH〉）
- プロラクチン（PRL，催乳ホルモン）

下垂体後葉からは2種類のホルモンが分泌される。
- 抗利尿ホルモン
- オキシトシン（射乳ホルモン）

下垂体から分泌されたホルモンが果たす働きは[表1]のとおりである。

（田村葉子）

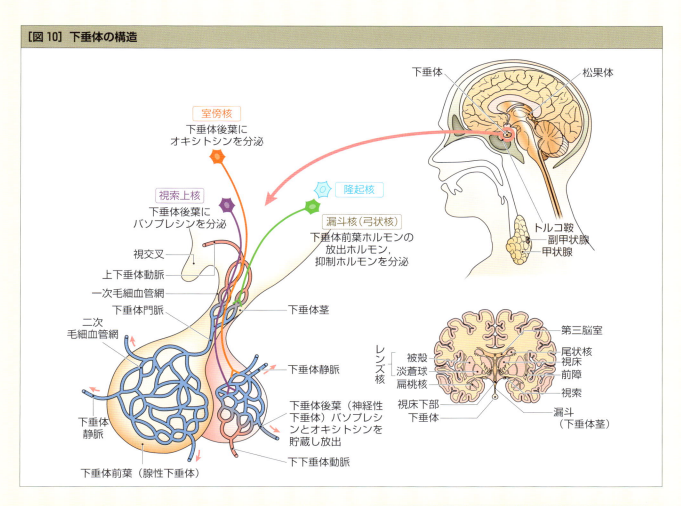

[図10] 下垂体の構造

[表1] 下垂体から分泌されたホルモン	
成長ホルモン（GH）	・骨の伸長や筋肉の成長を促進する ・肝臓や筋肉，脂肪などの臓器で行われる代謝を促進する
甲状腺刺激ホルモン（TSH）	・甲状腺を刺激し，甲状腺ホルモン生成を促す
副腎皮質刺激ホルモン（ACTH）	・副腎皮質を刺激し，コルチゾールなどのホルモン生成を促す
性腺刺激ホルモン（卵胞刺激ホルモン，FSH・黄体形成ホルモン，LH）	・精巣，卵巣および生殖器官を刺激し精子と卵子，性ホルモンの生成を促進する
プロラクチン（PRL，催乳ホルモン）	・乳房を刺激し，乳汁の生成を促進する
抗利尿ホルモン（ADH）	・腎臓に働き，水分調整を行うよう統制する
オキシトシン（射乳ホルモン）	・乳腺の筋肉を収縮させて，乳汁を排出させる ・分娩時の子宮収縮作用もある

Ⅵ 副腎

1．副腎の解剖生理と働き

副腎（adrenal gland）は，多種のホルモンを分泌し，生体の恒常性を保持する。

1）解剖 [図11]

副腎は，左右の腎臓の上極に接する位置にあり，右は扁平三角状，左は半月状の重さ約8gの内分泌腺である。構造は，中胚葉由来の副腎皮質と外胚葉由来の副腎髄質からの2層で構成されている。

2）働き

副腎皮質は，多種のステロイドホルモン（コルチ

ゾール，アンドロゲン，アルドステロン）の合成・分泌を行う。これらのホルモンの総称を副腎皮質ホルモン（corticosteroid）という。

ステロイドホルモンはその作用から，主に鉱質コルチコイド（ミネラルコルチコイド），糖質コルチコイド（グルココルチコイド），性ホルモン（副腎アンドロゲン）に大別され，それぞれ主に球状層，束状層，網状層から分泌される［図11］。ヒトでは，主に鉱質コルチコイドとしてアルドステロン，糖質コルチコイドとしてコルチゾール，男性ホルモンとしてデヒドロエピアンドロステロン（DHEA）やアンドロステンジオンなどが分泌される。

糖質コルチコイドの分泌は下垂体ホルモンである副腎皮質刺激ホルモン（adrenocorticotropic hormone：ACTH）によって調整されており，ACTH は視床下部からの副腎皮質刺激ホルモン放出ホルモン（corticotropin-releasing hormone：CRH）の調節を受けている。この一連の調節機構は，視床下部-下垂体-副腎系（hypothalamic-pituitary-adrenal axis：HPA系）とよばれる［図12］。CRH や ACTH はサーカディアンリズムの影響を受けるため，糖質コルチコイドの分泌も日内変動を示す［図13］[1]。

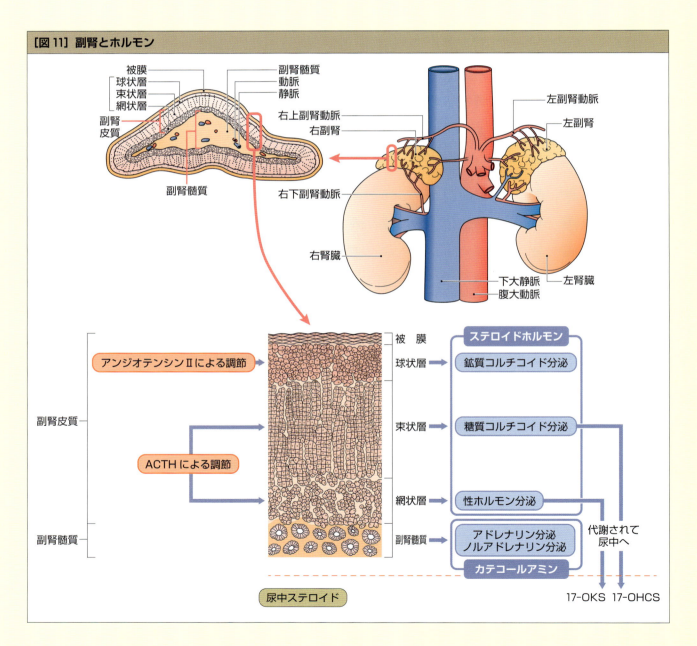

［図11］副腎とホルモン

●代謝・内分泌の解剖生理

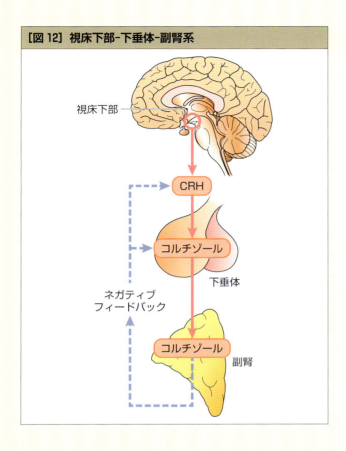

[図12] 視床下部-下垂体-副腎系

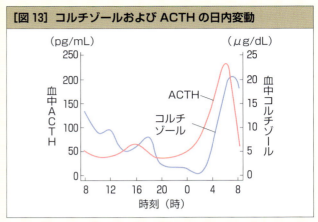

[図13] コルチゾールおよびACTHの日内変動

(Ogle TF: Physiology of the Adrenal Gland. http://humanphysiology. tuars.com/program/section5/5ch7/s5ch7_8.htm より)

　鉱質コルチコイドの分泌は主に，レニン・アンジオテンシン系に調節されている。アンジオテンシンⅡはアンジオテンシンⅡ1型受容体を介してアルドステロンの合成および分泌を制御している。また，体位や塩分摂取量などの影響を受ける。

　性ホルモン（副腎アンドロゲン）の分泌は，糖質コルチコイドと同様にACTHの調節を受けるが，糖質コルチコイドの動きとは乖離があり，他の要因の影響も考えられている。

2．副腎皮質ホルモンの主な作用

　副腎皮質ホルモンの働きは大きく，糖質コルチコイド作用，鉱質コルチコイド作用，性ホルモン作用に分けられる。

1）副腎皮質
①糖質コルチコイド（グルココルチコイド）の作用

　糖質コルチコイドは体内の恒常性の維持とストレスへの対応を行っており，生命の維持に必須のホルモンである。糖質コルチコイドの標的臓器は全身にわたり，多様な作用をもつ［表2，図14］。糖質コルチコイドには，生理的濃度で作用を示す生理作用と，より高濃度で作用を示す薬理作用がある。

②鉱質コルチコイド（ミネラルコルチコイド）の作用

　鉱質コルチコイドは体液量および電解質バランスの調節を行うホルモンである。遠位尿細管を標的臓器として，Na再吸収とK排泄の促進作用をもつ。Na再吸収の促進に伴い水分子も再吸収され，体液量の調節を行う。また，髄質集合管ではH^+排泄とHCO_3^-再吸収を促進し，酸塩基平衡の調節も行っている［図15］。

③性ホルモン（アンドロゲン）の作用

　副腎では酵素がほとんど存在しないため，アンドロゲン活性の強いテストステロンはほとんど合成されない。副腎から分泌される，デヒドロエピアンドロステロン（DHEA）やその硫酸抱合型であるデヒドロエピアンドロステロンサルフェート（DHEA-S），アンドロステンジオンは男性ホルモンとしての活性はほとんどない［図16, 表4］。

2）副腎髄質

　副腎全体の10～20%を占める。アドレナリン，ノルアドレナリン，ドパミンを合成・分泌する。これらを総称してカテコールアミン（副腎髄質ホルモン）という。副腎髄質ホルモンの分泌は，主に交換神経によって調節される。その分泌量は，安静時は極微量で，ストレスなどにより交感神経が興奮すると大量になる。全身の交感神経の刺激に伴いカテコールアミンの分泌が亢進し，生体の適応力を高める。

- カテコールアミンの作用［表5］[2]

　全身の細胞膜表面の$α$，$β$受容体（$α_1$, $α_2$, $β_1$, $β_2$, $β_3$）に作用し，交感神経に作用する。アドレナリンは

19

[表2] 糖質コルチコイドの作用

糖代謝調節作用	・糖新生の促進やインスリンに拮抗して血糖値を上昇させる ・肝グリコーゲン合成促進作用ももつ
蛋白合成抑制・異化促進作用	・組織で蛋白合成抑制と異化促進，肝以外でのアミノ酸取り込みを阻害する ・肝でのアミノ酸異化を促進し，糖新生を行う
脂質異化促進作用	・脂肪組織での脂質異化を促進し，血中遊離脂肪酸やグリセロール濃度を上昇させる ・肝でのグリセロール異化を促進し糖新生を行う ・血糖値が上昇することによりインスリンが分泌され，四肢では脂肪組織の萎縮が起き，腹部・背・頚部・顔では脂肪組織が増加する
骨形成阻害作用	・腸管からのCa吸収低下と尿細管でのCa再吸収抑制作用をもつ ・骨芽細胞の機能抑制およびアポトーシス誘導作用をもつ
血圧上昇作用	・コルチゾールは鉱質コルチコイド作用ももち [表3]，遠位尿細管でのNa再吸収とK排泄を促進する ・血管平滑筋のカテコールアミン感受性やアンジオテンシンⅡ感受性を亢進し，一酸化窒素（NO）による血管拡張作用を阻害することで，血圧を上昇させる
抗炎症作用	・細胞でのリポコルチン転写を促進する ・リポコルチンはアラキドン酸の産生を阻害し，その結果，炎症性物質（プロスタグランジン類，トロンボキサン類，ロイコトリエン類）の産生を抑制する
免疫抑制作用	・マクロファージの活性を抑制する ・その結果，Th1細胞から感作T細胞への分化やB細胞から抗体産生細胞への分化が抑制され，インターロイキン-1（IL-1）やインターロイキン-2（IL-2）の放出が抑制される
その他の作用	・カテコールアミン，成長ホルモン，グルカゴンなどの作用を増強する許容作用，脾臓，リンパ節，骨髄などへのリンパ球の移行を促進する血球系に対する作用，中枢神経興奮作用などをもつ

[表3] ステロイドの作用（コルチゾールの活性を1としたときの各ステロイドの相対的活性）

	糖質コルチコイド活性	鉱質コルチコイド活性
DOC	0	20
コルチコステロン	0.35	0.2
アルドステロン	0.3	400
コルチゾール	1	1

＊DOC：デオキシコルチコステロン

血糖上昇，脂質分解の代謝作用に大きく関与し，ノルアドレナリンはアドレナリンより末梢血管収縮作用が強く，全身の血管収縮作用があり血圧上昇に対する循環器への作用が大きい。ノルアドレナリンには，グリコーゲンの分解作用はない。

3．主な副腎疾患

・代謝亢進によりやせ，発汗過多
・副腎髄質ホルモンが低下する疾患はない（副腎髄質機能が低下しても交感神経が代償し，病的状態にならない）

① 副腎皮質ホルモンの分泌異常（機能亢進症）
・電解質コルチコイドの分泌過剰→アルドステロン症
・束状層の機能亢進→クッシング症候群

② 副腎皮質ホルモン合成・分泌障害（機能低下症）
・糖質コルチコイドと電解質コルチコイド分泌低下→アジソン病

③ 副腎髄質ホルモン増加
・カテコールアミンの分泌過剰→褐色細胞腫

（山口曜子・清水彬礼）

●代謝・内分泌の解剖生理

[図14] 糖質コルチコイドの作用

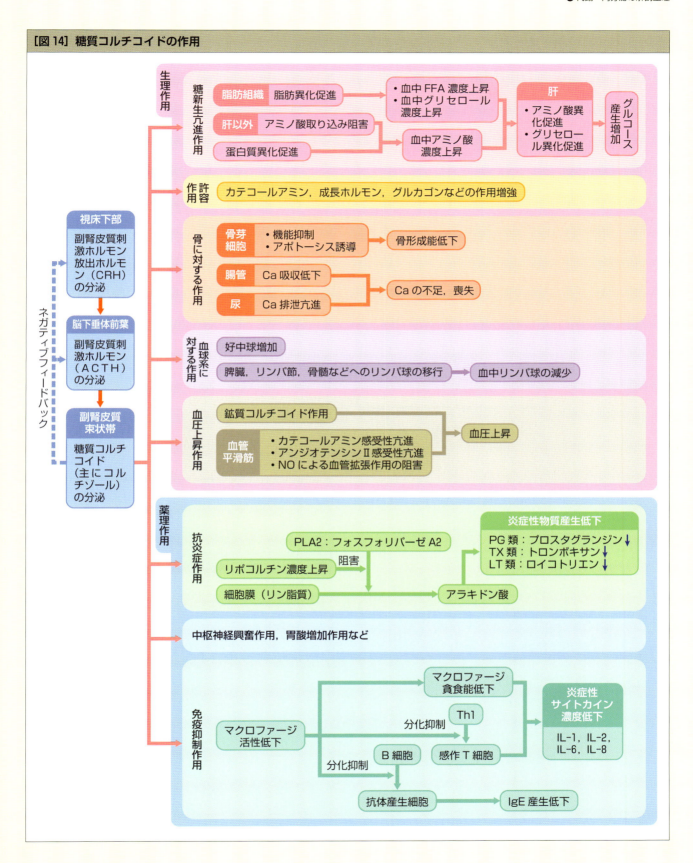

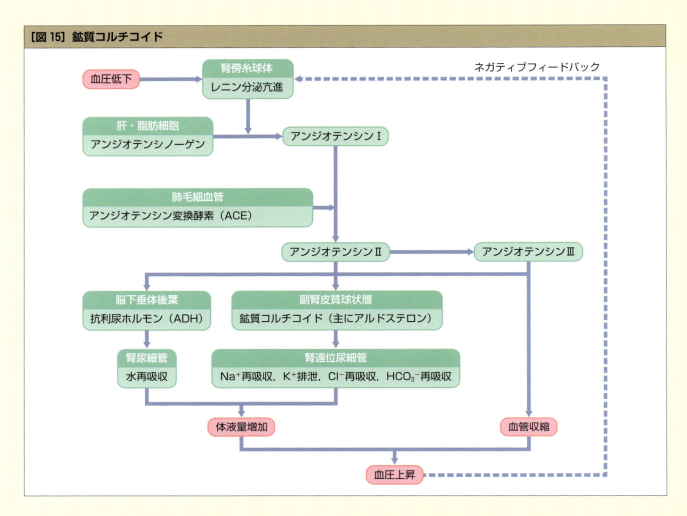

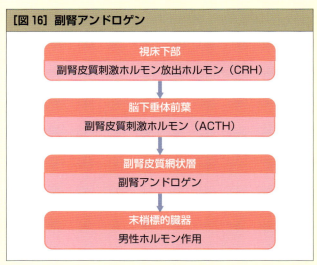

[表4] 性ホルモンのアンドロゲン活性

	アンドロゲン活性
テストステロン	100
アンドロステンジオン	10
DHEA, DHEA-S	5

* DHEA：デヒドロエピアンドロステロン
* DHEA-S：デヒドロエピアンドロステロンサルフェート

[表5] カテコールアミンの作用

組織	効果	受容体
心臓	収縮率，収縮力増加 収縮力，不整脈増加	β_1 α_1
血管	皮膚，粘膜，内臓床収縮 骨格筋拡張	α_1 β_2
呼吸系	気管支拡張	β_2
肝臓	グリコーゲン分解，糖新生	α_1 β_2
胃腸管	平滑筋弛緩 括約筋収縮	α_2 α_1
血液	凝固時間減少 赤血球数，血漿蛋白増加	
代謝	インスリン放出減少 グルカゴン放出増加	α_2 β_2
眼	瞳孔散大筋収縮（散瞳）	α_1
骨格筋	グリコーゲン分解，K取り込み	β_2
平滑筋	収縮 弛緩	α_1 β_2
子宮・精管	収縮	α_1
脂肪組織	脂肪分解	β_3

（森山信男：内分泌系・内部の環境を整えるしくみ　副腎．林正健二編，人体の構造と機能―解剖生理学（ナーシング・グラフィカ），p233，メディカ出版，2008より）

《引用文献》
1) Ogle TF : Physiology of the Adrenal Gland. http://humanphysiology.tuars.com/program/section5/5ch7/s5ch7_8.htm
2) 森山信男：内分泌系・内部の環境を整えるしくみ　副腎．林正健二編，人体の構造と機能―解剖生理学（ナーシング・グラフィカ），p233，メディカ出版，2008．

《参考文献》
1) 医療情報科学研究所編：病気がみえる vol3 糖尿病・代謝・内分泌 第3版．メディックメディア，2012．
2) 林正健二編：ナーシング・グラフィカ① 人体の構造と機能―解剖生理学，第2版．pp222-223，メディカ出版，2012．
3) 中尾一和編：看護のための最新医学講座7 代謝疾患・内分泌疾患，第2版．pp168-181，2009．
4) 骨粗鬆症の予防と治療ガイドライン作成委員会編：骨粗鬆症の予防と治療ガイドライン 2011年版．ライスサイエンス出版，2012．
5) 三浦直行，玉腰智樹：神経堤細胞の発生と分化．医学の歩み，199：1025-1030，2001．
6) 中尾一和編集主幹：最新内分泌代謝学，pp346-349，診断と治療社，2013．
7) 春日雅人編：代謝・内分泌疾患．北村聖総編集，臨床病態学2巻 第2版．ヌーヴェルヒロカワ，2013．

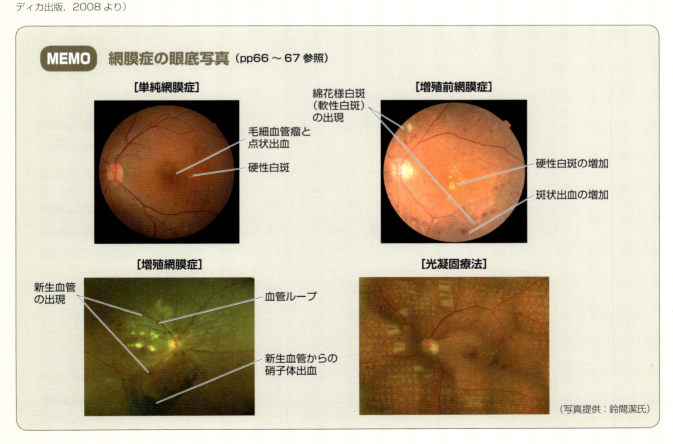

MEMO　網膜症の眼底写真（pp66〜67参照）

[単純網膜症]　毛細血管瘤と点状出血／硬性白斑

[増殖前網膜症]　綿花様白斑（軟性白斑）の出現／硬性白斑の増加／斑状出血の増加

[増殖網膜症]　新生血管の出現／血管ループ／新生血管からの硝子体出血

[光凝固療法]

（写真提供：鈴間潔氏）

MEMO 主なインスリンプレフィルド / キット製剤

分類名	商品名	発現時間	最大作用時間	持続時間
超速効型	ノボラピッド注フレックスペン	10〜20分	1〜3時間	3〜5時間
	ノボラピッド注イノレット	10〜20分	1〜3時間	3〜5時間
	ヒューマログ注ミリオペン	15分未満	30分〜1.5時間	3〜5時間
	アピドラ注ソロスター	15分未満	30分〜1.5時間	3〜5時間
速効型	ノボリンR注フレックスペン	約30分	1〜3時間	約8時間
	ヒューマリンR注ミリオペン	30分〜1時間	1〜3時間	5〜7時間
混合型	ノボラピッド30ミックス注フレックスペン ノボラピッド50ミックス注フレックスペン ノボラピッド70ミックス注フレックスペン	10〜20分	1〜4時間	約24時間
	ノボリン30Rフレックスペン	約30分	2〜8時間	約24時間
	イノレット30R注	約30分	2〜8時間	約24時間
	ヒューマログミックス25注ミリオペン ヒューマログミックス50注ミリオペン	15分未満	30分〜6時間 30分〜4時間	18〜24時間
	ヒューマリン3/7注ミリオペン	30分〜1時間	2〜12時間	18〜24時間
中間型	ノボリンN注フレックスペン	約1.5時間	4〜12時間	約24時間
	ヒューマログN注ミリオペン	30分〜1時間	2〜6時間	18〜24時間
	ヒューマリンN注ミリオペン	1〜3時間	8〜10時間	18〜24時間
持効型溶解	レベミル注フレックスペン	約1時間	3〜14時間	約24時間
	レベミル注イノレット	約1時間	3〜14時間	約24時間
	ランタス注ソロスター	1〜2時間	明らかなピークなし	約24時間
	トレシーバ注フレックスタッチ	—	明らかなピークなし	48時間超

第Ⅰ部 疾患別看護ケア関連図

第Ⅰ部 疾患別看護ケア関連図　A　代謝疾患

1 糖尿病（1型・2型）

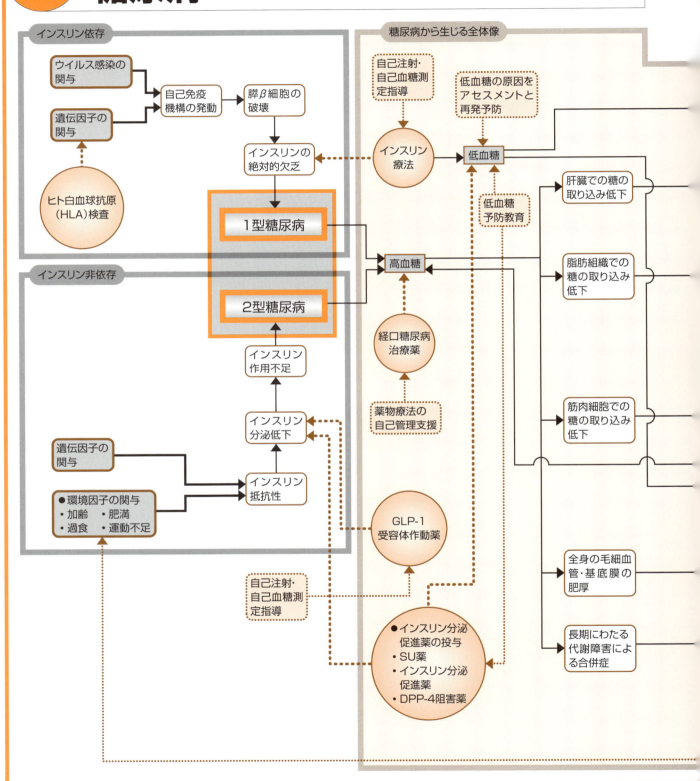

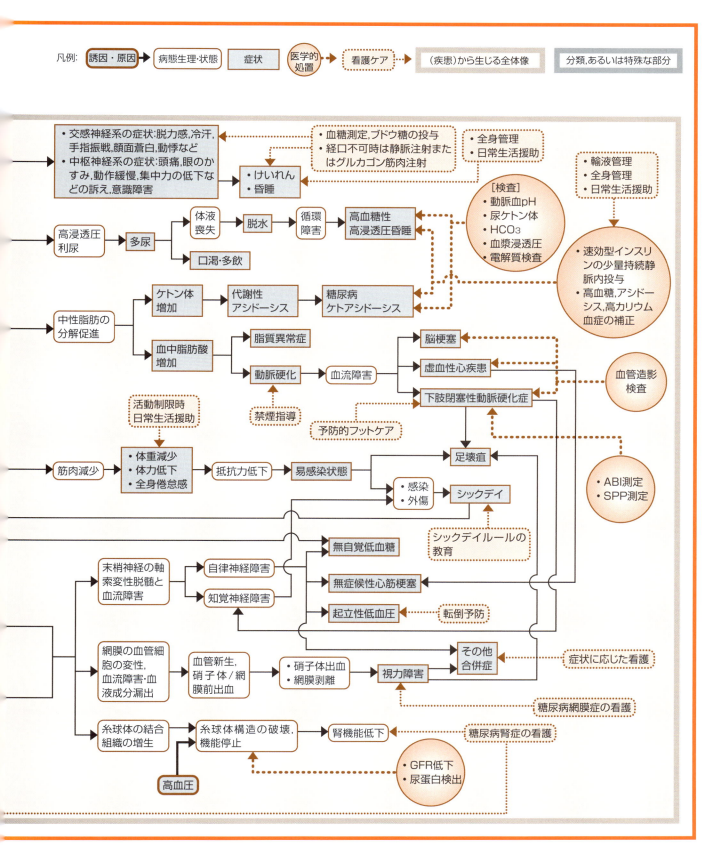

第Ⅰ部　疾患別看護ケア関連図　A　代謝疾患

1 糖尿病（1型・2型）

Ⅰ　糖尿病が生じる病態生理

1．糖尿病の定義

　糖尿病とはインスリン作用不足による慢性の高血糖状態を主徴とする代謝疾患群である。
　1型糖尿病では，インスリンを合成・分泌する膵ランゲルハンス島（膵島）β細胞の破壊・消失がインスリン作用不足の主要な原因である。
　2型糖尿病は，インスリン分泌低下やインスリン抵抗性をきたす素因を含む複数の遺伝因子に，過食（特に高脂肪食），運動不足，肥満，ストレスなどの環境因子および加齢が加わり発症する[1]。

2．糖尿病のメカニズム

　糖尿病の成因分類としては，1型，2型，特定の機序・疾患によるその他の型，妊娠糖尿病（gestational diabetes mellitus：GDM）があり，1人の患者が複数を併せもつこともある[2][表1][3]。

1）1型糖尿病

　主に自己免疫を基礎にした膵β細胞の破壊によりインスリンの欠乏が生じて発症する。ヒト白血球抗原（human leukocyte antigen：HLA）などの遺伝因子に，ウイルス感染などの環境因子が加わって起こる。他の自己免疫疾患の合併が少なくない。膵β細胞の破壊が進行してインスリンの絶対的欠乏が生じることが多い。
　発症初期に抗グルタミン酸脱炭素酵素（glutamic acid decarboxylase：GAD）抗体，抗インスリン抗体，抗IA（insulinoma-associated protein）-2抗体などの膵島抗原に対する自己抗体を証明できるものが多く「自己免疫性」とされる。病理学的に膵島周辺および内部にリンパ球浸潤を伴う炎症（膵島炎）と膵β細胞の消失を認める。
　自己抗体が証明できないままインスリン依存状態に至る例は「特発性」とされる。「特発性」の成因は現在のところ不明である。

2）2型糖尿病

　遺伝因子に，加齢，過食，運動不足，肥満などの環境因子が加わって発症する。
　糖尿病の家族歴を認めることが多く，肥満があるか過去に肥満歴を有することが多い。高血糖そのものにより，インスリンの分泌低下とインスリン抵抗性が生じる。これをブドウ糖毒性という。ひとたび高血糖が生じると，ブドウ糖毒性による悪循環に陥り，高血糖が確立する[2][図1][4]。

3．糖尿病の分類と症状

　糖尿病の成因（発症機序）と病態（病期）については[図2][5]に，1型，2型，特定の機序・疾患によるその他の型に分けて示した。[表2][6]にインスリン依存状態，イン

[表1] 糖尿病と糖代謝異常*の成因分類

Ⅰ．1型	膵β細胞の破壊，通常は絶対的インスリン欠乏に至る。 A. 自己免疫性 B. 特発性
Ⅱ．2型	インスリン分泌低下を主体とするものと，インスリン抵抗性が主体で，それにインスリンの相対的不足を伴うものなどがある。
Ⅲ．その他の特定の機序，疾患によるもの	A. 遺伝因子として遺伝子異常が同定されたもの ①膵β細胞機能にかかわる遺伝子異常 ②インスリン作用の伝達機構にかかわる遺伝子異常 B. 他の疾患，条件に伴うもの ①膵外分泌疾患 ②内分泌疾患 ③肝疾患 ④薬剤や化学物質によるもの ⑤感染症 ⑥免疫機序によるまれな病態 ⑦その他の遺伝的症候群で糖尿病を伴うことの多いもの
Ⅳ．妊娠糖尿病（GDM）	

＊：一部には，糖尿病特有の合併症をきたすかどうかが確認されていないものも含まれる。
注：現時点ではいずれにも分類できないものは，分類不能とする。
（糖尿病診断基準に関する調査検討委員会：糖尿病の分類と診断基準に関する委員会報告（国際標準化対応版）．糖尿病 55(7)：490，2012 より）

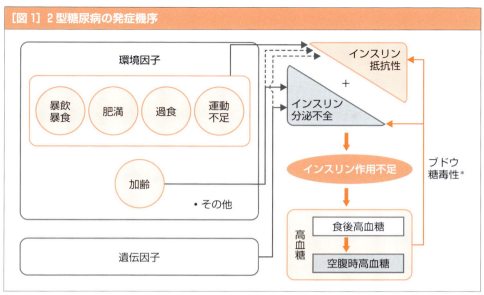

[図1] 2型糖尿病の発症機序

*ブドウ糖毒性（glucose toxicity）とは，高血糖が持続すると，高血糖そのものが二次的にインスリン抵抗性とインスリン分泌不全を助長して，糖代謝状態に悪循環をもたらすことをいう
（日本糖尿病療養指導士認定機構編：糖尿病療養指導ガイドブック2015，p26．メディカルレビュー社，2015より改変）

[図2] 糖尿病における成因（発症機序）と病態（病期）の概念

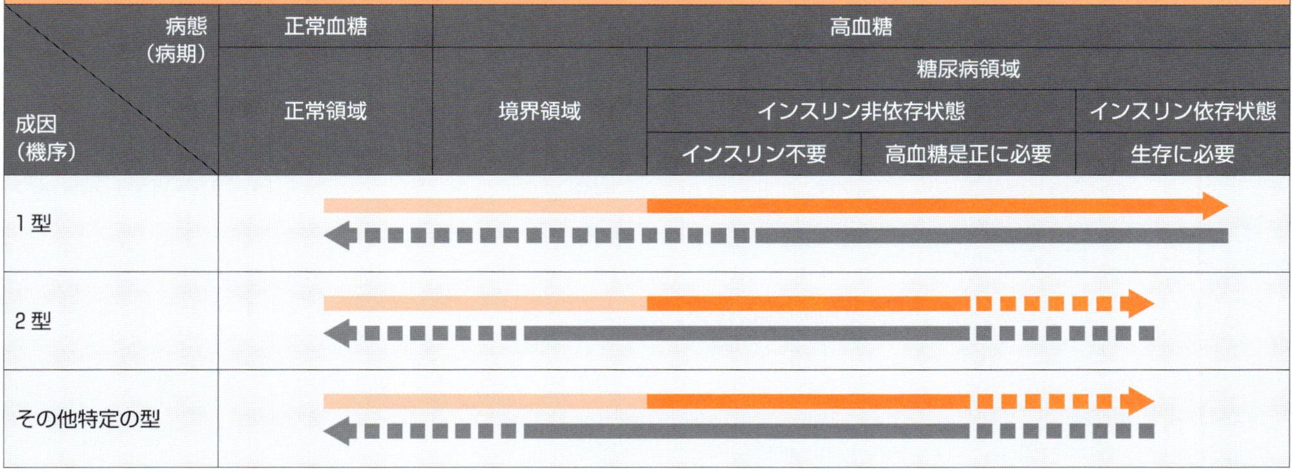

成因（機序） \ 病態（病期）	正常血糖	高血糖		
	正常領域	境界領域	糖尿病領域	
			インスリン非依存状態	インスリン依存状態
			インスリン不要 / 高血糖是正に必要	生存に必要
1型				
2型				
その他特定の型				

図右への移動 ➡ は糖代謝異常の悪化（糖尿病の発症を含む），図左への移動 ⬅ は糖代謝異常の改善を示す．━━，━━ の部分は「糖尿病」とよぶ状態を示し，頻度が低い病態（病期）は破線▪▪▪，▪▪▪▪で示している．
（糖尿病診断基準に関する調査検討委員会：糖尿病の分類と診断基準に関する委員会報告（国際標準化対応版）．糖尿病55（7）：489，2012より）

スリン非依存状態ごとに病態による分類と特徴，臨床指標，治療などを示した．

1）1型糖尿病

自己免疫性と特発性に大別される．

① 自己免疫性

自己免疫機序によって膵β細胞が破壊されて発症する1型糖尿病で，自己抗体〔GAD抗体，IA-2抗体，膵島細胞抗体（islet cell antibody：ICA），インスリン自己抗体（insulin auto antibody：IAA）など〕が証明され，特に発病早期に陽性率が高い．

[表2] 糖尿病の病態による分類と特徴

糖尿病の病態	インスリン依存状態	インスリン非依存状態
特徴	インスリンが絶対的に欠乏し，生命維持のためインスリン治療が不可欠。	インスリンの絶対的欠乏はないが，相対的に不足している状態。生命維持のためにインスリン治療が必要ではないが，血糖コントロールを目的としてインスリン治療が選択される場合がある。
臨床指標	血糖値：高い，不安定 ケトン体：著増することが多い	血糖値：さまざまであるが，比較的安定している ケトン体：増加するがわずかである
治療	1. 強化インスリン療法 2. 食事療法 3. 運動療法（代謝が安定している場合）	1. 食事療法 2. 運動療法 3. 経口薬，GLP-1受容体作動薬またはインスリン療法
インスリン分泌能	空腹時血中C-ペプチド 0.5 ng/mL 以下	空腹時血中C-ペプチド 1.0 ng/mL 以上

(日本糖尿病学会編：糖尿病治療ガイド2014-2015. p15, 文光堂, 2014より)

② **特発性**

自己抗体などによる自己免疫機序の証明ができないままインスリン依存状態に陥るタイプの1型糖尿病をいう。

発症や進行様式により，劇症1型糖尿病や緩徐進行型糖尿病とよばれるものがある。

いずれも膵臓β細胞からインスリンを分泌できなくなり（絶対的インスリン欠乏），インスリン注射でインスリンを補う必要がある。

- **劇症1型糖尿病**[2]

  劇症1型糖尿病（fulminant type1 diabetes mellitus）は，1型糖尿病のなかでも特に急激に発症・進行し，高血糖症状発現後1週間前後以内で急激にケトアシドーシスに陥るタイプの糖尿病である。約95％の症例で膵島関連自己抗体が陰性である。発症が超急性であるため，発症時に著明な高血糖を認めるにもかかわらず，HbA1cは正常または軽度上昇にとどまる。

- **緩徐進行型インスリン依存糖尿病**[2]

  緩徐進行型インスリン依存糖尿病（slowly progressive type1 diabetes mellitus：SPIDDM）は，自己抗体（GAD抗体，ICAなど）が陽性で，経過とともに徐々に膵β細胞機能が低下し，数年後にインスリン依存状態に進行する1型糖尿病をいう。

2）2型糖尿病

日本人の成人の約95％が2型糖尿病である。

インスリンの分泌低下や，インスリン抵抗性（インスリンの効きが悪いこと）が主体。

主に40歳以降にみられるが，最近では生活習慣の変化から2型糖尿病になる子どもが増えている。

インスリン非依存状態では自覚症状を感じにくい。初診患者の受診動機は，健康診断などによる高血糖の指摘や他疾患のために受診した際の偶然の高血糖の発見，視力低下を自覚して眼科を受診した際に発見される，また創傷治癒が遅延するため受診した際に発見されるなどさまざまである。

3）高血糖による症状

糖尿病に伴う高血糖による典型的な症状は「口渇」「多飲」「多尿」であり，持続すると「体重減少」も現れる。

血液中のブドウ糖がインスリンの作用不足によりうまく細胞に取り込まれないと高血糖になり，個人差はあるがおよそ160〜180 mg/dLを超えると尿へ排泄するように浸透圧利尿が働き「多尿」の症状が起こる。その結果，体内の水分が奪われるため，「口渇」「多飲」の症状が現れる。また，高血糖状態ではインスリンの作用不足や分泌低下のためにブドウ糖を細胞内にエネルギー源として取り込めず，エネルギー不足になる。

ブドウ糖をエネルギーに変えることができなくなると，身体は脂肪を分解させてエネルギーとして使うため「体重減少」が起こる。この脂肪分解により酸性物質のケトン体が蓄積して，血液は酸性化し危険なケトアシドーシスを引き起こすことがある。

4．糖尿病の診断・検査

1）診断

糖尿病の臨床診断のフローチャートを［図3][7]に示す。妊娠糖尿病の定義と診断基準を［表3][8]に示す。

妊娠初期の血糖コントロールが不良の場合，児の先天異常や流産が高率になる。この点からは，妊娠前に血糖コントロールが良好なことが望ましい。HbA1c 7.0％未満が，妊娠を許容できる目安となる。

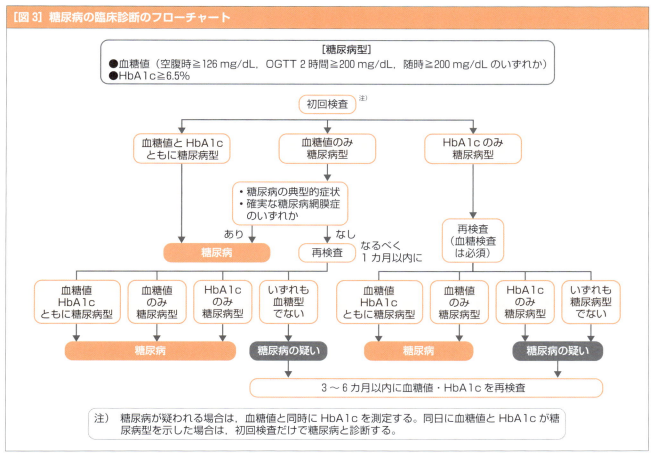

[図3] 糖尿病の臨床診断のフローチャート

(日本糖尿病学会糖尿病診断基準に関する調査検討委員会:糖尿病の分類と診断基準に関する委員会報告(国際標準化対応版).糖尿病 55(7):494,2012 より一部改変)

[表3] 妊娠糖尿病(GDM)の定義と診断基準	
妊娠糖尿病の定義	妊娠中に初めて発見または発症した糖尿病に至っていない糖代謝異常。
診断基準	75 gOGTT において次の基準の1点以上を満たした場合に診断する。 空腹時血糖値 ≧ 92 mg/dL 1時間値 ≧ 180 mg/dL 2時間値 ≧ 153 mg/dL ただし臨床において糖尿病と診断されるものは除外する。

(日本糖尿病学会糖尿病診断基準に関する調査検討委員会:糖尿病の分類と診断基準に関する委員会報告(国際標準化対応版).糖尿病 55(7):497,2012 より一部改変)

2) 糖尿病に関する検査[2]

① 空腹時・随時・食後の血糖

● 空腹時血糖

10時間以上絶食した後の血糖で,夕食後絶食にして,朝食前に測定する。

● 随時血糖

来院時に任意の条件下で測定された血糖値で,随時血糖を記録する場合には,血液採取条件を併記する。

● 食後血糖

食事開始後の血糖値であり,時間を併記する。

② 75 g 経口ブドウ糖負荷試験(75 gOGTT)

糖尿病診断に用いられる検査法。すでに糖尿病と診断されている場合は原則として行わない。

● 検査手順

❶朝まで10時間以上の絶食の後,開始する。
❷空腹のまま採血して,血糖値を測定する。
❸ブドウ糖(無水ブドウ糖75 g を水に溶かしたもの,またはでんぷん分解産物の相当量—たとえばトレーラン G®)を飲用させる。
❹ブドウ糖負荷後,30分,1時間と2時間に採血し血糖値を測定する。
❺空腹時血糖値と 75 gOGTT による判定基準に沿って,「糖尿病型」「正常型」「境界型」のいずれかに

判定する。
- 注意点

  検査終了まで水以外の摂取は禁止し，なるべく安静にし，禁煙とさせる。

③ HbA1c（hemoglobin A1c, ヘモグロビンエーワンシー）

赤血球中のヘモグロビン（Hb）にブドウ糖が非酵素的に結合したもので，高血糖が持続するとその割合が増加する。赤血球の寿命が120日であることから，HbA1cは過去1～2カ月の平均血糖値を反映する。

- GAD抗体：膵島関連自己抗体

  1型糖尿病患者において陽性を示すことが多い。

④ グリコアルブミン（GA）

血清のアルブミンにブドウ糖が非酵素的に結合したものを総アルブミンに対する比率で表したもの。血清アルブミンの半減期が約2週間であることから，過去2週間の平均血糖値を反映する。正常値は11～16%。

⑤ 1,5-アンヒドログルシトール（1,5-AG）

1,5-AGはブドウ糖と極めて類似の構造をもつポリオールで，健常者の場合はほとんどが腎尿細管で再吸収される。糖尿病患者では再吸収がブドウ糖により競合を受けて尿中に排泄される。血糖の平均値ではなく尿糖量を反映する。過去数日間の血糖変動や食後高血糖を反映する。正常値は14.0 μg/mL。

⑥ C-ペプチド（C-peptide immunoreactivity : CPR）

インスリンの前駆体であるプロインスリンはβ細胞内でインスリンとC-ペプチドに1:1の比率で分解される。血中に放出されたC-ペプチドは一部が尿中に排泄される。尿中のC-ペプチドを測定することで内因性のインスリン分泌を評価できる。血中のC-ペプチドは，測定時点のインスリン分泌量を評価できる。

正常値：29.2～167 μg/日。以下の場合は，インスリン依存状態とする。

- 空腹時の血中C-ペプチド値：0.5 ng/mL 以下
- 24時間尿中C-ペプチド排泄量：20 μg/日以下

- 検査手順

  24時間に排泄された尿をすべて集めて行う。起床時の尿は，前の日の夜からたまったものなので捨て，以後の尿はすべて蓄尿する。

  尿は細菌が繁殖しやすく，それにより尿中成分が変化を受けやすいため，保存剤を入れるか，冷暗所に保存する。

  保存剤にはさまざまな種類があるので，検査の目的に応じた保存剤を使用する。

⑦ その他の指標[1]
- インスリン分泌指数

  糖尿病患者ではこの値が0.4以下になり，境界型でも0.4以下のものは糖尿病への進展率が高い。

$$\text{インスリン分泌指数} \atop \text{(insulinogenic index)} = \frac{\Delta 血中インスリン値 (30分値 - 0分値)(\mu U/mL)}{\Delta 血糖値 (30分値 - 0分値)(mg/dL)}$$

- HOMA-R

  この値が1.6以下の場合は正常，2.5以上の場合にインスリン抵抗性があると考えられる。ただしインスリン治療中の患者には用いない。血糖値は140 mg/dL以下である必要がある。

$$HOMA\text{-}R = \frac{空腹時インスリン値(\mu U/mL) \times 空腹時血糖値(mg/dL)}{405}$$

5. 糖尿病の治療

糖尿病の治療の目的は，合併症の発症と進展を阻止し，健常者と変わらないQOLを維持するとともに寿命を確保することにある。

この目的を達成するために体重，血糖，血圧，血清脂質の良好なコントロール状態の維持に努める。

1）コントロールの目標と指標

- 血糖コントロール目標

  [図4][9]を参照。

- 標準体重

  標準体重(kg) = 身長(m) × 身長(m) × 22

- BMI

  BMI(body mass index) = 体重(kg)/身長(m)/身長(m)

  BMI 25以上を肥満とする。肥満の人は当面は，現体重の5%減を目指す。達成後は20歳時の体重や，個人の体重変化の経過，身体活動量などを参考に目標体重を決める。

- 血圧
  - 収縮期血圧 130 mmHg 未満（尿蛋白1 g/日以上の場合 125 mmHg 未満）
  - 拡張期血圧 80 mmHg 未満（尿蛋白1 g/日以上の場合 75 mmHg 未満）

- 血清脂質
  - LDLコレステロール 120 mg/dL 未満（冠動脈疾患がある場合 100 mg/dL 未満）

[図4] 血糖コントロール目標

目標	コントロール目標値*4		
	血糖正常化を目指す際の目標*1	合併症予防のための目標*2	治療強化が困難な際の目標*3
HbA1c（％）	6.0 未満	7.0 未満	8.0 未満

治療目標は年齢，罹病期間，臓器障害，低血糖の危険性，サポート体制などを考慮して個別に設定する。

*1：適切な食事療法や運動療法だけで達成可能な場合，または薬物療法中でも低血糖などの副作用なく達成可能な場合の目標とする。
*2：合併症予防の観点から HbA1c の目標値を 7%未満とする。対応する血糖値としては，空腹時血糖値 130mg/dL 未満，食後 2 時間血糖値 180mg/dL 未満をおおよその目安とする。
*3：低血糖などの副作用，その他の理由で治療の強化が難しい場合の目標とする。
*4：いずれも成人に対しての目標値であり，また妊娠例は除くものとする。

（日本糖尿病学会編：糖尿病治療ガイド 2014-2015, p25, 文光堂, 2014 より）

- HDL コレステロール 40 mg/dL 以上
- 中性脂肪 150 mg/dL 未満（早朝空腹時）
- non-HDL コレステロール 150 mg/dL 未満（冠動脈疾患がある場合 130 mg/dL 未満）

2）インスリン依存状態の治療の進め方 [図5][10]

1型糖尿病が疑われる場合は，直ちにインスリン治療が開始される。

3）インスリン非依存状態の治療の進め方 [図6][11]

患者自身が糖尿病の病態を十分に理解することが重要。適切な食事療法と運動療法を伝える。

これらを2カ月程度続けても，目標血糖値を達成できない場合は，経口血糖降下薬またはインスリン製剤などを用いる。

経口血糖降下薬やインスリン製剤などは，少量から始め徐々に増量する。

4）食事療法（㉗「ライフスタイル改善：食事療法」参照）

食事療法はインスリンの依存状態，インスリン非依存状態にかかわらず糖尿病治療の基本である。

① 目的
- 第1の目的
  糖尿病患者が，健常者と同様の日常生活を営むのに必要な栄養素を摂取させること。
- 第2の目的
  糖尿病代謝異常を是正し，血糖，血中脂質，血圧などを良好に維持し，合併症の発症予防や進展を抑制すること。

② **適正なエネルギー量の食事をとる**

摂取エネルギー量は適正体重を保ちながら日常生活を送るための必要量にとどめ，余分な摂取を避ける。それによりインスリンの需要量を減らすことができ，インスリン作用不足が改善され代謝がよくなる。

- エネルギー摂取量の算出方法

性・年齢・肥満度・身体活動量 [表4]・血糖値・合併症の有無などを考慮する必要がある。エネルギー消費量（身体活動）とエネルギー摂取量（食事）とのバランスを考慮するとともに，他疾患の有無，病態にも配慮する。

エネルギー摂取量＝標準体重×身体活動量 [表4]

肥満者の場合は 20 〜 25 kcal/kg 標準体重として，体重の減少を目指す。小児・思春期では成長に必要な栄養素エネルギー量が不足しないように注意する。厚生労働省は「日本人の食事摂取基準」（http://www.mhlw.go.jp/bunya/kenkou/syokuji_kijyun.html）を示している。

③ **栄養素のバランスがよい食事をとる**

必要な栄養素の不足や偏りがなく栄養素のバランスがよい献立は，血糖コントロールや合併症予防のために重要である。

- 指示されたエネルギー量内で，炭水化物，蛋白質，脂質のバランスをとり，適量のビタミン，ミネラルも摂取できるようにし，いずれの栄養素も過不足ない状態にする
- 一般的には指示エネルギー量の 50 〜 60％を炭水化物

[表4] 身体活動量の目安

軽労作	デスクワークが多い職業	25 〜 30 kcal/kg 標準体重
普通の労作	立ち仕事が多い職業など	30 〜 35 kcal/kg 標準体重
重い労作	力仕事が多い職業など	35 〜 kcal/kg 標準体重

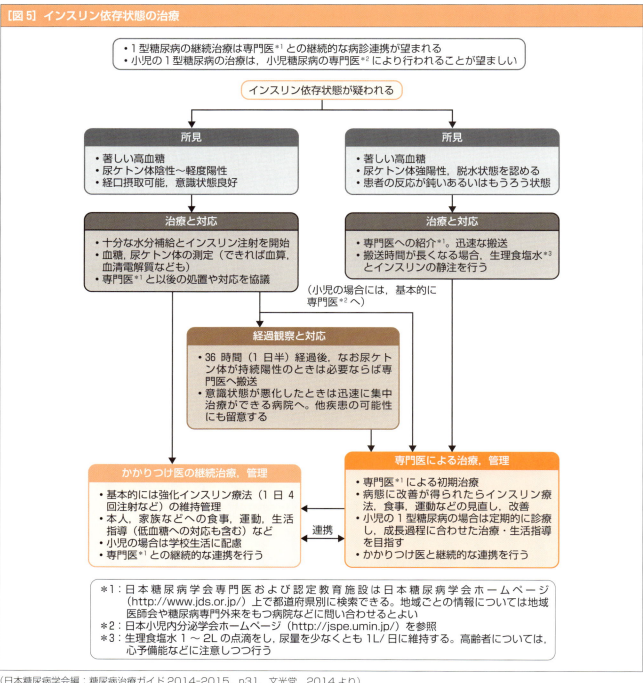

(日本糖尿病学会編：糖尿病治療ガイド 2014-2015, p31, 文光堂, 2014 より)

から摂取し，さらに食物繊維が豊富な食物を選択することが望ましい。蛋白質は標準体重1 kg 当たり成人の場合 1.0〜1.2 g（1日約 50〜80 g）とり，残りを脂質でとる

- 「糖尿病食事療法のための食品交換表」が日本糖尿病学会より発行されており，適正なエネルギー量の食事

や栄養素のバランスがよい食事をとるために活用しやすい

- 規則的な食事習慣を守る。食事療法を効果的に行うには，1日の指示エネルギーを朝昼夕食にほぼ均等に分割する。規則的な食事習慣は食後血糖値の変動を少なくすることができ，著しい高血糖や低血糖を避けるこ

[図6] インスリン非依存状態の治療

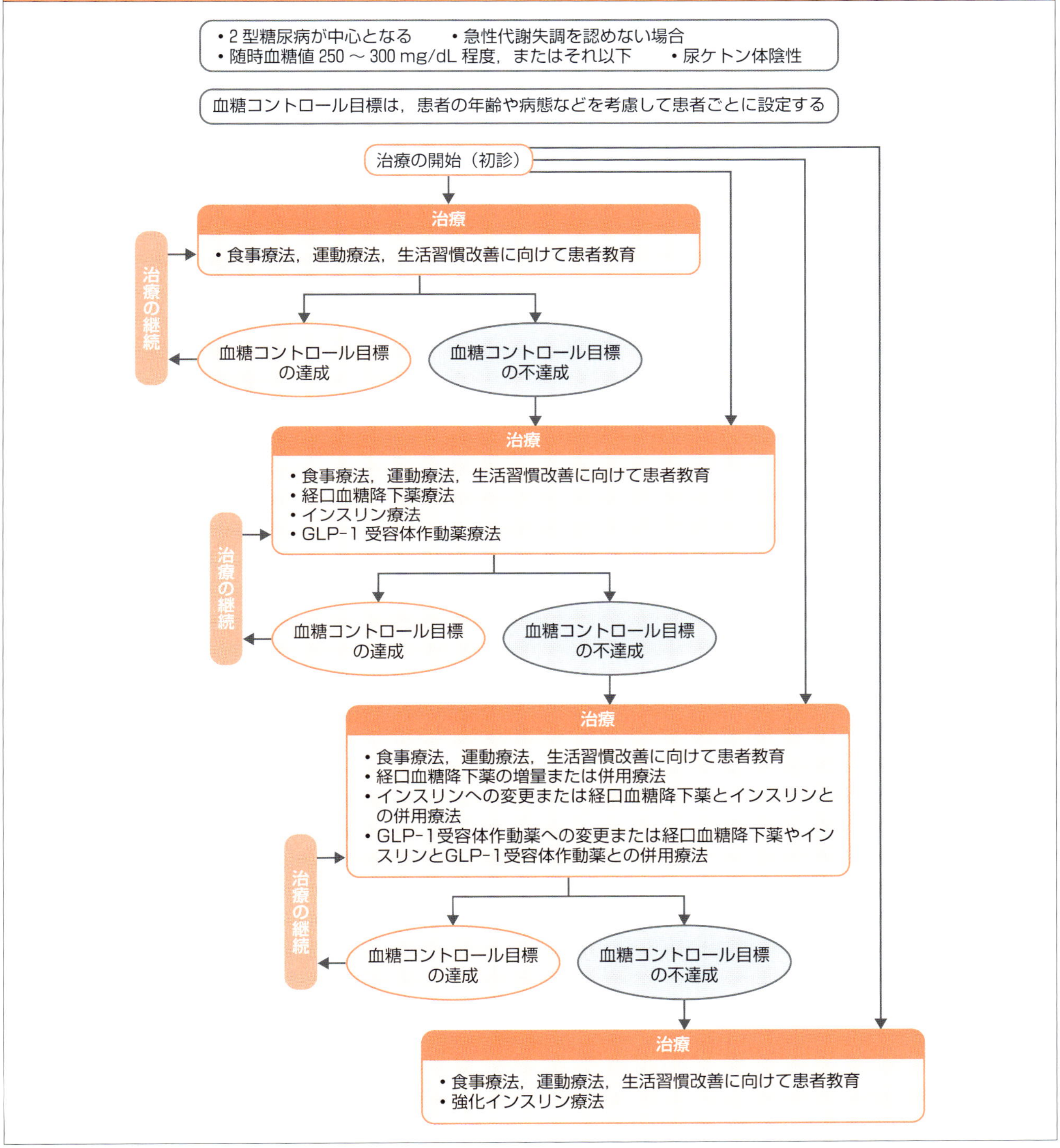

- 2型糖尿病が中心となる
- 随時血糖値250〜300 mg/dL程度，またはそれ以下
- 急性代謝失調を認めない場合
- 尿ケトン体陰性

血糖コントロール目標は，患者の年齢や病態などを考慮して患者ごとに設定する

治療の開始（初診）

治療
- 食事療法，運動療法，生活習慣改善に向けて患者教育

→ 血糖コントロール目標の達成（治療の継続）
→ 血糖コントロール目標の不達成

治療
- 食事療法，運動療法，生活習慣改善に向けて患者教育
- 経口血糖降下薬療法
- インスリン療法
- GLP-1受容体作動薬療法

→ 血糖コントロール目標の達成（治療の継続）
→ 血糖コントロール目標の不達成

治療
- 食事療法，運動療法，生活習慣改善に向けて患者教育
- 経口血糖降下薬の増量または併用療法
- インスリンへの変更または経口血糖降下薬とインスリンとの併用療法
- GLP-1受容体作動薬への変更または経口血糖降下薬やインスリンとGLP-1受容体作動薬との併用療法

→ 血糖コントロール目標の達成（治療の継続）
→ 血糖コントロール目標の不達成

治療
- 食事療法，運動療法，生活習慣改善に向けて患者教育
- 強化インスリン療法

（日本糖尿病学会編：糖尿病治療ガイド2014-2015．p28，文光堂，2014より）

とができる
　詳しくは，㉗「ライフスタイル改善：食事療法」を参照。

5）運動療法 (28「ライフスタイル改善:運動療法」参照)
① 運動の効果
- 運動の急性効果として，ブドウ糖や脂肪酸の利用が進み血糖値の低下がある
- 運動の慢性効果として，インスリン抵抗性がある
- エネルギー摂取量と消費量のバランスが改善し，減量効果につながる
- 加齢や運動不足による筋萎縮や骨粗鬆症の予防に有効である
- 高血圧や脂質異常症の改善に有効である
- 心機能をよくする
- 運動能力が向上する
- 爽快感，活動気分などQOLを高める効果も期待できる

6）薬物療法 (29「薬物療法」参照)
代謝改善を目的とした薬物療法には，経口薬療法と注射薬療法がある。

① 経口薬療法
患者の病態，合併症，薬剤の作用特性などを考慮して薬剤を選択する。食事療法，運動療法が行われているが，代謝コントロールがなお不十分であるときに経口薬療法を開始する。

② 注射薬療法
近年，インスリン製剤や注射器具の改良，自己検査用グルコース測定器の普及などによってインスリン療法を取り巻く環境は著しく改善され，インスリン自己注射は1型糖尿病のみでなく2型糖尿病にも広く治療手段として受け入れられている。

インスリン以外の注射薬にGLP-1受容体作動薬がある。下部消化管より分泌されるGLP-1は，血糖値に応じた膵β細胞からのインスリン分泌促進作用に加え，グルカゴン分泌抑制，胃内容物排出抑制，食欲抑制作用など，多様な作用を有する。

II 糖尿病（1型・2型）の看護ケアとその根拠

糖尿病は今や多くの患者が罹患している疾患であるが，その成因や病期はさまざまである。診断されて間もない患者もいれば，長期間患っている患者もいる。

厚生労働省の調査によると，「糖尿病を強く疑われる者」（糖尿病有病者）は約950万人，「糖尿病の可能性を否

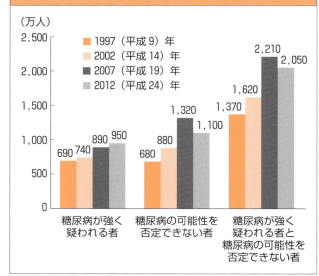

[図7]「糖尿病が強く疑われる者」，「糖尿病の可能性を否定できない者」の推計人数の年次推移（20歳以上，男女計）

(厚生労働省：平成24年国民健康・栄養調査結果の概要. p8, 2014より)

定できない者（糖尿病予備群）は約1,100万人と推計されている [図7][12]。

そのような中で患者は糖尿病とともに人生を歩むのであり，そこに携わる看護師は糖尿病をもちながらもQOLを維持，向上しながら自分らしく生活する患者を支援する。治療の主な場は患者の生活する社会である。個々の病態や治療過程を理解した上で，患者自身が個々の生活の場でセルフマネジメントを行えるよう支援が重要である。

1．観察のポイント

1）身体症状
- 高血糖症状：口渇，多飲，多尿，倦怠感，食事摂取状況，体重減少，意識状態
- 検査データ：HbA1c，GLU，GA，動脈血pH，尿糖，尿ケトン体
- 合併症に伴う症状：神経障害，糖尿病網膜症，糖尿病腎症，足病変（3〜6「糖尿病の慢性合併症」を参照）
- 感冒・歯周病・齲歯，など，高血糖を助長する炎症は生じていないか

2）疾患の経過
- 糖尿病の診断時期
- 初診では過去の検診結果（学生は学校検尿で発見されるこ

ともある）
- 高血糖症状の発現時期
- 治療の継続状況：治療中断の有無，中断の原因，治療再開のきっかけ
- 薬物療法の内容と実施状況
- 自己注射の内容と実行状況（インスリン，GLP-1受動体作動薬注射使用患者）
- 食事療法，運動療法の内容と実施状況
- 家族に糖尿病（1型，2型）の者はいないか

3）糖尿病とともに歩むことへの思い
- 糖尿病の病態と治療の理解状況
- 糖尿病の受容状況：患者の言動，表情，情緒
- 治療や今後または将来への不安
  ▶小児の場合，親の心理面もアセスメントする
- 糖尿病セルフマネジメントへの意欲

4）患者の日常生活背景
- 患者は家族内や社会でどのような役割を担いながら治療しているか
- 生活リズム（食事，活動，睡眠），1日の活動状況，小児では塾や部活の活動状況
- 食事の内容，間食や嗜好品などの習慣
- 運動習慣，活動量
- 同居者，相談相手
- 病院までの交通手段や通院時間

5）セルフマネジメント
- 患者が糖尿病セルフマネジメントに取り組んでいることは何か（強み）
- 患者が糖尿病セルフマネジメントで困っていることはないか

2．看護の目標

❶糖尿病治療に効果的なセルフケアを生活に取り入れて，セルフマネジメントができるよう支援する
❷糖尿病セルフマネジメントを行うことで，合併症の進展，重症化を予防し，糖尿病をもちながらもQOLを維持，向上しながら自分らしく生活できるよう支援する

3．看護ケア

1）アセスメント
- 患者が思いを表出できる環境をつくり，看護師は傾聴する姿勢を示す
- 患者の疾患の受け止め状態をアセスメントする
- 疾患を正しく理解できているか，必要な治療を理解できているかアセスメントする
  ▶糖尿病の診断時，患者はさまざまな心境を抱く。1型糖尿病は2型に比べて有病率が低い。身近に2型糖尿病の人はいても1型糖尿病の人はいない場合が多く，情報を得る機会も少ない。これまでの生活のなかにインスリン自己注射を取り入れていくことが必要であり，疾患とともに生きていくことに患者はさまざまな感情を抱く
  ▶1型糖尿病はインスリンの絶対的欠乏の状態である。インスリン注射の中断は著しい高血糖を招くため生命にかかわる危険がある。インスリンを健康食品や民間療法に切り替えるなど，誤った利用方法を防ぐように正しい知識を伝える必要がある

2）自己管理の支援
　糖尿病セルフマネジメントのために取り組んでいること（強み）は十分承認し，自己効力感が増進するようかかわる。しかし，取り組み内容に危険がある場合は，取り組みは認めつつ正しいことを伝えていく。

3）疾患受容の援助
　患者が糖尿病を十分受け止められていなくても，疾病受容を焦らせない。
  ▶糖尿病診断時は患者にとって大きな混乱を起こすことがある。糖尿病と歩む人生に適応するまでには，患者は否認，怒りや抑うつを表すことがある。「これらの段階はエリザベス・キューブラー=ロスによる死に臨むときの人の順応の段階に似ているが，次のような大きな違いがある。糖尿病をもつ人にとっては，それは，変化する状況のもとでの「生きること」への適応なのである」[13]。したがって，正常な適応過程であることを理解し，患者の変化を見守りながら接する

4）専門職との連携
　患者の病状に適した食事や運動療法，薬物療法が，医師や各専門職種から伝えられることが多い。理解状況を

確認して補足の説明や，患者に疑問がある場合は専門職種と連携し患者の心配事や不安に対応する。

また，患者が治療を生活に取り入れて継続できるように，患者の困難事は主治医や担当薬剤師や栄養士などの医療スタッフと協力して応じていく。

5）意思決定の支援

糖尿病とともに歩む上で，困難に感じることを患者といっしょに整理し，患者が治療の意思決定を行えるよう必要時は代弁的役割を担う。

（村内千代）

《引用文献》
1) 日本糖尿病学会編：糖尿病治療ガイド2014-2015．p8，文光堂，2014．
2) 日本糖尿病療養指導士認定機構編：糖尿病療養指導ガイドブック2015．pp22-28，メディカルレビュー社，2015．
3) 糖尿病診断基準に関する調査検討委員会：糖尿病の分類と診断基準に関する委員会報告（国際標準化対応版）．糖尿病 55(7)：490，2012．
4) 前掲1，p26．
5) 前掲3，p489．
6) 前掲4，p15．
7) 前掲3，p494．
8) 前掲3，p497．
9) 前掲4，p25．
10) 前掲4，p31．
11) 前掲4，p28．
12) 厚生労働省：平成24年国民健康・栄養調査結果の概要．p8，2014．
13) ジェリー・エーデルウィッチ・他著，黒江ゆり子・他訳：糖尿病のケアリング―語られた生活体験と感情．pp78-79，医学書院，2002．

《参考文献》
1) 清水弘行：内分泌系の仕組み＆働き＆糖尿病の病態および診断・治療．ナーシングカレッジ 4(9)：20-29，2000．
2) 黒江ゆり子・他：系統看護学講座 専門分野Ⅱ 成人看護学6 内分泌・代謝，第13版．医学書院，2011．
3) 藤倉純二：糖尿病の診断と病型分類．中尾一和編，最新内分泌代謝学．pp495-498，診断と治療社，2013．
4) 厚生労働省ホームページ：日本人の食事摂取基準．http://www.mhlw.go.jp/bunya/kenkou/syokuji_kijyun.html
5) 日本糖尿病学会編：糖尿病治療ガイドライン2014-2015．文光堂，2014．

NOTE

コラム 自己効力感

バンデューラ（Bandura）によって1970年代に提案された自己効力理論では，人はある行動が望ましい結果をもたらすと予測し（結果予期），その行動がうまくできるという自信をもつとき（効力予期），その行動をとる可能性が高くなると考える[図]。この「その行動がうまくできるという自信（効力予期）」を自己効力感といい，これが高まることで行動を始めたり，継続したりしやすくなる可能性がある。

現在では自己効力感は，健康信念モデルやトランスセオレティカルモデル，計画的行動理論など，さまざまな健康行動理論にも組み込まれるようになっている。習慣となっている行動を変え，さらに変えた行動を維持するために重要な要素であるといえよう。

自己効力感が高まるのは，以下の4つの情報源からであると考えられている。

❶自己の成功体験：これまでに同じか，似たようなことをうまくできた体験
❷代理的体験：他の人がうまく行うのを見ること
❸言語的説得：「あなたならできる」と人から言われること
❹生理的・情動的体験：その行動を行うことによって得た，生理的状態や感情面でのよい変化の体験

したがって，患者の行動変化やその維持を支援する際には，これら4つの情報源を使って，健康によいと思われる行動をとるように患者に働きかけるとよい。

たとえば，「自己の成功体験」では，必ず到達できるような小さな目標を患者に立ててもらい，それが達成できたら，少しずつ目標を上げていくようにかかわる。自己効力感の情報源としては，自分自身の成功体験が最も強いものであるといわれている。

「代理的体験」では，患者と同じような状況にある人がその行動をうまく実施するのを見てもらうと効果的である。たとえば同じ病気をもつ患者を紹介して話をしてもらったり，糖尿病腎症の患者に蛋白質制限食の料理教室講師となってもらったりするとよい。入院中や外来通院中，糖尿病教室などの集団指導の場での患者同士の会話がこのような代理的経験となることも多い。

「言語的説得」では，患者が少しでもその行動を実施した場合，それに気づき，具体的にほめ，励ますとよい。

「生理的・情動的体験」では，その行動をとることで身体が楽になったと実感できるようにかかわることや，運動することで筋肉痛になったとしてもそれは運動をしたことの成果であると前向きにとらえられるようにするとよい。

（任　和子）

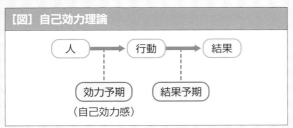

[図] 自己効力理論

(Bandura A：Self-efficacy：Toward a unifying theory of behavioral change. Psychological Review 84：191-215, 1997 より一部改変)

2 糖尿病の急性合併症

第Ⅰ部 疾患別看護ケア関連図　A　代謝疾患

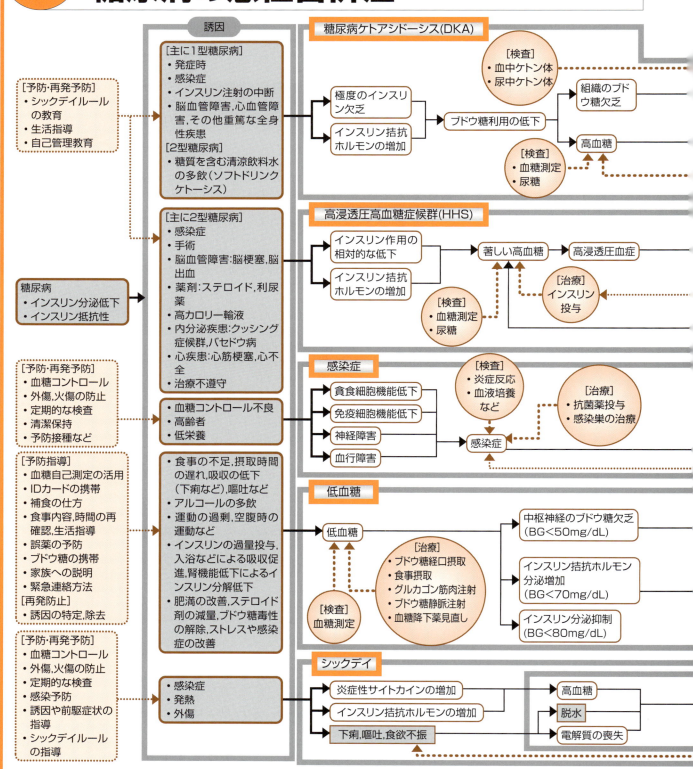

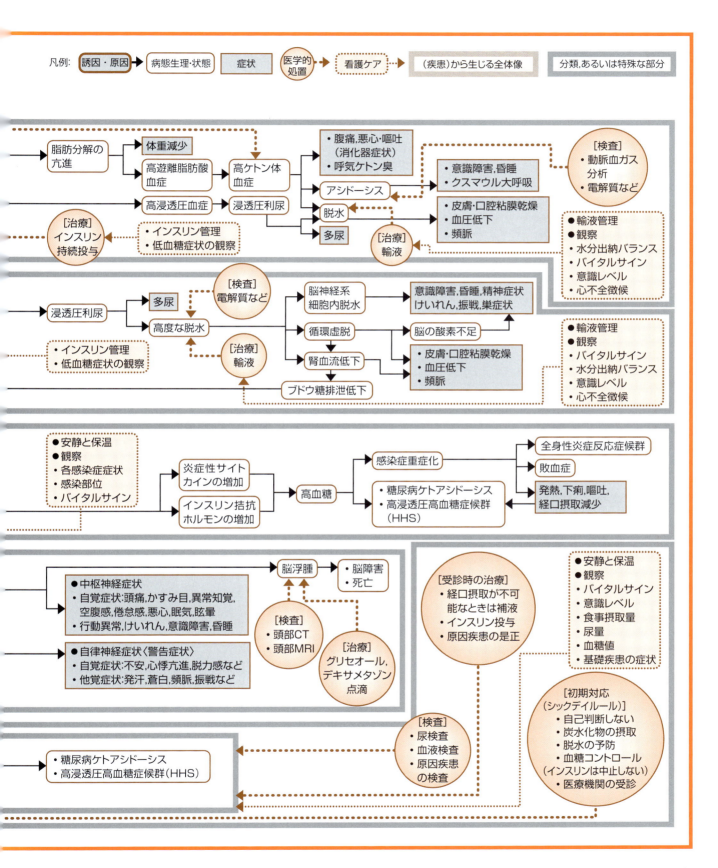

第Ⅰ部　疾患別看護ケア関連図　　A　代謝疾患

2 糖尿病の急性合併症

糖尿病の急性合併症は，糖尿病発症後いかなる時期にも起こる可能性がある。急性合併症は，いずれも適切な対応が遅れると，意識障害の原因となったり，致死的となることもあるため，発症時にはできるだけ早急に鑑別し的確な治療を行う必要がある。

また，日常生活のなかで発症し，患者や家族が最初に発見し，初期対応をしなければならないことが多いため，日頃から患者や家族が急性合併症の誘因や病態について理解し，予防や早期発見，初期対応ができるような指導やかかわりが重要である。

A 糖尿病ケトアシドーシス（DKA）

Ⅰ 糖尿病ケトアシドーシスが生じる病態生理

1．糖尿病ケトアシドーシスの定義

糖尿病ケトアシドーシス（diabetic ketoacidosis：DKA）は，極度のインスリン欠乏と，インスリン拮抗ホルモンの増加により，高血糖，脱水，高ケトン体血症，代謝性アシドーシスをきたした状態である。

2．糖尿病ケトアシドーシスが生じるメカニズム

1）糖尿病ケトアシドーシスの誘因　[表1]

糖尿病ケトアシドーシスは，1型糖尿病に多く，1型糖尿病発症時のほか，インスリンの中断や感染症，食事の不摂生，手術，脳血管障害や心血管障害，その他重篤な全身性疾患などが誘因となる。2型糖尿病では清涼飲料水の多飲によって生じることもある（ソフトドリンクケトーシス）。

2）糖尿病ケトアシドーシスの病態

高度なインスリン作用不足により，末梢組織で血液中のブドウ糖をエネルギー源として利用できなくなるため，高血糖となる。また，肝臓でのブドウ糖の取り込みが低下し，糖新生とグリコーゲンの分解が亢進し，ブドウ糖の産生が増加する。

脂肪組織では，ブドウ糖に代わるエネルギー源として利用するため，脂肪分解が亢進し，遊離脂肪酸とグリセロールに分解される。グリセロールは肝臓での糖新生に利用され，一方で，遊離脂肪酸は肝臓で酸化されて，ケトン体が産生される。著しいケトン体の蓄積と高血糖の結果起こったアシドーシスと脱水が，糖尿病ケトアシドーシスの本態である。

3．糖尿病ケトアシドーシスの症状

1）高血糖と脱水による症状

著しい口渇，多飲，多尿，体重減少，口腔乾燥，血圧低下，頻脈などが認められる。

2）ケトアシドーシスによる症状

消化器症状（悪心・嘔吐，腹痛），呼気アセトン臭（甘い口臭），クスマウル大呼吸（深くゆっくりとした呼吸）が認められる。また，重症化すると神経症状として，意識障害，昏睡が認められることもある。

4．糖尿病ケトアシドーシスの診断・検査

糖尿病に関連した意識障害では，高浸透圧高血糖症候群（hyperglycemic hyperosmolar state：HHS），低血糖昏睡，脳卒中などの他の疾患，乳酸アシドーシスなどとの鑑別が重要である。糖尿病ケトアシドーシスの症状，身体所見の有無とあわせて，以下の検査所見を確認する。また，糖尿病ケトアシドーシスの誘因となる基礎疾患や併存する疾患のための検査，診断も重要である。

1）血液検査

血糖値，血中および尿中ケトン体，血液ガス，電解質

[表1] 糖尿病ケトアシドーシスと高浸透圧高血糖症候群の比較

		糖尿病ケトアシドーシス（DKA）	高浸透圧高血糖症候群（HHS）
糖尿病の病態		インスリン依存状態	インスリン非依存状態
誘因		・インスリン注射の中止・減量　・感染症 ・ストレス　・手術　・妊娠 ・清涼飲料水の多飲	・脱水（嘔吐，下痢）　・感染症　・ストレス ・薬剤（利尿薬，副腎皮質ステロイドなど） ・高カロリー輸液　・手術　・脳血管障害 ・心血管障害
鑑別を要する疾患		・脳血管障害　　　　　・低血糖 ・他の代謝性アシドーシス　・急性胃腸障害 ・肝膵疾患　　　　　　・急性呼吸障害	・脳血管障害　・低血糖 ・けいれんを伴う疾患
発症年齢		若年者が多い	高齢者が多い
前駆症状		・激しい口渇，多飲，多尿　・体重減少 ・全身倦怠感　・悪心・嘔吐　・腹痛	特異的な症状は乏しい ・倦怠感　・頭痛
身体所見	呼吸	クスマウル大呼吸 （大きく深い規則正しい呼吸）	正常
	呼気アセトン臭	（＋）	（－）
	脱水	（＋＋＋）	（＋＋＋）
	血圧	低下	低下
	神経学的所見	昏睡	・けいれん，振戦など　・昏睡はまれ
検査所見	血糖	300〜1,000 mg/dL	600〜1,500 mg/dL
	尿中ケトン体	（＋）〜（＋＋＋）	（－）〜（＋）
	血中ケトン体	高度上昇	正常〜わずかに上昇
	動脈血 pH	7.3未満（アシドーシス）	7.3〜7.4
	HCO_3^-	＜ 10 mEq/L	≧ 16 mEq/L
	血漿浸透圧	＞ 330 mOsm/L	350 mOsm/L 以上
	Na	正常〜軽度低下	＞ 150 mEq/L 以上
	BUN	上昇	著明に上昇
	遊離脂肪酸	上昇	正常（時に低値）
注意すべき合併症		・脳浮腫　・腎不全　・急性胃拡張 ・低K血糖　・急性感染症	・脳浮腫　・脳梗塞　・心筋梗塞 ・心不全　・急性胃拡張　・横紋筋融解症 ・腎不全　・動静脈血栓　・低血圧 ・心筋梗塞

（ナトリウム〈Na〉，クロル〈Cl〉，カリウム〈K〉），血液浸透圧などの測定を行う。

① 血糖値

高度のインスリン作用不足およびインスリン拮抗ホルモンの増加から，高血糖（血糖値300〜1,000 mg/dL）を認める。

② 血中ケトン体

組織のブドウ糖欠乏による脂肪分解亢進により，高ケトン血症（血中総ケトン体3 mmol/L以上）を認める。

③ 血液ガス（pH, PaCO₂, HCO₃⁻）

ケトン体濃度の上昇に応じてアシドーシス（pH7.3未満）を認め，PaCO₂, HCO₃⁻は低下する。

④ 電解質（Na, Cl, K）

Na, Cl はほぼ正常であることが多い。K は，インスリン作用不足やアシドーシスなどにより血中濃度が高値となることがある。

⑤ 血漿浸透圧

高血糖による血漿浸透圧の軽度上昇（300 mOsm/L 以上）が認められる。

2）尿検査

① 尿糖

高血糖により，尿糖を認める。

② 尿中ケトン体

高ケトン血症により，尿中ケトン体も上昇する。試験紙法で検査した場合は，偽陰性となる可能性があるため注意が必要である。

5．糖尿病ケトアシドーシスの治療

初期治療を直ちに開始し，専門医のいる医療機関への移送をできる限り速やかに行う。初期治療は輸液とインスリン投与による脱水，高浸透圧，アシドーシスの補正が中心となる。

1）輸液

脱水の程度は体重の変化で大まかに知ることができる。直ちに生理食塩水点滴静注を開始し，尿量をみながら補液量を調節する。血中 Na 濃度が高値で続く場合には，1/2 生理食塩水（0.45％食塩水）の投与も考慮する。急激な浸透圧の低下は脳浮腫を起こし致命的となる危険性もあるため，慎重な輸液の管理と意識レベルの観察が必要である。

2）インスリン投与

速効型インスリンを 0.1 単位/kg 体重静注後，0.1 単位/kg 体重/時程度の速度で，ポンプを用いて静脈内持続注入を行う。高度の脱水によって吸収が不安定なため，皮下注射は通常行わない。適宜，血糖値をモニターしながら投与量の調節を行い，低血糖にも注意が必要である。

3）電解質補充

治療に伴い，K とリン（P）は細胞内に移行するため，血中濃度は低下する。治療中は，血清 K が 5 mEq/L 以下，血清 P が 2 mg/dL 以下の場合には，輸液での補充を考慮し，適切に濃度を維持する必要がある。

4）重炭酸補充

重炭酸は，反応性アルカローシスを起こす危険があるため，高度のアシドーシス（pH7.0以下）の場合以外は原則として投与しない。

II　糖尿病ケトアシドーシスの看護ケアとその根拠

1．糖尿病ケトアシドーシスの観察ポイント

1）予防，早期発見のための観察

- 患者背景：年齢，現病歴，既往歴，社会的状況（職業，学業），理解力，認知能力
- 患者の認識：糖尿病ケトアシドーシスについての知識と受け止め方
- 自己管理の状況：日常生活習慣（食事，運動，飲酒など），薬物療法へのアドヒアランス
- 家族のサポート状態
- 誘因の有無
- 血糖コントロールの状態：HbA1c, 血糖値

2）発症時の観察

- 誘因となる基礎疾患の種類や症状（発熱，発汗，疼痛，嘔吐，下痢，腹痛），程度
- 全身状態：意識レベル，呼吸状態，脱水の程度，体重変化，バイタルサイン
- 食事・水分の摂取量
- 糖尿病治療薬の使用状況
- 血糖値，尿中ケトン体の有無

3）治療中の観察

- 全身状態：バイタルサイン，呼吸状態，脱水の程度
- 尿量（水分出納バランス）
- 血糖値：インスリン投与に伴う低血糖にも注意する

- 意識レベル：輸液（急激な浸透圧低下）に伴う脳浮腫の発症にも注意する
- 誘因となる基礎疾患の症状の有無，程度

2．糖尿病ケトアシドーシスの看護目標

❶予防：患者や家族が糖尿病ケトアシドーシスの誘因や病態について理解し，予防のための自己管理ができるよう支援する
❷発症時：早期発見し，適切な初期対応をとることができるよう日頃から継続的に支援する
❸治療中：治療による合併症や副作用を起こすことなく病態を改善させることができるよう援助する
❹病状回復後：再発の予防と初期対応ができるよう指導する

3．糖尿病ケトアシドーシスの看護ケア

1）予防，早期発見のための指導

インスリン治療の自己中断や食事の不摂生などにより発症しやすいため，予防のためにはまず生活習慣や糖尿病治療の自己管理が重要となる。また，感染症など糖尿病ケトアシドーシスを起こしやすい状況を患者や家族が知り，予防のための対応がとれることが重要である。

❶規則正しい生活に努め，血糖コントロールを良好に保つよう療養指導や援助を行う
❷自己判断で決められた範囲を超えてインスリン量を調節しないよう指導する
❸糖尿病ケトアシドーシスの誘因や前駆症状をよく説明する
❹誘因がある場合や高血糖が疑われる場合には，血糖自己測定を行うよう説明する
❺家族，友人，同僚，教師などに糖尿病ケトアシドーシスの症状，処置を説明し協力を求める
❻必要に応じて定期的な検査を受け，リスクの把握，予防や早期発見に努める

2）発症時の対応方法を指導する

発症した場合，治療が遅れればショックや重篤なアシドーシスなどに陥り，致死的となることもあるため，すぐに対応が必要な状況を患者や家族が知り，適切な初期対応と早期受診ができるよう日頃から指導しておくことが重要である。

❶緊急時の連絡の方法を説明し，早めに主治医に連絡し，指示を受けるように日頃から指導する
❷緊急時の病態の把握方法や必要な情報（観察ポイント参照）について，本人と家族に指導する
❸緊急時の初期対応として，患者と家族にシックデイルール[図4参照]を指導する

3）治療中のケア

治療によって病状が改善するよう援助を行うとともに，糖尿病ケトアシドーシスに至った理由を患者や家族が理解し，繰り返さないように指導することが重要である。

❶医師の指示に従いインスリン持続投与，輸液の管理を行うとともに，必要に応じて病状や治療について患者や家族へ説明を行う。
❷病状の回復後は，原因について患者とともに振り返り，予防法やシックデイルール[図4参照]の指導を十分に行う。

B 高浸透圧高血糖症候群（HHS）

I 高浸透圧高血糖症候群が生じる病態生理

1．高浸透圧高血糖症候群の定義

高浸透圧高血糖症候群（hyperosmolar hyperglycemic syndrome：HHS）は，著しい高血糖と高度な脱水に基づく高浸透圧血症により，循環不全をきたした状態である。体中の細胞内脱水や循環虚脱により，意識障害やけいれんなどの多様な神経症状をきたす。

2．高浸透圧高血糖症候群が生じるメカニズム

1）高浸透圧高血糖症候群の誘因 ［表1参照］

高浸透圧高血糖症候群は，2型糖尿病患者での発症が多い。高齢者の口渇認識の低下，感染症（発熱，嘔吐，下痢），食欲不振，また，手術，高カロリー輸液，経管栄養，利尿薬や副腎皮質ステロイド投与，心血管障害，脳血管障害など医原性のものも高血糖や脱水の誘因となる。誘因があれば，軽症の糖尿病や耐糖能異常でも発症する可能性がある。

2）高浸透圧高血糖症候群の病態

インスリン抵抗性に伴うインスリン作用不足とインスリン拮抗ホルモンの増加によって生じる，著しい高血糖，高浸透圧，脱水を特徴とする。脳神経系の細胞内脱水と循環虚血による脳の酸素不足により，意識障害が生じる。通常，発症までに数日〜数週間の期間がある。糖尿病ケトアシドーシスと比較すると，高血糖や脱水の程度がより高度で，ケトーシスは軽度である。予後はケトアシドーシスより不良で，死亡率も高い。

3．高浸透圧高血糖症候群の症状

高度の脱水症状として，倦怠感，口渇，多飲，多尿，皮膚や口腔粘膜の乾燥，血圧低下，頻脈，また，脳神経系の細胞内脱水によるけいれんや振戦，巣症状，意識障害，昏睡などの精神神経症状が認められる。

4．高浸透圧高血糖症候群の診断・検査

2型糖尿病で意識レベルの低下を認めた場合は，高浸透圧高血糖症候群を疑う必要がある。高浸透圧高血糖症候群の症状，身体所見の有無とあわせて，以下の検査所見を確認し，他の意識障害と鑑別する。また，高浸透圧高血糖症候群の誘因となる基礎疾患や併存する疾患のための検査，診断も重要である。

1）血液検査

血糖値，血中および尿中ケトン体，血液ガス，電解質（Na, Cl, K），血液浸透圧，尿素窒素などの測定を行う。

① 血糖値
インスリン作用不足およびインスリン拮抗ホルモンの増加と，高度な脱水により，著しい高血糖（血糖値600〜1,500 mg/dL）を認める。

② 血中ケトン体
著明なケトーシスは認められず，正常またはわずかに上昇を認める。

③ 血液ガス（pH, $PaCO_2$, HCO_3^-）
アシドーシスは通常認めず，pH, $PaCO_2$, HCO_3^- は正常か軽度の低下を認める。

④ 電解質（Na, Cl, K,）
高浸透圧の程度に比例して，高Na血症（150 mEq/L以上）を認める。

⑤ 血漿浸透圧
著しい高血糖による血漿浸透圧の上昇（350 mOsm/L以上）が認められる。

⑥ 血中尿素窒素（BUN）
高浸透圧の程度に比例して，著明な上昇を認める。

2）尿検査

① 尿糖
高血糖により，尿糖を認める。

② 尿中ケトン体
著明なケトーシスは認められず，正常またはわずかに上昇を認める。

5．高浸透圧高血糖症候群の治療

初期治療を直ちに開始し，専門医のいる医療機関への

移送をできる限り速やかに行う。治療の基本は糖尿病ケトアシドーシスと同様であるが、脱水の補正が治療の中心となる。

1）輸液

著明な脱水と電解質異常を補正するため、生理食塩水点滴静注を開始する。血中Na濃度が高値で続く場合には、1/2生理食塩水（0.45%食塩水）の投与も考慮する。高齢者の場合は、補液の速度をやや遅くする必要がある。急激な浸透圧の低下は脳浮腫を起こし致命的となる危険性もあるため、慎重な輸液の管理と意識レベルの観察が必要である。

2）インスリン投与

速効型インスリンを0.1単位/kg体重/時程度の速度で、ポンプを用いて少量持続静脈内注入する。高度の脱水によって吸収が不安定なため、皮下注射は通常行わない。適宜、血糖値をモニターしながら投与量の調節を行い、低血糖にも注意が必要である。インスリン分泌が保たれているため、インスリン投与は少量ですむことが多く、回復後はインスリン治療を必要としない場合もある。

3）誘因の除去

高カロリー輸液の中止など、誘因の除去を考慮することも重要である。

II 高浸透圧高血糖症候群の看護ケアとその根拠

1．高浸透圧高血糖症候群の観察ポイント

1）予防，早期発見のための観察

- 患者背景：年齢、現病歴、既往歴、社会的状況（職業、学業）、理解力、認知能力
- 患者の認識：高浸透圧高血糖症候群についての知識と受け止め方
- 自己管理の状況：日常生活習慣（食事、運動、飲酒など）、薬物療法へのアドヒアランス
- 家族のサポート状態
- 誘因の有無
- 血糖コントロールの状態：HbA1c、血糖値

2）発症時の観察

- 誘因となる基礎疾患の種類や症状（発熱、発汗、疼痛、嘔吐、下痢、腹痛）、程度
- 全身状態：意識レベル、呼吸状態、脱水の程度、体重変化、バイタルサイン、尿量
- 食事・水分の摂取量
- 糖尿病治療薬の使用状況
- 血糖値、尿中ケトン体の有無

3）治療中の観察

- 全身状態：バイタルサイン、呼吸状態、脱水の程度
- 尿量（水分出納バランス）
- 血糖値：インスリン投与に伴う低血糖にも注意する
- 意識レベル：輸液（急激な浸透圧低下）に伴う脳浮腫の発症にも注意する
- 誘因となる基礎疾患の症状の有無、程度

2．高浸透圧高血糖症候群の看護の目標

❶予防：患者や家族が高浸透圧高血糖症候群の誘因や病態について理解し、予防のための自己管理ができるよう支援する
❷発症時：早期発見し、適切な初期対応をとることができるよう日頃から継続的に支援する
❸治療中：治療による合併症や副作用を起こすことなく病態を改善させることができるよう援助する
❹病状回復後：再発の予防と初期対応ができるよう指導する

3．高浸透圧高血糖症候群の看護ケア

1）予防，早期発見のための指導

高齢者に多く、感染症や食欲不振、薬剤投与など何らかの誘発因子により発症するため、高浸透圧高血糖症候群を起こしやすい状況を患者や家族が知り、予防のための対応がとれることが重要である。

❶規則正しい生活に努め、血糖コントロールを良好に保つよう療養指導や援助を行う
❷自己判断で決められた範囲を超えてインスリン量を調節しないよう指導する
❸高浸透圧高血糖症候群の誘因や前駆症状をよく説明す

❹誘因があれば，軽症糖尿病や耐糖能異常でも発症する可能性があることを説明する
❺誘因がある場合や高血糖が疑われる場合には，血糖自己測定を行うよう説明する
❻家族などに高浸透圧高血糖症候群の症状，処置を説明し協力を求める
❼必要に応じて定期的な検査を受け，リスクの把握，予防や早期発見に努める

2）発症時の対応方法の指導

　発症した場合，治療が遅れればショックや腎不全などに陥り，致死的となることもあるため，すぐに対応が必要な状況を患者や家族が知り，適切な初期対応と早期受診ができるよう日頃から指導しておくことが重要である。
❶緊急時の連絡の方法を説明し，早めに主治医に連絡し，指示を受けるように日頃から指導する
❷緊急時の病態の把握方法や必要な情報について，本人と家族に指導する
❸緊急時の初期対応として，患者と家族にシックデイルール［図4参照］を指導する

3）治療中のケア

　治療によって病状が改善するよう援助を行うとともに，高浸透圧高血糖症候群に至った理由を患者や家族が理解し，繰り返さないように指導することが重要である。
❶医師の指示に従いインスリン持続投与，輸液の管理を行うとともに，必要に応じて病状や治療について患者や家族へ説明を行う
❷病状の回復後は，原因について患者とともに振り返り，予防法やシックデイルール［図4参照］の指導を十分に行う

C 感染症

I　感染症が生じる病態生理

1．感染症が生じるメカニズム

　糖尿病患者は感染症に罹患しやすく，重症化しやすい。一般的に血糖コントロールが不良なほど易感染性が高まる傾向があり，血糖コントロールを良好に保つことが大切である。
　糖尿病患者の易感染性の要因として，好中球をはじめとする貪食細胞機能の低下，免疫担当細胞機能の低下，血行障害，神経障害などがあげられる。感染巣として，尿路，呼吸器，皮膚などが多い。
　糖尿病に感染症が合併すると，インスリン拮抗作用を有するサイトカインやホルモンが増加することでインスリン抵抗性が増大し，高血糖が増悪する。高血糖により感染症がさらに重症化すると，全身性炎症反応症候群（systemic inflammatory response syndrome：SIRS），敗血症へと進行する可能性もある。

2．感染症の症状

　感染症による症状（発熱，咳・痰，排尿痛，皮膚膿瘍，壊疽など）と高血糖をはじめとする代謝異常による症状である（「❹糖尿病ケトアシドーシス（DKA）」「❺高浸透圧高血糖症候群（HHS）」参照）。

3．感染症の診断・検査

1）全身状態の把握
　体温，血圧，脈拍数，呼吸数，体重，意識状態，食事摂取量，感染症の症状と程度など。

2）尿検査
　尿路感染（白血球反応，潜血），尿中ケトン体の有無を評価する。

3）血液検査
　血糖値，脱水の程度，電解質異常，白血球数の変化，炎症反応（CRP）などを評価する。
● 原因に応じて細菌培養検査やX線検査などの各種画像検査を行う

4. 感染症の治療

　糖尿病に感染症が合併すると重症化しやすく，また感染症による血糖コントロールの増悪によって，糖尿病昏睡の原因となることもある。そのため，可能な限り早期から糖尿病と感染症の両者に対して治療を行う必要がある。また，重篤な感染症の場合は，入院して治療を行うことが望ましい。

1）感染症の治療

　原因菌の種類に適合した抗菌薬の投与が中心となる。病態に応じて，感染巣に対する侵襲的治療（膿瘍のドレナージ，感染巣のデブリードメントなど）を行う。

2）代謝異常の補正

　インスリンを中心とした血糖コントロールによる代謝是正がもっとも重要である。重症化した場合は，ケトアシドーシスあるいは高浸透圧高血糖症候群の治療に準じて，高血糖，脱水，電解質異常の補正を行う。

II　感染症の看護ケアとその根拠

1. 感染症の観察ポイント

- 感染症の症状や程度（咳・痰，排尿痛，皮膚膿瘍，壊疽など）
- 全身状態：意識レベル，呼吸状態，脱水の程度，体重変化，尿量，バイタルサイン
- 食事・水分の摂取量，口渇
- 血糖値

2. 感染症の看護の目標

❶予防：患者や家族が糖尿病患者の易感染性について理解し，感染予防のための自己管理ができるよう支援する
❷発症時：適切な初期対応をとることができるよう日頃から継続的に支援する
❸治療中：治療による合併症や副作用を起こすことなく病態を改善させることができるよう援助する
❹病状回復後：再発の予防と初期対応ができるよう指導する

3. 感染症の看護ケア

1）予防，早期発見のための指導

　血糖コントロールが不良なほど易感染性が高まる傾向があるため，まず血糖コントロールを良好に保つことが重要である。また，糖尿病患者は感染症に罹患しやすく，重症化しやすいことを患者が理解し，感染予防のための対応をとれることが重要である。

❶規則正しい生活に努め，血糖コントロールを良好に保つよう療養指導や援助を行う
❷皮膚や口腔，陰部の清潔を保つ，インフルエンザワクチンを接種するなど，感染予防に努める
❸外傷や熱傷の発症予防に努め，発症時は早期発見することができるよう療養指導や援助を行う
❹必要に応じて検査を受け，リスクの把握，予防や早期発見に努める

2）発症時の対応方法の指導

　発症した場合，治療が遅れればSIRSや敗血症ショックなどに陥り，致死的となることもあるため，すぐに対応が必要な状況を患者や家族が知り，適切な初期対応と早期受診ができるよう日頃から指導しておくことが重要である。

❶緊急時の連絡の方法を説明し早めに主治医に連絡し，指示を受けるように日頃から指導する
❷病態の把握方法や必要な情報について，患者と家族に指導する
❸初期対応として，患者と家族にシックデイルール [図4参照] を指導する

3）治療中のケア

　治療によって病状が改善するよう援助を行うとともに，感染症に至った原因を患者や家族が理解し，予防できるように指導することが重要である。

❶医師の指示に従い抗菌薬やインスリンの投与などを行うとともに，必要に応じて病状や治療について患者や家族へ説明を行う
❷病状の回復後は，原因について患者とともに振り返り，予防法やシックデイルールの指導を十分に行う

D 低血糖

I 低血糖が生じる病態生理

1．低血糖の定義

血糖値が生理的な範囲を超えて低下（70 mg/dL 未満）することにより，さまざまな症状を呈した状態である。

2．低血糖が生じるメカニズム

1）低血糖の誘因 [図1]

糖尿病治療中の患者では，インスリンやスルホニル尿素薬，速効型インスリン分泌促進薬の不適切な使用（過量投与，使用のタイミングのズレ）と，患者側の要因（炭水化物摂取量の不足や食事時間の遅れ，運動の過剰，アルコール多飲など）により，低血糖（薬剤性低血糖）が起こりうる。また，単独では低血糖をきたす可能性が低い糖尿病治療薬でも，他剤との併用により起こす可能性がある。

2）低血糖の病態

一般的に，血糖値が 80 mg/dL 付近まで低下するとインスリン分泌が抑制され，70 mg/dL 付近まで低下するとカテコールアミン，グルカゴン，成長ホルモンなどのインスリン拮抗ホルモンの分泌が増加し，交感神経刺激症状（警告症状）が認められる。50 mg/dL 以下になると，中枢神経組織のブドウ糖欠乏によって生じる機能低下症状が認められる。症状の発現には個人差が大きい。

3．低血糖の症状 [図2]

1）交感神経刺激症状（警告症状）

発汗，不安，動悸，手指振戦，顔面蒼白，頻脈などがある。

2）中枢神経症状

空腹感，脱力感，疲労感，集中力低下，目のかすみ，眩暈，頭痛，異常行動，眠気（生あくび）が出現し，血糖値がさらに低下すると，けいれん発作，意識障害（昏睡）に至る。昏睡の状態で4時間以上経過すると，脳浮腫を起こし，不可逆的な脳障害を残したり，致死的となる可能性もある。

- **無自覚性低血糖**

低血糖の既往や自律神経障害がある患者では，警告症状が欠如し，突然重篤な中枢神経症状が出現する場

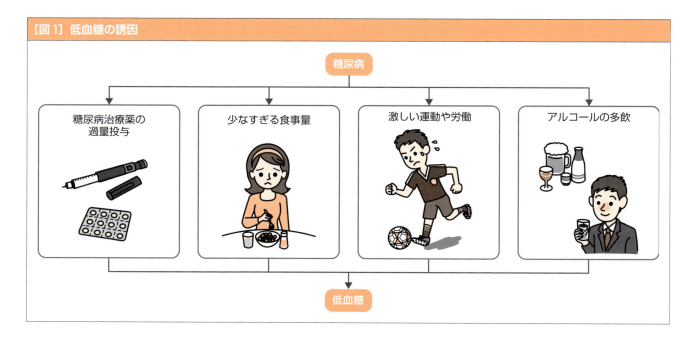

[図1] 低血糖の誘因

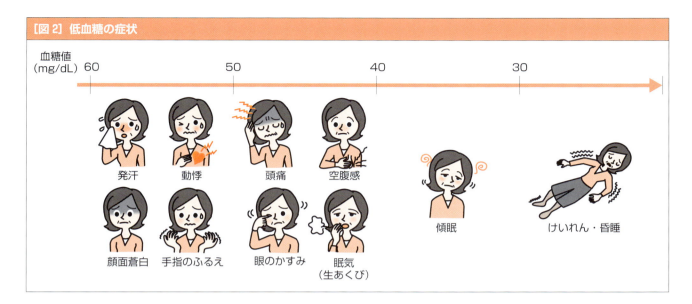

[図2] 低血糖の症状

合がある。
- **重症低血糖**
  回復に第三者の援助を必要とする場合や、けいれんや昏睡に至るような重篤な低血糖を重症低血糖とよぶ。

4. 低血糖の診断・検査

低血糖を疑わせる症状があれば、直ちに血糖測定を行う。血糖値が測定できない場合でも、ブドウ糖の投与によりすぐに症状の軽快が認められれば低血糖である。

5. 低血糖の治療

1) 経口摂取が可能な場合

患者に意識があり、経口摂取が可能な場合は、ブドウ糖またはブドウ糖を含む飲料水などを摂取させる。15分以内に症状が回復しなければ、同じ対応を繰り返す。症状が治まれば、再度低血糖に陥る可能性があるため、食事をとらせる。

2) 経口摂取が困難な場合

意識障害や昏睡などにより経口摂取が困難な場合は、家族や友人により、ブドウ糖や砂糖を口唇と歯肉の間に塗りつける、グルカゴンを筋肉内注射するなどの応急処置を行うとともに、直ちに医療機関を受診する。
医療機関では、ブドウ糖の静脈内注射を行い、意識が回復したら炭水化物を経口摂取させる。血糖値が改善しても意識障害が改善しない場合は、脳浮腫の治療が必要な場合もある。

II 低血糖の看護ケアとその根拠

1. 低血糖の観察ポイント

1) 血糖コントロールの状態
- 血糖コントロール（HbA1c、血糖値）
- 自覚する低血糖症状、無自覚性低血糖の有無、重症低血糖の既往

2) 自己管理の状況
- 低血糖についての知識と受け止め方、理解力
- 日常生活習慣（食習慣、運動習慣、飲酒習慣など）
- 薬物療法へのアドヒアランス
- 家族のサポート状態

3) 不安の程度
- 低血糖に対する不安の訴えの程度
- 低血糖に対する不安による不適切な予防行動の有無
  （糖尿病治療薬の自己判断による調節や過剰な補食など）

2．低血糖の看護の目標

❶予防と早期発見，早期対応：患者や家族が低血糖についての知識を獲得し，予防と早期発見，早期の対応ができるように援助する
❷治療中：合併症や副作用を起こすことなく病態を改善させることができるよう援助する
❸病状回復後：再発の予防と初期対応ができるよう支援する

3．低血糖の看護ケア

1）予防と早期発見のための指導

低血糖は，糖尿病治療薬の使用中に，食事の量や時間，運動，全身状態などの影響により発症する。重症化した場合，治療が遅れれば脳に不可逆的な障害を残したり，致死的となることもあるため，低血糖の症状を患者や家族が知り，早期発見，早期治療ができるよう日頃から以下の点について指導を行うことが重要である。

❶規則正しい生活に努め，自己判断で決められた範囲を超えてインスリン量を調節しない
❷低血糖の原因と症状をよく説明する
❸激しい運動前や寝る前などに，あらかじめ糖質（多糖類）を含む食品を摂取する
❹絶食や薬剤の増量・変更など低血糖を起こしやすい状況では特に注意する
❺外出時にはブドウ糖またはそれに代わるもの，糖尿病であることを表示したIDカードや糖尿病連携手帳を携帯する
❻低血糖が疑われるときには血糖自己測定を行い，血糖値と症状との関係を確認するとともに，がまんせずに直ちにブドウ糖を摂取する
❼家族，友人，同僚，教師などに低血糖時の処置を説明し協力を求める
❽自動車を運転する場合には，運転の前に血糖測定をし，空腹時の運転を避ける。ブドウ糖を含む食品を車内に常備し，低血糖を感じたら，我慢せずに直ちにハザードランプを点滅させ，車を路肩に止めて，ブドウ糖を含む食品を摂取する
❾重症低血糖や糖質の経口摂取が困難な場合は，至急病院で治療を行う必要がある
❿緊急時の連絡の方法を説明し早めに主治医に連絡し，指示を受けるように日頃から指導する

2）再発予防

治療によって症状が改善するよう援助を行うとともに，低血糖に至った原因を患者や家族が理解し再発予防のための生活指導を行うことが重要である。また，インスリンなどの糖尿病治療薬を使用する患者では低血糖への不安が強い場合があり，心理面への配慮も必要である。

❶患者や家族の状況を確認し，低血糖の原因の特定に努める
❷低血糖の原因を踏まえ，治療法の見直し，再発を予防するための生活指導を行う
❸低血糖に対する不安，誤解や不十分な知識があれば，それを補い，具体的な対処法を一緒に考える

E シックデイ

I シックデイが生じる病態生理

1．シックデイの定義

糖尿病患者が急性の感染症や消化器疾患，外傷などの併発により，インスリンの需要増大と，発熱，下痢，嘔吐をきたし，または食欲不振のため食事摂取不足となり，脱水や高血糖などの代謝失調に至った状態である。

2．シックデイが生じるメカニズム

感染症や発熱，外傷などのストレスにより，コルチゾールやカテコールアミンなどのストレスホルモンの分泌が亢進状態となり，また，炎症性サイトカインが血中に増加し，肝臓での糖新生亢進，インスリン抵抗性増大，インスリン分泌抑制によって血糖値が上昇する。また，下痢や嘔吐，食欲不振により脱水と電解質の喪失を

招く。
　適切な対応が遅れたり，患者の自己判断によるインスリン注射の中止などにより，1型糖尿病では糖尿病ケトアシドーシス（DKA），2型糖尿病では高浸透圧高血糖症候群（HHS）に至ることもある。

3．シックデイの症状 [図3]

　シックデイの原因に伴う症状（発熱，疼痛，悪心・嘔吐など）と，脱水，高血糖，ケトーシスなど代謝失調に伴う症状（食欲不振，全身倦怠感，口渇，悪心・嘔吐，腹痛など）である。

4．シックデイの診断・検査

　以下の検査のほか，原因に応じて細菌培養検査やX線検査などを行う。消化器症状を認める場合は，消化器疾患の鑑別も必要である。

1）全身状態の把握
　体温，血圧，脈拍数，呼吸数，体重，意識状態，食事摂取量，シックデイ症状の有無と程度など。

2）尿検査
　尿中ケトン体，尿路感染（白血球反応，潜血）の有無を評価する。

3）血液検査
　血糖値，脱水の程度，電解質異常，白血球数の変化，炎症反応（CRP）などを評価する。

5．シックデイ時の初期対応の原則（シックデイルール）[図4]

❶インスリン治療中の患者は食事がとれていなくても，自己判断でインスリンを中断してはならない
❷絶食しないようにし，食欲のないときはおかゆなど消化のよい食物で，炭水化物を確保する
❸脱水を防ぐため，水分摂取を十分にする
❹血糖自己測定を行い，医師の指示に従い，インスリンを追加する
❺発熱，消化器症状が強いときは，必ず医療機関を受診する

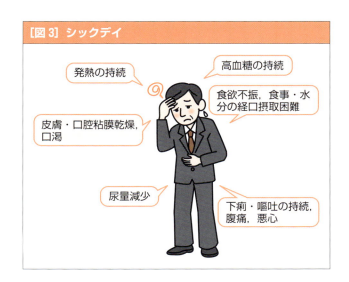

[図3] シックデイ

6．シックデイの治療

1）補液
　食事がとれないときや脱水のときは，受診させて補液を行う。ケトアシドーシスや高浸透圧高血糖症候群の場合は，その治療マニュアルに従い治療を行う。

2）薬物療法の調整
① 経口血糖降下薬，GLP-1受容体作動薬
　通常の半量以上の食事摂取が可能な場合は，通常通り服用する。食事量が半量以下の場合は，服用量は調節ないし中止が必要となる。
② インスリン療法
　追加インスリン（超速効型インスリン，速効型インスリン）は，食事量と血糖自己測定値に応じて増減する必要がある。基礎インスリン（持効型インスリン，中間型インスリン）は，原則として食事量に関係なく通常量を注射してよいが，食事量，血糖自己測定値を参考に対処することが望ましい。

7．緊急入院が必要な場合

❶嘔吐，下痢が持続し，食物摂取不能のとき
❷高熱が続き，尿ケトン体陽性，血糖値が350 mg/dL以上のとき

[図4] シックデイ対応の原則（シックデイルール）

自己判断しない

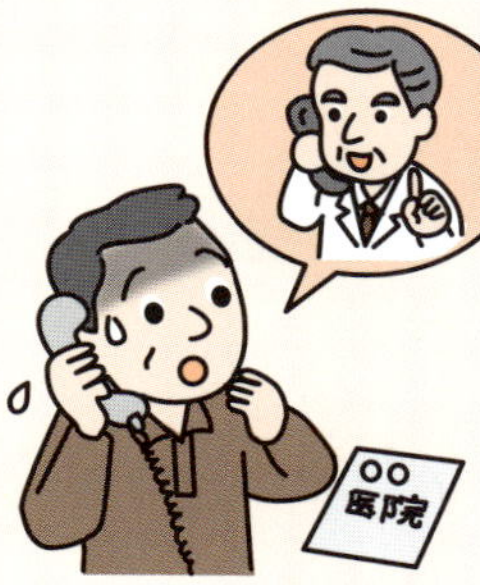

炭水化物の摂取

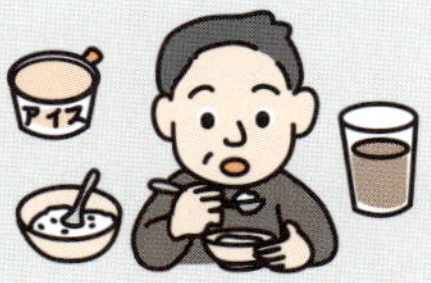

食欲のないときは，消化のよい食べ物（おかゆ，ジュース，アイスクリームなど）で炭水化物を確保し，絶食しないように指導する

血糖コントロール

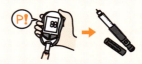

- インスリン治療中の患者には，食事がとれていなくても，原則としてインスリン注射は中断しないように指導する
- 血糖値を3〜4時間ごとに自己測定し，医師の指示に従いインスリン量を調整する
- 血糖が200 mg/dL以上で，さらに上昇する場合に，医師が速効型または超速効型インスリンを2〜4単位追加する可能性がある

脱水の予防

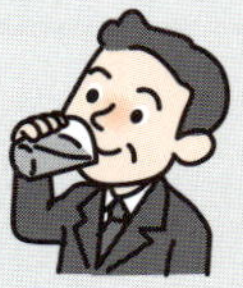

- 水分を十分に摂取するよう指示する
- 来院時には，点滴注射にて生理食塩水1〜1.5 L/日を補給する

医療機関の受診

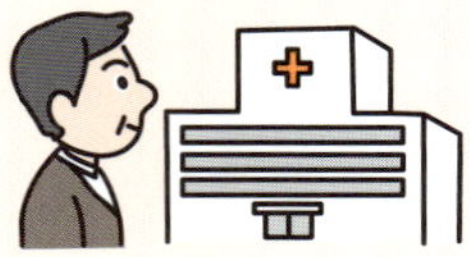

- 発熱・消化器症状が強いときは，必ず医療機関を受診するように指導する
- 来院時には必ず尿中ケトン体の測定を行う
- 医療機関では，原疾患の治療と補液を行う

II シックデイの看護ケアとその根拠

　シックデイは急性感染症で発熱や下痢，嘔吐が続いたり，食欲不振などで食事ができないと，日頃から血糖コントロールができていた患者の場合でも，同様の状態になる可能性がある。初期対応が遅れると，糖尿病ケトアシドーシス（DKA）や高浸透圧高血糖症候群（HHS）に至ることもあるため，発症時には早期に発見し，適切な初期対応をとれるよう日頃から指導しておくことが重要である。

1．シックデイの観察ポイント

❶誘因となる基礎疾患の種類や症状（発熱，発汗，疼痛，嘔吐，下痢，腹痛），程度
❷全身状態：意識レベル，呼吸状態，脱水の程度，体重変化，尿量，バイタルサイン
❸食事・水分の摂取量
❹糖尿病治療薬の使用状況
❺血糖値，尿中ケトン体の有無

2．シックデイの看護の目標

❶患者や家族がシックデイについて理解し，シックデイルールに従って初期対応がとれるよう日頃から継続的に支援する

3．シックデイの看護ケア

❶緊急時の連絡の方法を説明し，シックデイのときには早めに主治医に連絡し，指示を受けるように日頃から指導する
❷緊急時の病態の把握方法や必要な情報について，本人と家族に指導する

❸緊急時の初期対応として，患者と家族にシックデイルール[図4]を指導する

（西村亜希子）

《文献》
1) 日本糖尿病学会編：糖尿病治療ガイド2014-2015 血糖コントロール目標 改訂版．文光堂，2014．
2) 日本糖尿病学会編：糖尿病専門医研修ガイドブック 改訂第6版．診断と治療社，2014．
3) 中尾一和編：最新内分泌代謝学．診断と治療社，2013．
4) 日本糖尿病療養指導士認定機構編：糖尿病療養指導ガイドブック2014．メディカルレビュー社，2014．
5) 日本糖尿病学会編：科学的根拠に基づく糖尿病診療ガイドライン2013．南江堂，2013．

コラム　ローカス・オブ・コントロール（LOC）

　ローカス・オブ・コントロール（locus of control：LOC）は，人々が生活のなかで起こる出来事を自分の行動の成果であるとどのくらい考えているかという信念であり，内的統制と外的統制に分類される。連続性のあるものとしてとらえられているので，内的統制が弱ければ外的統制が強い，というように考える。ローカス・オブ・コントロールの「ローカス：Locus」とは，「Location」のことであり，「コントロールをする場所」ととらえることができる。

　たとえば適切な体重を維持・管理する場合を考えてみよう。内的統制の人は，その結果を運動や食事など自分の行動や努力であると感じる。一方，外的統制の人は，太りやすい体質だとか，運悪く宴会が重なったからだと感じる。

　一般的に，内的統制の人は，外的統制の人よりもやる気が高く前向きに課題に取り組み，行動変化をしやすく，精神的にも身体的にも健康度が高いといわれている。だからといって，行動変容を促すために，外的統制から内的統制へと大きく変わってもらうことには困難が伴う。ローカス・オブ・コントロールはパーソナリティ特性であり，個々人に習慣化された認知の仕方により行動はパターン化していると考えられるからである。内的統制へと変わってもらうようにかかわることは患者の個性を大事にするという点でも，矛盾するところである。

　行動別，状況別に細かくみると外的統制の人でも，内的統制傾向が感じられる場合がある。したがって，外的統制の人に対しては，行動別・状況別によくアセスメントして，自分の行動が結果につながっていると感じられるように，かかわることが重要である。また，外的統制の人は，専門家の意見に従いやすい一面ももっているので，正しい情報や患者が行った方がよいことを説明することが効果を発揮する場合もある。

　「病気をよくしたい」という行動の成果への価値が十分にある場合，行動変容支援のために，ローカス・オブ・コントロールは役立つ理論である。

（任　和子）

第Ⅰ部　疾患別看護ケア関連図　A　代謝疾患

3 糖尿病の慢性合併症：糖尿病神経障害

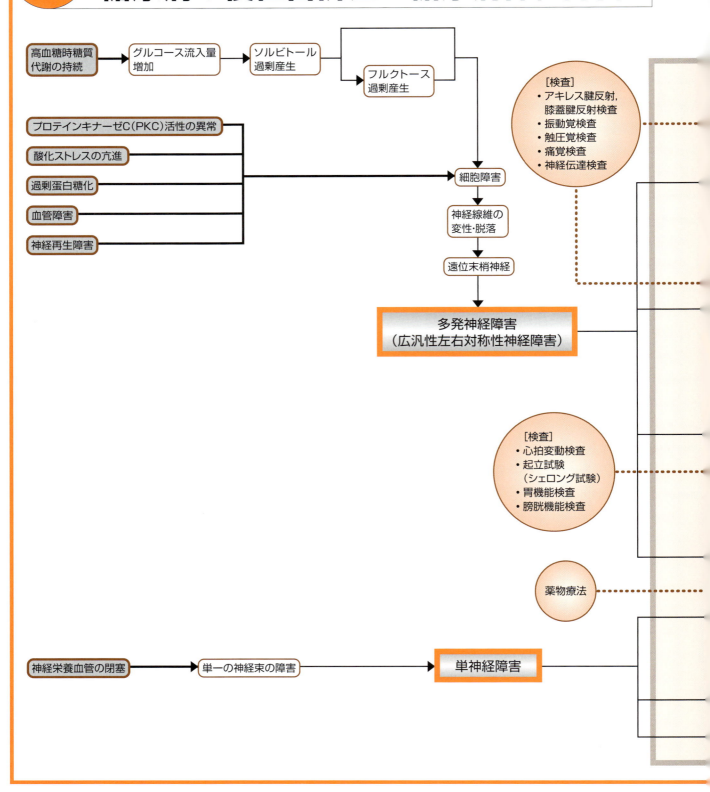

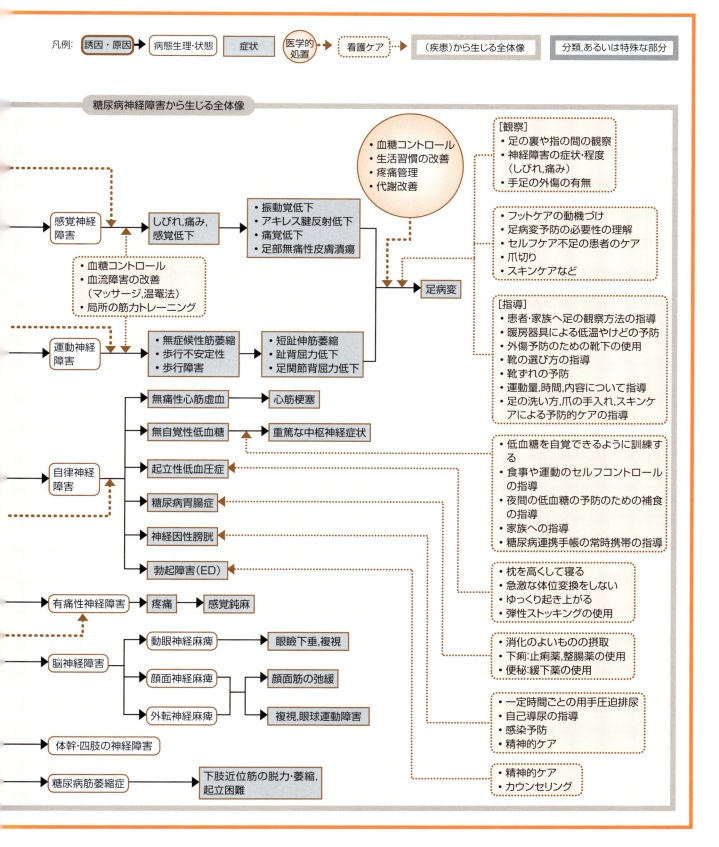

第I部　疾患別看護ケア関連図　　A　代謝疾患

3　糖尿病の慢性合併症：糖尿病神経障害

I　糖尿病神経障害が生じる病態生理

1．糖尿病神経障害の定義

　糖尿病神経障害は，糖尿病の3大合併症の1つで発症頻度が最も高く，糖尿病発症後早期から高血糖の随伴症状として多彩な症状が出現する。神経障害が進行すると患者のQOLを低下させるとともに生命予後も左右する。
　神経障害の症状は進行性であり，足の知覚過敏，感覚異常，疼痛から感覚鈍麻，潰瘍形成を呈する[1]。血流障害や感染により四肢切断に至る場合もある。神経障害の発症を予防し，早期に治療をすることが重要である。
　糖尿病神経障害は，多発神経障害（広汎性左右対称性神経障害）と単神経障害がある。臨床的に高頻度にみられるのは多発神経障害で[2]，主に感覚・運動神経障害と自律神経障害に分けられる［図1］[3]。

2．糖尿病神経障害のメカニズム

　糖尿病神経障害のメカニズムは，多岐にわたる。慢性高血糖状態持続によるポリオール代謝活性の亢進［図2］，プロテインキナーゼC（PKC）活性の異常，酸化ストレスの亢進および過剰蛋白糖化，血管障害，神経再生障害などが生じる。その結果，神経系細胞の機能，形態異常，血管内皮細胞および平滑筋細胞の機能や神経血流量の低下が起こると想定されている[4]。

- ポリオール代謝経路

　細胞内に取り込まれたグルコースの一部は，解糖系を介さずに，ソルビトール，フルクトースに代謝される。この代謝経路をポリオール代謝経路という。高血糖によって細胞内にグルコースが大量に取り込まれた場合には，ソルビトールやフルクトースが過剰に産生され，細胞傷害を起こすと考えられている。

3．糖尿病神経障害の分類と症状

1）多発神経障害

　多発神経障害は，遠位末梢から始まる進行性の神経線維変性・脱落によるものといわれている。高血糖の持続により発症・進展し，主として両足の感覚・運動神経障害と自律神経障害の症状を呈する［表1］[5]。
　進行すると知覚が低下し，足潰瘍や足壊疽の原因になる。多発神経障害の頻度は，血糖コントロールが悪いほど，糖尿病の罹病期間が長いほど高くなる。

① 感覚神経障害

　感覚障害は，足先や足裏のしびれ，「ピリピリ」「ジンジン」などの痛みから始まり，進行すると感覚低下をきたす場合が多い。症状は多少の左右差はあるが両足に対称的にみられる。下肢の末端から，進行するにつれて徐々に近位，上肢に拡大し，「手袋・靴下型」の感覚障害をきたす［図3］。足底が薄い皮で覆われたような感覚は神経線維減少による機能欠陥症状である。
　両側アキレス腱反射の低下または消失，振動覚低下もみられる。

② 運動神経障害

　運動神経の障害では，進行により筋肉が萎縮するため，関節や骨の支持力の低下から足の変形や関節の変形を生じる場合がある。足の変形より，靴ずれによる潰瘍や歩行時の荷重変化から胼胝（たこ）・鶏眼（うおのめ）が形成されやすくなる。胼胝や鶏眼が拡大すると内部組織を圧迫し，潰瘍を形成するリスクが高まる。
　運動神経障害は，運動神経伝達速度の測定で，その程度を把握することができる。

③ 自律神経障害

　糖尿病自律神経障害が出現すると，自律神経の関与す

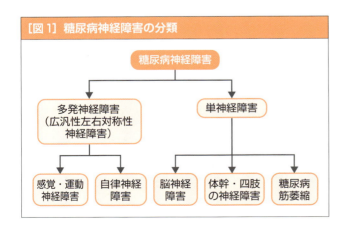

［図1］糖尿病神経障害の分類

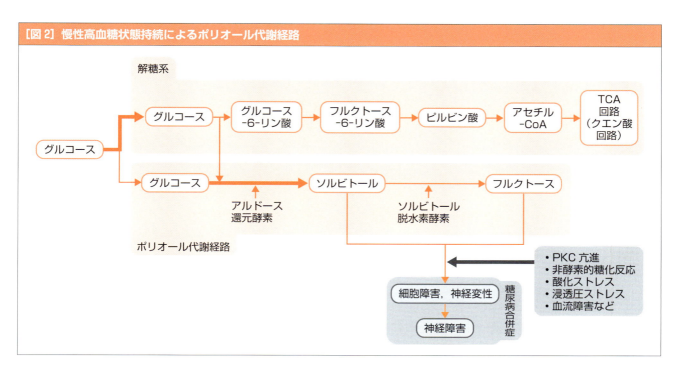

[図2] 慢性高血糖状態持続によるポリオール代謝経路

[表1] 糖尿病多発神経障害の主な症状と徴候		
	症状	徴候
感覚神経障害	・しびれ，疼痛 ・感覚鈍麻感	・振動覚低下 ・アキレス腱反射低下 ・趾部〜足部表在覚低下：痛覚低下 ・足部無痛性皮膚潰瘍
自律神経障害	・足の発汗低下 ・立ちくらみ ・糖尿病性下痢症 ・排尿障害 ・無自覚性低血糖 ・勃起障害	・足の皮膚乾燥・角化 ・起立性低血圧 ・激しい水様便 ・残尿 ・症状のない低血糖
運動神経障害	・無症候性筋萎縮 ・歩行不安定性 ・歩行障害	・短趾伸筋萎縮 ・趾背屈力低下 ・足関節背屈力低下

(馬場正之：糖尿病性神経障害の疾患概念と症候学．荒木栄一・他編，糖尿病性神経障害—基礎から臨床のすべて．p6．中山書店，2013より一部改変)

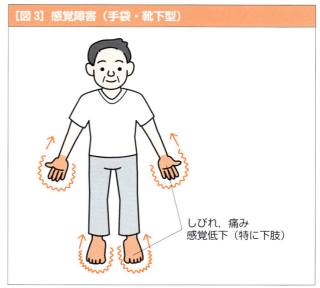

[図3] 感覚障害（手袋・靴下型）

しびれ，痛み
感覚低下（特に下肢）

る全身臓器の機能異常を発症するため，発汗異常，起立性低血圧，胃無力症，便通異常，膀胱機能異常，勃起障害，無自覚性低血糖，無痛性心筋虚血などの多彩な症状が起こる。多くの自律神経障害は無自覚無症状的に進展し，自覚症状が出現したときはすでに非可逆的に進行していることが多い。

また，自律神経障害によって上半身は発汗過多になり，足部では発汗減少から皮膚が乾燥し，亀裂なども生じやすくなる。発汗の減少により皮膚の自浄作用や感染防御機能が低下し，易感染状態になる。

自律神経障害は，血流にも影響している。自律神経障害が起こると動静脈シャントが開大し，皮膚表面の血流が増加する。この血流の調節障害のために局所的な骨への血流が増加すると骨吸収が増加し，骨破壊や亜脱臼が生じ足の変形をきたす。

- 有痛性神経障害
  - 糖尿病神経障害の経過中に四肢や体幹の激しい痛みをきたす状態である。著明な体重減少を伴う場合やインスリン治療で血糖を急速に低下させた場合に多い。足を床に置くだけで激しく痛み，苦痛のため歩行不能となる。疼痛は数カ月〜1年続き自然消失するが感覚鈍麻などが残る
  - 薬物療法として，消炎鎮痛薬，末梢神経障害性疼痛治療薬，抗うつ薬，抗不整脈薬などが使われる

2）単神経障害［図4］

単神経障害は単一の神経束が傷害されるものである。その原因として，神経栄養血管の閉塞が考えられる。単一神経麻痺は突然に発症し，外眼筋麻痺（動眼神経・滑車神経・外転神経の障害）および顔面神経麻痺が多く，発症は罹患年数あるいは血糖コントロールとは相関しない。

顔面神経麻痺は突然の顔面筋の弛緩，動眼神経麻痺は突然の眼瞼下垂と複視の出現，外転神経麻痺は突然の複視の出現によって診断する。腓骨神経や体幹の単神経障害なども起こりうる。下肢近位筋の脱力，萎縮，起立困難をきたす糖尿病筋萎縮症も単神経障害と考えられている。

95％以上の症例で3カ月以内に自然寛解する[2]。

4．糖尿病神経障害の検査

糖尿病神経障害の検査を［表2，図5］に示す[6]。

① アキレス腱反射

膝立位で手に力を入れて伸ばし，壁にしっかり当て，足の緊張を取る。

アキレス腱を打腱器で叩き反射を確認する。高齢者や，麻痺によりバランスが悪く膝立てが難しい場合は実施しない。

② 触圧覚

触圧覚はモノフィラメントを用いて調べる。モノフィラメント5.07以上の触知不能は感覚消失と判断し，足潰瘍や切断のリスクが高くなる。

③ 痛覚

痛覚は竹串や爪楊枝を用いて痛覚弁別検査を行う。竹串のとがったほうと鈍端で交互につつき，どちらがチクッとしたか尋ねる。弁別できない場合を痛覚低下と判断する。

④ 触覚の検査

触覚は筆を用いて調べる。筆で皮膚に触れる場合はできるだけ軽く触れ，わからないときはなでる。

⑤ 振動覚

C128 Hzの音叉を使用する。音叉を叩いて足の内踝に当て，感じなくなるまでの時間を測定する。10秒以下の場合は異常と判断される。

5．糖尿病神経障害の診断

糖尿病多発神経障害の簡易診断基準を［図6］[7]に示す。

6．糖尿病神経障害の治療

1）血糖コントロールと生活習慣の改善

糖尿病神経障害の発症・進展を防止するため，早期発見の方法と予防法，血糖コントロールの重要性を繰り返し伝える必要がある。アルコール摂取や喫煙は神経障害を悪化させるため，禁止するように指導する。

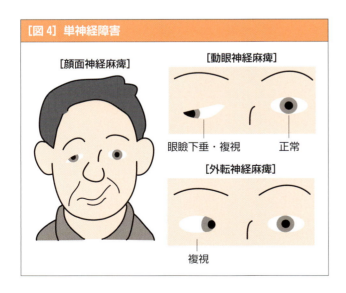

[図4] 単神経障害

[表2] 糖尿病神経障害の検査

	検査
感覚・運動神経の検査	・アキレス腱反射，膝蓋腱反射検査 ・振動覚検査 ・触圧覚検査 ・痛覚検査 ・神経伝達検査
自律神経の検査	・心拍変動検査 ・起立試験（シェロング試験） ・胃機能検査 ・膀胱機能検査

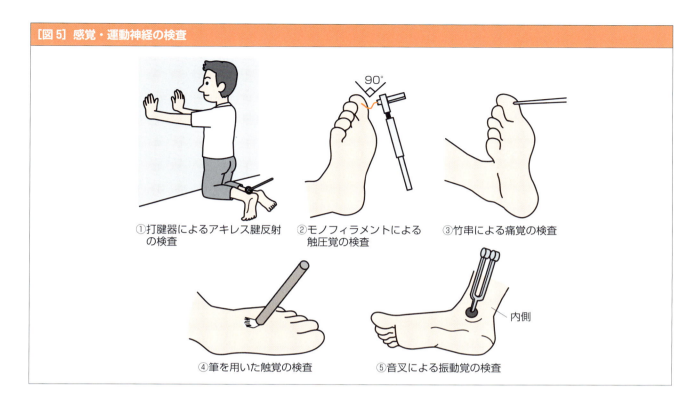

[図5] 感覚・運動神経の検査
①打腱器によるアキレス腱反射の検査
②モノフィラメントによる触圧覚の検査
③竹串による痛覚の検査
④筆を用いた触覚の検査
⑤音叉による振動覚の検査

[図6] 糖尿病多発神経障害の簡易診断基準（糖尿病性神経障害を考える会，2002改定）

必須項目
1. 糖尿病が存在する
2. 糖尿病多発神経障害以外の末梢神経障害を否定しうる

↓ 2項目を満たす。

条件項目
1. 糖尿病多発神経障害に基づくと思われる自覚症状
2. 両側アキレス腱反射の低下あるいは消失
3. 両側内踝の振動覚低下

↓ 3項目のうち2項目以上を満たす。

神経障害あり

（糖尿病性神経障害を考える会：糖尿病性多発性神経障害の診断基準と病期分類．末梢神経 17（1）：101-103，2006より作成）

2）疼痛管理

有痛性神経障害に対しては，消炎鎮痛薬（インドメタシンやジクロフェナク坐薬など），末梢性神経障害性疼痛に対してプレガバリン，メキシレチン，抗けいれん薬，三環系・四環系抗うつ薬など単独または併用で投与する。

3）代謝改善

ポリオール代謝の阻害に対してアルドース還元酵素阻害薬，血流障害の改善に対してビタミンB_{12}製剤，プロスタグランジンE_1製剤を投与する。

4）心理的サポート

慢性例では心理的サポートが重要である。

II 糖尿病神経障害の看護ケアとその根拠

糖尿病神経障害は「血糖コントロール不良」と「糖尿病罹病期間」が主な危険因子として確立されている[1]。高血圧，脂質異常，肥満，喫煙，アルコール摂取などは進展因子であり，糖尿病患者に対し，日頃より血糖コントロールをはじめとした生活指導が必要である。

また，末梢神経障害による糖尿病足病変予防のために，患者自身が足に関心をもち，セルフケアができるように援助をする必要がある。

1. 糖尿病神経障害の観察ポイント [図5]

① **感覚神経障害**
- 手足のしびれ，疼痛，異常感覚の有無と程度
- 手足の外傷・潰瘍の有無

② **自律神経障害**
- 足の皮膚の乾燥・角化の有無
- 起立性低血圧の有無（立ちくらみ）
- 胃部膨満感，嘔吐など胃部症状
- 便秘・下痢の有無
- 排尿障害の有無（尿量・回数）
- 低血糖（回数・症状の有無，自覚）
- 勃起障害

③ **運動神経障害**
- 歩行障害の有無と程度
- 筋力低下の有無と状態

2. 糖尿病神経障害の看護目標

❶ 糖尿病神経障害の予防のためには，血糖コントロールが重要であることを理解できるように支援する
❷ 足病変予防の必要性を理解し，足に関心をもち，足を清潔に保つように動機づける
❸ 足病変予防のために，セルフケアが継続してできるように援助をする

3. 多発性神経障害の看護ケア

1）感覚・運動神経障害の看護ケア

- **観察ポイント**
  末梢神経障害によるしびれ，痛みなど症状の有無と範囲を確認する。患者の訴えをよく聞く。
- **動機づけ**
  足に興味をもち，足を清潔に保つよう動機づける。足病変予防の必要性への理解と，足の洗い方，爪の手入れ方法など予防的ケアについて具体的に指導する。
- **足の観察の指導**
  毎日，足の裏や趾の間など足の観察を行うように指導する。足の観察方法を具体的に指導し，自分でできない場合は家族に足のチェックを依頼する。
- **低温やけどの防止**
  電気あんか，湯たんぽ，温風ヒーターなどの使用を避ける。夏は砂浜でのやけどやアスファルトの熱による足のトラブルに注意するよう指導する。
- **靴の選択**
  靴は自分の足に合ったものを選ぶ。靴下を使用し靴ずれなどが起こらないように足の保護をする。靴を履くときは異物の確認のために，振ってから履くように指導する。
- **運動の指導**
  運動は過度にならないように，運動量，時間，内容について患者の状態に合わせて指導し，運動後は外傷の有無の確認を行う。

2）自律神経障害の看護ケア

① **起立性低血圧症**
- 交感神経障害によるカテコールアミンの分泌低下が主な原因である。起立試験で収縮期血圧が 30 mmHg 以上低下し，立ちくらみや失神が起こるもの。糖尿病起立性低血圧の半数は無症状である
- 交感神経作動薬などが有効な場合がある
- 寝るときは枕を高くする，急激な体位変換をしない，弾性ストッキング使用など指導する。利尿薬の過剰投与や食塩制限，脱水，血管拡張薬などの誘引を除く

② **糖尿病胃腸症**
- 糖尿病胃腸症は，消化管運動や分泌機能が低下する病態である。上部消化管はほとんど無症状で，まれに胸焼け，悪心や胃重感を訴えることがある
- 胃無力症に対して消化管運動調整薬を，下痢に対して止痢薬および乳酸菌整腸薬，便秘に対して緩下薬を使用する。消化によいものを摂取するように指導する

③ **神経因性膀胱**
- 末梢神経が損傷されると，膀胱は弛緩し，尿量低下と膀胱の反射性収縮力低下が起こる。一定時間ごとの圧迫排尿を指導し，200 mL 以上の残尿がある場合は自己導尿の指導を行う。苦痛や不安が生じる場合があり，精神的ケアが必要である
- 薬物療法として，副交感神経遮断薬やα-遮断薬が用いられる

④ **性機能異常，勃起障害（ED）**
- 性機能異常や勃起障害により，性交ができない状態をいう
- 治療法として，シルデナフィル，バルデナフィル，タダラフィルなどの内服が用いられる。使用前には虚血性心疾患の有無と亜硝酸薬の内服の有無を確認する
- 患者の話をよく聞き，精神的ケアを行う。パートナーとのカウンセリングが有効な場合がある

⑤ **無自覚性低血糖**
- 低血糖による交感神経刺激症状が出現せず，突然意識消失などの重篤な中枢神経症状が出現する．慢性の自律神経障害に加え，繰り返す低血糖発作が原因となる
- 夜間睡眠中の無自覚性低血糖および運転中や危険を伴う作業中の無自覚性低血糖による事故例が報告されている．予防・予知が重要で，自己血糖測定の敢行や良好な血糖コントロールが求められる[1]
- 日頃から血糖を測定し，わずかな症状からも低血糖を自覚できるように訓練しておく
- 血糖の変動を極力少なくするために食事や運動のセルフコントロールについて指導する
- 通常の血糖値よりやや高めに血糖値を保ち，低血糖症状に気づけるように訓練する
- 運動量に応じた運動前・中・後のカロリーの補給や夜間の低血糖を防ぐために寝る前に補食をとるように指導する
- 低血糖昏睡に至ったときの対応で家族への指導および糖尿病連携手帳などを常時携帯するように指導する

⑥ **無痛性心筋虚血**
- 自律神経障害があると，狭心痛などの自覚症状に気づかず無痛性の心筋虚血を繰り返すことがある．その結果，重症の心筋梗塞となることが多く，予後を悪くする要因となっている．いつもと異なる胸部の違和感を感じたら受診するように指導しておく

3）有痛性神経障害の看護ケア
- 急激に血糖値を低下させた場合に起こることが多いので注意する
- 治療中断後に治療を再開した場合，急激に血糖値が低下する場合があるので注意する
- インスリン治療により急速に血糖低下が起こることで，激しい痛みとともに神経的苦痛が生じる場合がある．疼痛への援助とともに精神的ケアが必要である
- 慢性疼痛のコントロールなどを考慮する

4．単神経障害の看護ケア

- 単神経障害は予後がよいことを患者に伝え，不安の軽減を図る
- 血糖コントロール，血流の改善，局所の筋力トレーニングを行う
- 単神経障害により副腎皮質ステロイドを使用していると，血糖値が高くなる場合があるので確認する

（横田香世）

《引用文献》
1) 門脇孝・他編：糖尿病学―基礎と臨床．pp1265-1277，西村書店，2007．
2) 日本糖尿病学会編：糖尿病治療ガイド2014-2015．文光堂，2014．
3) 日本糖尿病療養指導士認定機構編：糖尿病療養指導ガイドブック2015―糖尿病療養指導士の学習目標と課題．pp158-161，メディカルレビュー社，2015．
4) 中村二郎企画編：糖尿病と神経障害．月刊糖尿病3（3）：172-178，2011．
5) 荒木栄一・他編：糖尿病性神経障害―基礎から臨床のすべて．中山書店，2013．
6) 渥美義仁・他監：糖尿病神経障害．医療情報科学研究所編，病気がみえる vol3 糖尿病・代謝・内分泌．pp77-79，メディックメディア，2012．
7) 糖尿病性神経障害を考える会：糖尿病性多発性神経障害の診断基準と病期分類．末梢神経17（1）：101-103，2006．

《参考文献》
1) 日本糖尿病教育・看護学会編：糖尿病看護フットケア技術．第3版．日本看護協会出版会，2013．
2) 落合慈之監，林道夫・他編：糖尿病・代謝・栄養疾患ビジュアルブック．学研メディカル秀潤社，2010．

第Ⅰ部　疾患別看護ケア関連図　　A　代謝疾患

4 糖尿病の慢性合併症：糖尿病網膜症

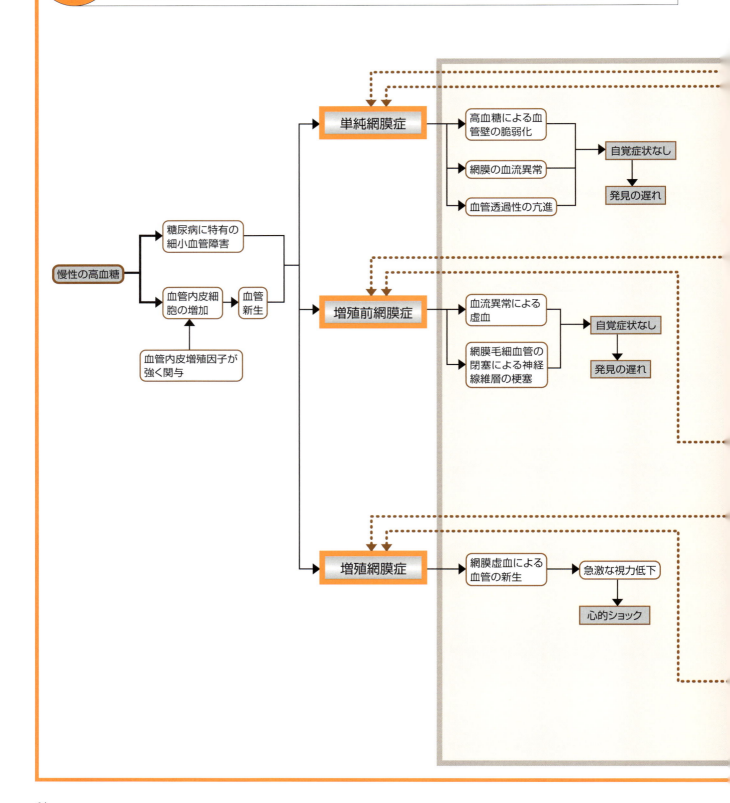

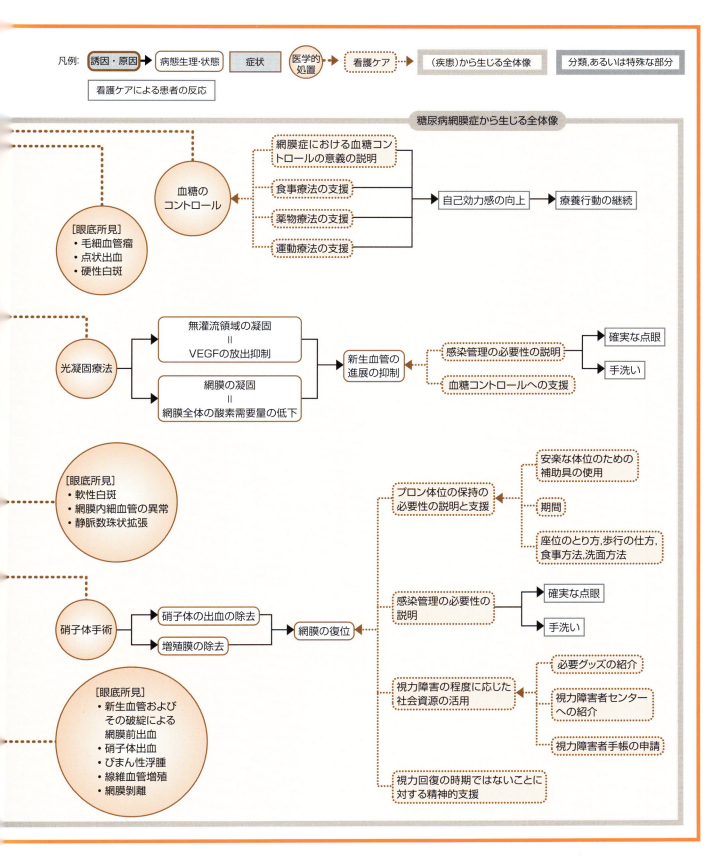

第Ⅰ部　疾患別看護ケア関連図　　A　代謝疾患

4 糖尿病の慢性合併症：糖尿病網膜症

Ⅰ 糖尿病網膜症が生じる病態生理

1．糖尿病網膜症の定義

長期にわたる高血糖の結果，網膜血管に異常をきたし，それを取り巻く網膜や硝子体に種々の病変をきたす疾患である。

2．糖尿病網膜症のメカニズム

糖尿病網膜症の発症にもっとも関与しているのが，血管内皮増殖因子（vacular endothelial growth factor：VEGF）である。VEGFはサイトカインの1つで血管透過性因子ともよばれ，血管内皮細胞を増殖させ，血管新生に関与するといわれている。VEGFの産生は，虚血状態で著しく亢進する。

3．糖尿病網膜症の分類と症状

糖尿病網膜症の病期は3つに分類される。

1）単純網膜症

病変が網膜に限局している時期。眼底所見としては毛細血管瘤，網膜の点状出血，硬性白斑，網膜浮腫，静脈の拡張がみられる［図1］。

自覚症状はなく，発見が遅れる原因になっている。

2）増殖前網膜症

単純網膜症に比べて網膜血管の閉塞がより進行したもので，軟性白斑，網膜内細小血管異常，線状出血，数珠状拡張がみられる［図2］。

自覚症状は，病変が黄斑部にかからない限りなく，発見が遅れる原因になっている。

3）増殖網膜症

病変は網膜外にも及ぶ。病変は，新生血管，増殖組織，網膜前および硝子体出血，牽引性網膜剝離などである［図3］。

自覚症状として，視力低下が急に出現するため，予備知識のない患者のショックは大きい。

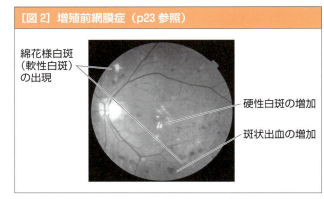

［図1］単純網膜症（p23参照）
　毛細血管瘤と点状出血
　硬性白斑
（写真提供：鈴間潔氏）

［図2］増殖前網膜症（p23参照）
　綿花様白斑（軟性白斑）の出現
　硬性白斑の増加
　斑状出血の増加
（写真提供：鈴間潔氏）

［図3］増殖網膜症（p23参照）
　新生血管の出現
　血管ループ
　新生血管からの硝子体出血
（写真提供：鈴間潔氏）

4．糖尿病網膜症の診断・検査

1）眼底検査

散瞳点眼薬を用いて瞳孔を開き，眼底をみる検査である。健康診断などで行うポラロイド写真撮影を用いての検査では，黄斑を中心とした眼底の一部しか検査できないため信頼度に欠ける。

2）蛍光眼底造影検査

網膜血管の異常を正確に把握するために，蛍光色素を用いて行う検査である。蛍光色素を静脈内注射した後に，眼底をみる。網膜血管の閉塞がある場合は，網膜血管の色素の欠損がみられ，網膜血管の透過性の亢進がある場合は，色素の漏出がみられる。新生血管は蛍光漏出を示す血管として走行と脆さをみることができる。

5．糖尿病網膜症の治療

どの病期も，定期的な受診が重要である。目安として正常〜単純網膜症初期（毛細血管瘤，点状出血）の時期は1年1回の受診，単純網膜症の中期（線状出血，軟性白斑）の時期は3〜6カ月に1回，増殖前網膜症以降は状態により1〜2カ月に1回程度の受診間隔となる。

1）単純網膜症

内科的な血糖コントロール治療で可逆的な時期である。HbA1c 7％未満を目標とする。血糖コントロールは重要であるが，急激な改善はかえって糖尿病網膜症を悪化させる場合もあるため，6カ月間にHbA1c 3％以下の緩徐なコントロールが望ましい[1]。

眼科的な薬物療法として，血管強化薬，循環改善薬，血小板凝集改善薬などが用いられるが，補助的であり，著効は期待できない。

2）増殖前網膜症

光凝固療法を行う[図4]。光凝固療法とは，レーザー光の熱エネルギーにより網膜を凝固する治療法で，2つの目的がある。1つは新生血管の予防と消失で，もう1つは黄斑浮腫を消失させることである。光凝固療法がきちんとできていると，硝子体手術の成功率が高くなる。血糖コントロールを合わせて行っていくことが，糖尿病網膜症の進展を遅らせるためにも，術後の経過のためにも望ましい。

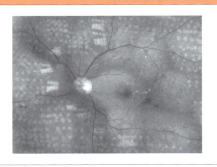

[図4] 光凝固療法（p23参照）

（写真提供：鈴間潔氏）

3）増殖網膜症

硝子体手術を行う。硝子体手術の目的は，硝子体出血や硝子体混濁を除去して硝子体腔を空気やガス，灌流液で置き換え光学路を再建すること，新生血管，増殖組織などによる網膜の牽引を除去し剥離網膜を復位することである。網膜を復位できても視力回復につながらない例も多く，患者へのきちんとしたインフォームドコンセントが重要である。

II　糖尿病網膜症の看護ケアと観察ポイント

患者は，糖尿病網膜症の進展の程度を視力の低下などの自覚症状で測ることが多い。糖尿病網膜症は高血糖が長期間進むなかで徐々に進行するが，患者の自覚症状と一致しないため"突然に起こった"こととして受容が困難な場合が多々ある。「糖尿病網膜症の進展の程度と視力は必ずしも一致しない」と繰り返し教育することはもっとも重要である。

また，進展した糖尿病網膜症の改善は難しく，失明に至る場合もあり，精神的苦痛，哀しみも大きい。現状を受け入れ生きていく精神的支援と生活の工夫を同時に提供することが必要である。

1．糖尿病網膜症の観察ポイント

糖尿病網膜症の観察として，受診間隔が重要である。定期的に通院している患者でも，眼科を定期受診しているとは限らないため，スクリーニングを含めた確認が必要である。患者は，視力低下の症状と糖尿病網膜症の進行程度とを一致させて考えがちなため，定期的な確認

と，眼科との連携が要になる。

2．糖尿病網膜症の看護の目標

❶眼科の定期受診ができ，自身の糖尿病網膜症の程度を把握する
❷糖尿病網膜症の進展防止のために，病期に応じた治療が重要であることを理解する
❸視力低下，飛蚊症など異常時に受診する

3．定期受診と病期の把握への支援

　糖尿病網膜症の予防，進展防止に定期受診は欠かせない。病期に応じた受診が勧められる。眼科受診が定期的に行えている患者であっても，病期がどの程度かを知る人は非常に少なく，自覚症状と一致させて進行度を理解することも多い。まず，病期がどの程度か知ることは非常に重要である。
　日本糖尿病眼学会から従来より出ている糖尿病眼手帳［図5］に加えて近年，日本糖尿病学会から糖尿病連携手帳［図6］も出ており，眼科，内科の連携にも役立っている。

4．病期に応じた治療の必要性の理解への支援

1）単純網膜症

　前述のように，単純網膜症の時期は，血糖コントロールにより糖尿病網膜症の症状が消失する可逆的な時期である。これを知識として提供し，療養行動への動機づけとすることは非常に重要であり，広く集団指導でも取り入れるべきである。
　眼底の所見をわかりやすく説明する教材として"めだまんず"［図7］なども発売されており，各施設で患者教育にインパクトのあるよい教材を使用していくことも重要である。

2）増殖前網膜症

　増殖前糖尿病期でも血糖コントロールは望まれる。加えて光凝固療法をきちんと受けておくことが出血予防となり，今後の硝子体手術の際の術後の経過にもかかわることをきちんと説明することが重要である。光凝固療法を終えた患者が「眼の治療は終了している」と誤った認識をしていることも多く，糖尿病網膜症の進展予防と，

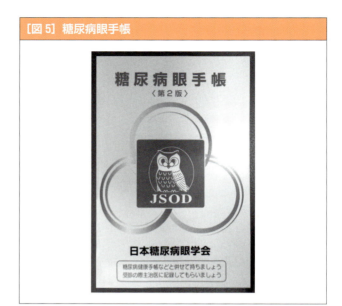

［図5］糖尿病眼手帳

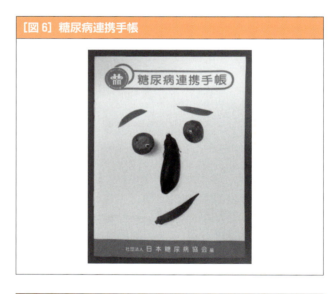

［図6］糖尿病連携手帳

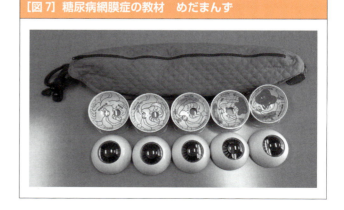

［図7］糖尿病網膜症の教材　めだまんず

悪化防止の治療であり経過をみていく必要性があること，直接的な視力回復のためではないことをきちんと理解してもらう必要がある。

3）増殖網膜症期

　増殖網膜症期でも血糖コントロールは必要である。さらなる糖尿病網膜症の悪化予防に加え，硝子体手術の術後の経過にも影響を及ぼすからである。

　増殖網膜症の硝子体手術目的での入院患者でも，糖尿病と眼の関係をきちんと認識できていない患者が多いことも問題である。眼科入院を，糖尿病の療養行動への動機づけを高める機会とし，かかわりをもつ重要な機会としてとらえたほうがよい。

4）硝子体手術後

　硝子体手術は，術後の網膜の固定のためにプロン体位をとることが多い。プロン体位とは，硝子体の除去後，ガスやシリコンオイルなどの灌流液で復位させた網膜を圧迫により安定化させるためうつ伏せになる体位のことである。患者がきちんとプロン体位がとれ，眼の安静を保つことができること，手指をきれいに洗い点眼を確実にすることで感染予防できることが術後の経過に大きくかかわる。

　術後の視力回復は，術前の眼底状況により大きく異なる。硝子体出血で，視力が低下していても剥離や増殖膜が少なければ出血前の視力に改善する可能性がある。反対に，出血が少なくても網膜剥離が進行している場合や，増殖が進んでいれば視力改善につながらないことも多い。術後の視力の予測は難しく，今後の視力低下の予防のために行うことを理解してもらうことが重要となる。

　糖尿病の療養支援は，術後の経過が順調で合併症を起こさないように支援できた上で，タイミングを図りかかわることが成功の秘訣であり，患者が「眼の手術が無事にすんだこの時期に，眼の症状を引き起こした糖尿病をコントロールすることが私にとって大切なこと」と考えることができるよい機会としたい。

5）ロービジョンケア

　視力障害を免れなかった患者に，日常生活支援としてロービジョンケアも提供できるようにしたい。白杖や音声時計，音声体重計の貸与や拡大鏡の購入方法，視力障害者センターへの紹介，視力障害者手帳の交付，ガイドヘルパーとの連携など具体的な支援方法も知っておく必要がある。

　具体的な日常生活支援に加え，視力障害を受け入れざるをえなかった患者の悲しみを知った上での心理支援もまた重要である。

5．異常時の受診の勧め

　急激な視力低下や飛蚊症など眼の症状の出現時には速やかに受診することを勧める。

（肥後直子）

《引用文献》
1）日野原重明・他監：看護のための最新医学講座 糖尿病と合併症．中山書店，2001．

《参考文献》
1）日本糖尿病学会編：糖尿病治療ガイド2012-2013－血糖コントロール目標．改訂版．文光堂，2013．
2）日本糖尿病療養指導士認定機構編：糖尿病療養指導ガイドブック2013．メディカルレビュー社，2013．
3）山本禎子：硝子体手術のケア．眼科ケア 7(11)：47-52，2005．
4）王英泰：硝子体手術の説明．眼科ケア 13(2)：90-95，2011．
5）三木大二郎：硝子体手術を受けて，うつ伏せ姿勢をとらなくてはならなくなった患者さんへの指導．眼科ケア 9(8)：49-54，2007．

第 I 部 疾患別看護ケア関連図　A　代謝疾患

5 糖尿病の慢性合併症：糖尿病腎症

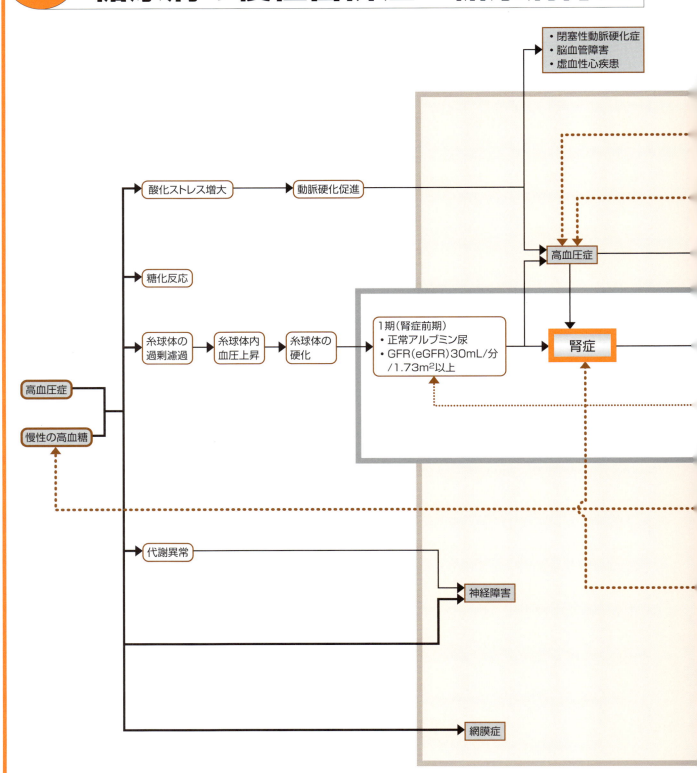

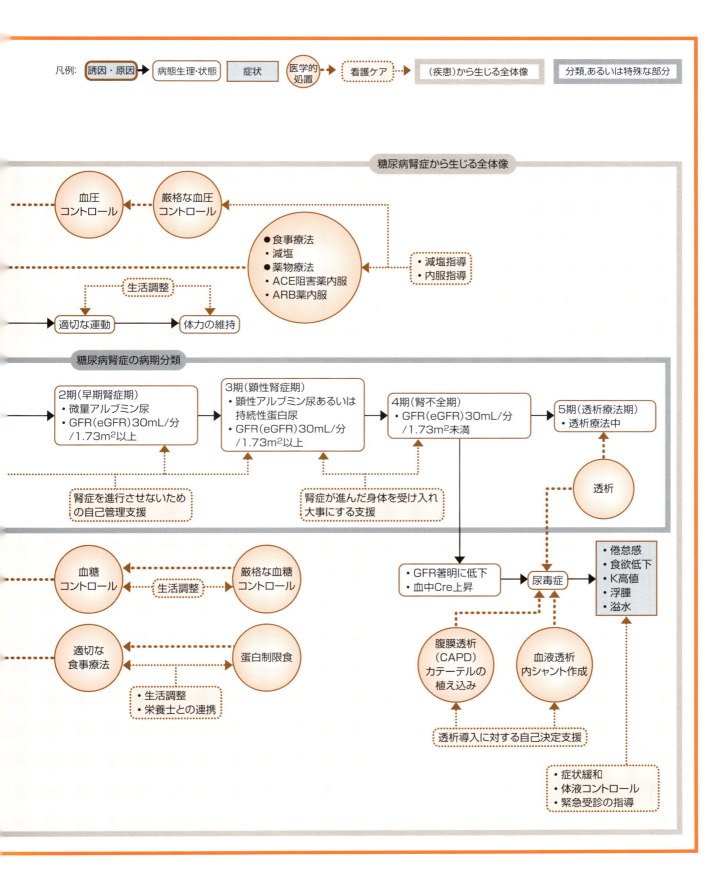

第Ⅰ部　疾患別看護ケア関連図　　A　代謝疾患

5 糖尿病の慢性合併症：糖尿病腎症

Ⅰ　糖尿病腎症を生じる病態生理

1．糖尿病腎症の定義

　糖尿病腎症は，慢性的な高血糖の持続により，腎臓糸球体のメサンギウム細胞の変性が基盤となって生じる。進行性の腎機能低下と蛋白尿を特徴とする。

2．糖尿病腎症のメカニズム

　慢性的な高血糖状態により，主に下記の①〜③の要因により腎臓糸球体のメサンギウム細胞（糸球体濾過量の調節に関係する）が機能障害をきたし，糸球体の硬化および尿細管間質の線維化を生じ，濾過機能障害を引き起こし，腎症が発症・進行する。

① 糸球体過剰濾過による糸球体内の血圧上昇

　インスリン抵抗性により，糸球体の輸出細動脈より輸入細動脈が拡張し，糸球体内血圧上昇をきたす。このことが，糸球体内のメサンギウム細胞に機能障害を生じ，糸球体硬化を起こし，腎症の進行に影響する。

② 糖化反応（グリケーション）

　糖化反応とは，細胞の蛋白質と糖が結合する反応である。高血糖の状態ではその反応が促進される。そして，糖化反応で形成された終末糖化産物が蓄積することが，糸球体硬化に関係し，腎症の進展に影響する。

③ ポリオール代謝経路亢進による代謝異常

　腎臓糸球体のメサンギウム細胞には，ほとんどインスリン受容体が存在しない。そのため，持続的な高血糖状態では，インスリンに依存しない他の代謝経路が亢進し糖代謝が行われる。そのなかのポリオール代謝経路が亢進し，酸化ストレスが増加することが腎症の発症・進行に影響する。

3．糖尿病腎症の分類と症状

1）分類

　糖尿病腎症は，厚生労働省の糖尿病調査研究班により病期分類がされている。2013年に腎症合同委員会により［表1］[1)]のように病期分類が改訂された。それまでは，顕性腎症は，3A期（顕性腎症前期），3B期（顕性腎症後期）と分類されていたが，3期として1つの病期となった。さらに，糸球体濾過量（glomerular filtration rate：GFR）による分類も加わった。この改訂により，尿中アルブミン・蛋白は陰性であるがGFRが30未満の患者は，4期として分類されることになり，糖尿病腎症の病期を把握するときには，蛋白尿のみでなく，GFRにも着目することが重要となった。

　参考までに，糖尿病腎症病期分類と慢性腎不全（chronic kidney disease：CKD）重症度分類との関係を［表2］[1)]に示す。

2）症状

　糖尿病腎症は，早期は自覚症状に乏しい。症状が自覚されるようになると腎機能低下はかなり進行していることが多い。進行すると，倦怠感，疲労感，食欲不振などの症状が自覚される。さらに腎機能が低下すると呼吸困難など溢水症状，悪心などの尿毒症の症状が出現し，透析の準備が必要となる。

　腎不全以前は無症状であることが多いが，感染・脱水・過労・手術などで腎機能が急激に悪化する場合がある。

4．糖尿病腎症の診断・検査

　診断のための検査と腎症の進行予防のため腎機能をモニタリングする検査があり，主に実施されるのは尿検査・血液検査である。

1）尿検査

① 微量アルブミン尿

　随時尿検査で蛋白尿の有無を確認するが，早期腎症を診断するためには，微量アルブミン尿の測定を行い，30〜300 mg/Crの範囲で測定されると腎症2期に分類される。微量アルブミン尿は，蛋白尿に先行して出現するので，早期に腎症の段階を診断し，治療を開始するために重要な検査である。微量アルブミン尿を認める以前は，腎症1期と分類される。

② 蛋白尿

　随時尿検査で蛋白尿を認めると尿蛋白持続陽性状態

[表1] 糖尿病腎症病期分類 2014[*1]

病期	尿アルブミン値（mg/gCr）あるいは尿蛋白値（g/gCr）	GFR（eGFR）（mL/分/1.73 m²）
第1期（腎症前期）	正常アルブミン尿（30 未満）	30 以上[*2]
第2期（早期腎症期）	微量アルブミン尿（30 〜 299）[*3]	30 以上
第3期（顕性腎症期）	顕性アルブミン尿（300 以上）あるいは持続性蛋白尿（0.5 以上）	30 以上[*4]
第4期（腎不全期）	問わない[*5]	30 未満
第5期（透析療法期）	透析療法中	

*1：糖尿病腎症は必ずしも第1期から順次第5期まで進行するものではない。本分類は厚労省研究班の成績に基づき予後（腎，心血管，総死亡）を勘案した分類である。
*2：GFR 60 mL/分/1.73 m² 未満の症例は CKD に該当し，糖尿病腎症以外の原因が存在しうるため，他の腎臓病との鑑別診断が必要である。
*3：微量アルブミン尿を認めた症例では，糖尿病腎症早期診断基準に従って鑑別診断を行った上で，早期腎症と診断する。
*4：顕性アルブミン尿の症例では，GFR 60 mL/分/1.73 m² 未満から GFR の低下に伴い腎イベント（eGFR の半減，透析導入）が増加するため，注意が必要である。
*5：GFR 30 mL/分/1.73 m² 未満の症例は，尿アルブミン値あるいは尿蛋白値にかかわらず，腎不全期に分類される。しかし，特に正常アルブミン尿・微量アルブミン尿の場合は，糖尿病腎症以外の腎臓病との鑑別診断が必要である。

【重要な注意事項】 本表は糖尿病腎症の病期分類であり，薬剤使用の目安を示した表ではない。糖尿病治療薬を含む薬剤，特に腎排泄性薬剤の使用にあたっては，GFR 等を勘案し，各薬剤の添付文書に従った使用が必要である。

（糖尿病性腎症合同委員会：糖尿病性腎症病期分類 2014 の策定（糖尿病性腎症病期分類改定）について．日腎会誌 56(5)：547-552, 2014 より一部改変）

[表2] 糖尿病腎症病期分類と CKD 重症度分類との関係

アルブミン尿区分		A1	A2	A3
尿アルブミン定量		正常アルブミン尿	微量アルブミン尿	顕性アルブミン尿
尿アルブミン/Cr 比（mg/gCr）		30 未満	30 〜 299	300 以上
（尿蛋白定量）				（もしくは高度蛋白尿）
（尿蛋白/Cr 比）（g/gCr）				（0.50 以上）
GFR 区分（mL/分/1.73 m²）	≧ 90	第1期（腎症前期）	第2期（早期腎症期）	第3期（顕性腎症期）
	60 〜 89			
	45 〜 59			
	30 〜 44	第4期（腎不全期）		
	15 〜 29			
	< 15			
	（透析療法中）	第5期（透析療法期）		

（糖尿病性腎症合同委員会：糖尿病性腎症病期分類 2014 の策定（糖尿病性腎症病期分類改定）について．日腎会誌 56(5)：547-552, 2014 より一部改変）

（蛋白排泄量 0.5 g/gCr 以上）となり，第3期（顕性腎症）と分類される。

2）同時に行う血液検査と尿検査

● 24 時間クレアチニンクリアランス（Ccr）

24 時間蓄尿と採血で測定し，糸球体の濾過機能を検査する。

3）血液検査

① 血清クレアチニン（Cr）

クレアチニンは，筋肉由来の代謝産物で，糸球体で濾過され，ほぼ再吸収されないので，腎機能の把握に使用

する。女性・高齢者など筋肉量が少ないと腎機能低下に見合った上昇を認めない場合がある。

② 糸球体濾過量（GFR）
1分間に糸球体で濾過された血漿量を示す。

③ 血中尿素窒素（BUN）
蛋白質の代謝産物で，腎排泄のため腎機能の評価に使用する。

④ グリコアルブミン（GA）
血糖コントロールを把握するために測定する。腎症が進行すると腎性貧血となり，HbA1cは偽低値となることがある。そのため，腎症患者では，過去2週間の血糖値の状態を反映するグリコアルブミンを測定し，血糖コントロールの指標とすることがある。

⑤ 電解質（Na，K，Cl）
腎臓は，体内の電解質バランスを調節する機能がある。腎機能が低下すると電解質の調節が崩れる可能性がある。特に，腎機能の低下に伴い，カリウム（K）の排泄障害が起こり血中濃度が上昇するので定期的な検査が必要である。

⑥ 貧血
腎臓は，造血ホルモンであるエリスロポエチンを分泌している。そのため，腎機能が低下するとこの機能が障害され，貧血を引き起こす。

5．糖尿病腎症の治療

[表3]に示すように，血糖コントロール，血圧コントロール，蛋白質の摂取調整が重要な治療である。

1）血糖コントロール
- 腎症の発症には，慢性的な高血糖状態の関与が大きく，厳格な血糖コントロールは腎症の進行を抑制するといわれており[2]，HbA1cは7.0％を目標とする。特に1期・2期の状態においては，進行予防のために血糖コントロールは重要であるとされている[2]
- 3期以降では，腎機能の低下の状態により，腎排泄である内服薬の排泄が遅延し低血糖が遷延する可能性があるため，インスリン療法を導入することが多い
- さらに，GFR 20 mL/分以下になるとインスリンの半減期も延長するため，必要インスリン量が減少する。そのため，低血糖の出現に注意が必要である

2）血圧コントロール
- 腎症の進行防止には，糸球体内高血圧を改善することが重要であり，特に3期以降になってくると，血圧コントロールが腎症の進行防止のポイントとなる
- 厳格な血圧管理のためにアンジオテンシン変換酵素（ACE）阻害薬やアンジオテンシンⅡ受容体拮抗薬（ARB）を腎症前期から投与することが，腎症の進行防止に効果があるといわれている[2,3]
- 加えて，食事療法として減塩が必要である[2,3]
- 運動療法として血圧上昇を招く運動は避け，有酸素運動を主体とした運動が推奨される[4]。

3）蛋白質の摂取調整

今のところ，高蛋白食は腎機能低下に影響を及ぼすと考えられているが，どの程度の低蛋白食が腎症進行防止に影響があるのか根拠はないといわれている[5]。現時点では，[表3]のような食事療法が推奨されている。

Ⅱ　糖尿病腎症の看護ケアとその根拠

腎症の早期では自覚症状がないことが多い。そのため，必要な自己管理を実践することが困難である。しかし，糖尿病の自己管理のみでなく腎臓を保護する自己管理も実践していく必要があるので，腎症を発症している自分自身の身体に対し理解を深めるケアが大切である。

また腎症が進行すると，必要となる自己管理内容が病期によって変更となるため，患者は混乱することも多い。さらに患者のQOLに影響を及ぼすため，精神的支援を含めて個々の腎症の病期に合わせた支援が重要である。

1．観察ポイント

1）身体状態
① 血糖コントロール
- 腎症の進行防止のためには，血糖コントロールをできるだけ良好にすることは欠かせない。そのため，コントロール状態の観察は大切である
- 病期によっては，貧血が進み，HbA1cが偽低値となるためグリコアルブミンを指標とする
- また，内服で薬物療法を行っている患者は低血糖の遷延，インスリン療法の患者は必要インスリン量が減ることによる低血糖に注意することが必要である

② 血圧コントロール
- 受診時の血圧のみでなく，日常生活上の過程での血圧

の観察を行う
- 腎症をもつ患者は，神経障害も併発している可能性が高い。そのため，降圧薬の内服により，起立性低血圧を引き起こすことがあるので，立位と臥位の血圧の差，立位時のふらつきなどの自覚症状の観察も大切である

③ 体重

良好な血糖コントロールのためには，肥満は改善しなければならない。また，体重は体液管理の指標ともなる。腎機能低下の状態によっては，心機能が低下していると溢水状態を引き起こしやすくなる。体重は数値のみでなく増減の観察も必要なので，時間を決めて測定すると正確で増減を把握しやすい。

④ 尿毒症症状

腎不全の状態，Crが8 mg/dL以上になると出現する可能性が大きく，疲労感，倦怠感，悪心，食欲不振，皮膚掻痒感，アンモニア性口臭が出てくる。さらに増悪すると意識障害を起こすこともある。

⑤ 溢水症状

腎不全となり，尿量が減少すると体液貯留の状態になる。体重増加，全身の浮腫，肺水腫による呼吸困難感，息切れの出現に注意する。溢水を起こしやすい状態として心機能低下の有無を把握しておく。

⑥ 高K症状

腎機能低下に伴い，Kの血中濃度が上昇すると不整脈が出現することがある。

⑦ 血液検査・尿検査による腎機能

腎機能の低下により，徐々に複雑になる傾向にある自己管理の内容を患者の身体・精神状態に合わせ根拠をもって調整するために，血液検査・尿検査による腎機能の観察を継続することは重要である。また，自己管理の実践度や効果を患者と一緒に振り返り，フィードバックすることにも活用できる。

⑧ 他の合併症の状態

腎症は他の合併症に比較し発症に長期の経過を要する。そのため糖尿病腎症患者は，他の合併症も併発していることが多く，適切なケアのためには，腎症以外の合併症による身体機能の状態の把握も重要である。

2）患者自身の身体状況に対する理解状況

腎症の早期は自覚症状がなく，腎症が自分の身体のこととして捉えにくいため，なかなか自己管理への意欲につなげることは難しい。また，腎症が進行してしまったとき，それまでの自己管理を後悔という気持ちで捉えると，今までの人生そのものも否定されたような感情をもち，自己価値や自尊心が低下し，意欲的に自己管理を行うことが難しくなることが考えられる。

そのため，患者の自分の身体状況に対する思いを十分に引き出し，訴えをアセスメントすることで効果的な支援の糸口を見つけるようにする。

3）患者・家族の価値観

患者の価値観が尊重されていないと自己管理に精神的にも無理が生じ，燃え尽きてしまい，治療中断を招く可能性がある。また，患者の価値観や楽しみに対する配慮が不十分だと，患者自身の人生に対する価値も低下させてしまうことも考えられる。

腎症の自己管理は，長期にわたり継続していくことが重要であるので，効果的支援を行うためには，患者・家族の価値観を把握しておくことは大切である。

4）自己管理の実践状況

腎症患者は，糖尿病網膜症・糖尿病神経障害，大血管障害の他の合併症も併発していることが多い。そのため，自己管理を実践することに困難さを招いていることが考えられる。患者が実践可能で達成可能な自己管理目標の設定を行うために，今までの自己管理の実践状況や自立状況を観察しておくことが大切である。

具体的には，視力状態，聴力状態，手指の巧緻性，運動機能，認知機能を把握しておくことがポイントである。また，今までの実践状況から，実践できている自己管理を把握することで患者の強みを活かした援助を提供できることにもつながる。

5）患者の支援状況

長期にわたり，自己管理を継続するためには，家族など支援者の存在が重要である。最近は老老介護も増えており，患者を支援する支援者自身が，患者の自己管理に協力できる状態なのか，それとも支援者自身もそれどころでない状況なのか把握し，支援者の負担に配慮することも必要である。時には，患者と支援者の関係を考え，支援者も援助の対象になることも考えていく必要がある。

2．看護の目標

具体的な生活調整は，[表3][1)]を参考に実施するとよい。看護目標は[表4][6)]に基づき実施する。

[表3] 糖尿病腎症生活指導基準

病期	生活一般	食事			
		総エネルギー kcal/kg体重/日	蛋白質 g/kg体重/日	食塩相当量 g/日	カリウム（K）g/日
第1期（腎症前期）	・普通生活	25〜30	1.0〜1.2	高血圧があれば6g未満	制限せず
第2期（早期腎症期）	・普通生活	25〜30	1.0〜1.2*2	高血圧があれば6g未満	制限せず
第3期（顕性腎症期）	・普通生活	25〜30*3	0.8〜1.0*3	6g未満	制限せず（高K血症があれば＜2.0）
第4期（腎不全期）	・軽度制限	25〜35	0.6〜0.8	6g未満	＜1.5
第5期（透析療法期）	・軽度制限 ・疲労の残らない範囲の生活	血液透析（HD）*4：30〜35	0.9〜1.2	6g未満	＜2.0
		腹膜透析（PD）*4：30〜35	0.9〜1.2	PD除水量(L)×7.5＋尿量(L)×5(g)	・原則制限せず

*1：尿蛋白量，高血圧，大血管症の程度により運動量を慎重に決定する．ただし，増殖網膜症を合併した症例では，腎症の病期にかかわらず激しい運動は避ける．
*2：一般的な糖尿病の食事基準に従う．
*3：GFR＜45では第4期の食事内容への変更も考慮する．
*4：血糖および体重コントロールを目的として25〜30kcal/kg体重/日までの制限も考慮する．

1）腎症2期
❶自覚症状に乏しい身体と糖尿病腎症の病期をつなげて理解し，自身の糖尿病と腎症を悪化させないための自己管理が継続できるように支援する

2）腎症3期
❶糖尿病腎症の進行に伴って変化する身体をとらえて向き合うことができ，生活の変化を引き受け，腎症を悪化させない生活・症状管理ができるように支援する

3）腎症4期
❶腎症がさらに進行し，多大な負荷や影響を受けやすい身体であることを理解し，心身ともに起こりうる危機的状況を乗り越え，新たな治療に対し意思決定して，療養生活が送れるように支援する

3．看護ケア：腎症2期

　良好に血糖コントロール・血圧コントロールを行うことで，腎機能の改善が期待できる時期である．ケアは，

運動[*1]	勤務	家事	妊娠・出産	治療，食事，生活のポイント
●原則として糖尿病の運動療法を行う	●普通勤務	●普通	可	●糖尿病食を基本とし，血糖コントロールに努める ●降圧治療 ●脂質管理 ●禁煙
●原則として糖尿病の運動療法を行う	●普通勤務	●普通	慎重な管理を要する	●糖尿病食を基本とし，血糖コントロールに努める ●降圧治療 ●脂質管理 ●禁煙 ●蛋白質の過剰摂取は好ましくない
●原則として運動可 ●ただし病態によりその程度を調節する ●過激な運動は不可	●普通勤務	●普通	推奨しない	●適切な血糖コントロール ●降圧治療 ●脂質管理 ●禁煙 ●蛋白質制限食
●運動制限 ●散歩やラジオ体操は可 ●体力を維持する程度の運動は可	●軽勤務～制限勤務 ●疲労を感じない範囲の座業を主とする ●残業，夜勤は避ける	●制限 ●疲労を感じない程度の軽い家事	推奨しない	●適切な血糖コントロール ●降圧治療 ●脂質管理 ●禁煙 ●低蛋白食 ●貧血治療
●原則として軽運動 ●過激な運動は不可	●原則として軽勤務 ●超過勤務，残業は時に制限	●普通に可 ●疲労の残らない程度にする	推奨しない	●適切な血糖コントロール ●降圧治療 ●脂質管理 ●禁煙 ●透析療法または腎移植 ●水分制限（血液透析患者の場合，最大透析間隔日の体重増加を6％未満とする）

（糖尿病性腎症合同委員会報告：糖尿病性腎症病期分類の改訂について．http://www.jds.or.jp/modules/important/index.pho?page=article&storyid=46 に基づいて作成）

下記のことがあげられる。

① 患者が，自分自身の腎症を理解できるように援助し，自己管理継続の大切さを説明する

- 看護師は，医師が，患者に説明している内容を把握する。それを踏まえた上で，患者の腎症の受け止め・理解状況を把握する
- 患者が腎症の病期を意識できるように説明する

② 腎機能維持のための良好な血糖コントロール・血圧のコントロールの必要性を説明する

- 血糖測定・体重測定・血圧測定など家庭でできるセルフモニタリングの必要性を説明し具体的な実践策を患者と一緒に考える

③ 良好な血糖コントロールのための生活調整を行い，達成可能な自己管理の目標レベルに設定する支援を行う

- セルフモニタリングの指標を説明し，患者と一緒に生活を振り返る
- 生活状況とセルフモニタリングを結びつけ，摂取エネルギーの調整・摂取塩分の調整・運動療法の実施など具体的な生活調整につなげていく
- 生活調整の際は，達成可能な目標を自己決定できるようにかかわり，成功体験を積み上げることで自己効力感を高めるように援助する

[表4] 糖尿病腎症各期（第2期以降）における看護のポイント

腎症の病期	腎症2期	腎症3期	腎症4期
支援目標	・自覚症状に乏しい身体と糖尿病腎症の病期をつなげて理解し、自身の糖尿病と腎症を悪化させないための生活調整を支援する	・糖尿病腎症の進行に伴って変化する身体をとらえ、戸惑う気持ちに向き合い、変化せざるをえない生活を引き受けられるよう支え、腎症を悪化させない生活・症状管理を支援する	・腎症の進行が加速度を増し、多大な負荷や影響を受けやすい身体であることを理解し、身心ともに起こりうる危機的状況を乗り越え、新たな治療の円滑な導入およびその人の意思を尊重した療養生活が過ごせるよう支援する
①チーム内の連携・調整	・尿中アルブミンの検査結果を定期的に確認し、検査がされていない場合は医師に依頼する ・腎症2期であることを医師から告げてもらう ・個人の病気の受け止めと療養行動への心構えに基づき、療養目標の方向性を明らかにする ・療養支援での患者の状況をカンファレンスなどで情報を提供し、目標や具体策を評価・修正する ・継続受診のための環境を調整・支援する	・腎症の悪化に伴い患者が病気の進行をどのように受け止めているのかをチームに情報提供しながら、患者の個別性に合わせた目標を設定し、チーム全体で支援できるように調整する ・腎症3期であることを医師から告げてもらう ・検査結果と患者の生活状況（Kの摂取状況、必要以上の糖質制限やエネルギー不足、蛋白制限、塩分摂取状況、飲水状況など）を確認し、個別性に合わせた必要な栄養指導につなげられるようチームに情報を提供する	・腎症の悪化に伴い患者が病気の進行をどのように受け止めているのかをチームに情報提供しながら、患者の個別性に合わせた目標を設定し、チーム全体で支援できるように調整する ・腎症4期であることを医師から告げてもらう ・患者の生活状況（食事、身体ケアに対するセルフケア力を含む）、患者の意向、医療者が捉えた身体状況を判断し腎代替療法の選択を患者とともに方向づける ・適切な時期に患者が納得して治療を選択できるように、糖尿病チームと腎代替療法専門チームとの橋渡しを行う
②病気（糖尿病腎症）と生活行動との関連の説明	・腎症の自覚症状に乏しい時期であり、現在の血糖管理が後の腎症進展に影響を与えることを説明する ・糖尿病腎症の1⇒4期の進展の概要と患者の尿アルブミン値を示し、腎症2期であることを説明する ・受診継続の重要性を説明する	・病期が3期に入ったことを説明し、腎症に焦点をあてた生活調整が必要であることを説明する ・病気の変化に応じた生活調整により、現在の病期を長期にわたり維持できることを説明する	・腎症4期であることを伝え、腎機能の低下に伴い生活を変化させる必要があることを説明する ・腎症を悪化させない生活調整について説明する ・腎機能低下に伴って出現する症状、検査データに合わせた対処方法について説明する
③具体的な療養行動の相談	・血糖、血圧、体重コントロール上の課題、定期受診の困難さなど個々の療養生活状況の課題を確認し、実施可能な療養行動を患者とともに見出しながら、段階的に提案助言する。特に、減塩を推奨する ・教育技術（教材・教育方法など）などを活用し、成功体験につなげられるようフィードバック（ねぎらう・適切な評価）をする	・望ましい療養行動（食事療法、運動療法、薬物療法など）の変化を強いられる時期であり、具体的な療養行動を示しながら、生活のなかで実施可能な方法を患者とともに考えたりして療養行動の変化を支える。特に、塩分摂取は6g未満を目指す ・さらなる腎症悪化の要因となる感染性疾患、シックデイ、脱水などの予防・対策がとれるよう、患者とともに考え具体策を提案助言する（予防接種、日頃の予防行動など）	・腎症の悪化に伴い出現している症状との付き合い方（1日の生活リズム、活動と休息のあり方、社会生活など）について相談の場をつくる ・生命に直結する症状の出現とその対処のための方法を指導し、サポート体制について相談の場をつくる ・終末像を描いた上で、今後の治療を選択できるよう相談の場を設ける ・腎症の悪化に伴い、さらなる腎症悪化の要因となる感染性疾患の予防行動やシックデイの対策がとれるよう個々に応じた対策を患者とともに考え具体策を提案助言する（予防接種、日頃の予防行動など）
④セルフモニタリング指導	・家庭血圧測定・体重測定・血糖測定（必要時）が実施できるよう指導する ・自己の血液検査や尿検査結果（微量アルブミン、塩分摂取量）が糖尿病および糖尿病腎症の状態をどのように示しているのか、説明する ・血圧・体重、血糖などのセルフモニタリング指標と生活状況、血液・尿検査の結果と照らし合わせ伝える ・セルフモニタリングの実施とその意味が理解できるように説明する	・家庭血圧測定・体重測定・血糖測定が実施できるよう指導する ・自己の血液検査や尿検査結果が糖尿病および糖尿病腎症の状態をどのように示しているのか、説明する ・血圧・体重、血糖などのセルフモニタリング指標と生活状況、血液・尿検査（微量アルブミン、塩分摂取量など）の結果と照らし合わせ、伝える ・セルフモニタリングの実施とその意味が理解できるように説明する ・腎症悪化の要因となる感染性疾患の初期の症状を発見し対処できるように指導する	・家庭血圧測定、体重測定、血糖測定が実施できるよう指導する ・自己の血液検査や尿検査結果が糖尿病および、糖尿病腎症の状態をどのように示しているのか、説明する ・血圧・体重・尿量・回数の関係、血糖などのセルフモニタリング指標と生活状況、血液・尿検査の結果と照らし合わせ、伝える ・セルフモニタリングの実施とその意味（緊急時の早期発見と対応）が理解できるように説明する ・溢水によって生じる症状との関係をモニタリングでき、かつ受診の必要性を判断できるように説明する ・着眼する重要度が糖尿病管理から腎機能管理に変化し、その指標も変化することを説明する ・腎機能を示すデータと照らし合わせ生活調整できるように具体策を提示する
⑤症状管理（症状マネジメント）指導	・腎症の自覚症状に乏しいことを自覚する ・低血糖・高血糖に伴う自覚症状を理解し、対処について説明する ・シックデイの理解と予防・対処を説明する	・腎症の自覚症状に乏しいことを自覚する ・低血糖・高血糖に伴う自覚症状を理解し、対処について説明する ・腎機能に影響を及ぼす薬剤（風邪薬、鎮痛薬など）を示し、シックデイの予防・対処について具体的に説明する ・患者が自身の身体状況を捉えられるよう、血圧・体重測定データと生活状況を照らし合わせたり、受診時の検査結果と生活状況、身体的変化を照らし合わせ、伝える ・病期の進行に伴い合併する溢水状態の管理（飲水量管理、浮腫の出現の有無程度など）ができるよう説明する	・病期の進行に伴い合併する溢水状態の管理（飲水量管理、浮腫の出現の有無・程度、呼吸状態の観察など）ができるよう説明する。また、これらの症状が悪化した際の迅速な受診行動への判断ができるよう支援する ・さらなる悪化の要因となる感染性疾患や脱水などに罹患した際の身体的変化が理解でき、受診行動につなげられるよう支援する
⑥腎症と向き合うことへの支援	・患者の「病気の自覚」と「現在の身体状況」のすり合わせへの支援をする ・糖尿病の合併症について、患者自身が医師の説明をどのように理解しているか確認し、合併症に対する患者の思いを聞く。認識のズレおよびズレにより生じた戸惑いやショックへの支援をする	・患者の「病気の自覚」と「現在の身体状況」のすり合わせへの支援をする ・腎症の進行に伴い、治療方法が変更されることへの「戸惑い」や、腎不全期や腎代替療法への不安が軽減できるように支援する	・患者の「病気の自覚」と「現在の身体状況」のすり合わせへの支援をする ・治療法選択の意思を確認し、混乱があればそれをほどきつつ、患者のよりよい自己決定を支援する。選択は一度決定しても変更が可能であることを伝えておく ・将来起こる可能性のある身体状況と日常生活への影響を理解し、緊急時および終末期への心と生活調整の準備を促す

（日本糖尿病教育・看護学会：糖尿病腎症各期における（第2期以降）看護のポイント Ver.2. http://jaden1996.com/documents/20140630_doc2.pdf より一部改変）

④ 自覚症状はなくても，尿検査・血液検査の必要性と示していることの説明を行い，定期受診の重要性を説明する

4．看護ケア：腎症3期

3期は，2期より厳格に血糖コントロール，血圧コントロールを行うことで腎機能を維持していくことが重要となる時期である。さらに，血糖コントロールのための自己管理に加え，腎臓を保護する自己管理も必要にある。腎症の進行状態によっては，腎臓を保護する自己管理を優先することに方向性を変えることも考慮していく。

3期は，より個別的なきめ細かい援助が求められる。

① 患者が，自分自身の腎症を理解できるように援助し，自己管理継続の大切さを説明する

● 看護師は，医師が患者に説明している内容を把握する。それを踏まえた上で，患者の腎症が進行していることの受け止め・理解状況を把握する。必要に応じ，説明の場に同席することもよい
● 検査結果の意味，セルフモニタリングの必要性を説明し，自身の身体に対し理解を深め，自己管理継続の動機づけとなるように援助する

② 患者の個別の腎臓の状態に合わせ，治療の変更が理解できるように説明する

● 患者が，今までの自己管理を否定的に捉えることがないようにかかわる
● 腎症進行の程度に合わせ，腎症の治療と自己管理に焦点が変わってくることを説明する

③ より個別的な生活調整を行い，自己管理を継続・実践できるように達成可能な目標を設定する

● 特に腎機能低下の要因［表5］となる生活状況の有無を把握し，具体的に生活調整を行う。内服薬が増えてきている場合，確実にできているか，生活状況と照らし合わせ振り返る
● 生活状況とセルフモニタリングを結びつけ，摂取エネルギーの調整・摂取塩分の調整・運動療法の実施など具体的な生活調整につなげていく
● 患者の身体状態に応じ，飲水の管理・浮腫の観察などの溢水状態の管理について説明する
● 生活調整の際は，達成可能な目標を自己決定できるようにかかわり，成功体験を積み上げることで自己効力感を高めるように援助する

[表5] 腎機能を低下させる要因

過剰な運動負荷，疲労，睡眠不足	脱水，溢水
感染症（尿路感染症，肺炎，風邪）	腎毒性薬剤の使用（抗菌薬，解熱薬，鎮痛薬，造影剤）
外科手術，外傷，妊娠	喫煙

④ 治療の変更，自己管理の変更に伴う患者の戸惑いや混乱に対し，十分に話を聞き，気持ちの整理を行い，今後も糖尿病と付き合っていくことに対し意欲がもてるように支援する

● 看護師は，まず，腎症が進行したことに対する患者の感情を受け止めることが大切である。後悔や自責の感情には傾聴の姿勢で接する

⑤ 緊急に受診が必要な症状について説明する

● 感染症などのシックデイの対処について説明する
● 患者の身体状態に応じ，溢水症状，高カリウムによる不整脈出現の症状について説明する

5．看護ケア：腎症4期

この時期は，さらに，厳格な自己管理が必要とされる。自覚症状の出現に対し，症状緩和のケアも必要である。また，風邪などにより急激にさらなる腎機能低下を招くこともあるので，緊急時の対応も不可欠である。そして，透析導入に向けて心身の準備を始めることを考えていくための支援の時期でもある。

① 患者が腎症が進行したことを受け止め，これからの見通しを意識できるように援助する

● 腎症が進行した状態に対し，患者がどのように受け止めているかを把握し，感情に対する配慮が大切である
● その上で，患者のこれからの見通しについての考え，価値観，意向を聞き，話し合う。家族の意向の把握も重要である
● 患者によっては，身体症状が苦痛なこともあるので，身体症状に対する配慮し，かかわるようにする

② 患者の個別の腎臓の状態に合わせ，治療の変更が理解できるように説明する

● この時期は，患者によっては，身体症状による苦痛が強いことがあるので，症状に合わせ，指導のポイント

を考慮する
- 薬物療法が変更・追加（インスリン導入，内服薬が増えるなど）になる場合は，家族にも説明を行う

③ 身体症状の苦痛の緩和を行う
- 足の症状に対しては足浴・マッサージなどのケア提供，不眠には適切な薬剤の処方を医師に依頼，搔痒感などの皮膚症状に対しては外用薬の塗布など対症療法を行う
- 家族の負担に配慮しながら，家族にも症状緩和の方法を説明する

④ さらなる腎症悪化に対し生活調整の具体策を患者と一緒に考え，自己管理の目標を達成可能なレベルに設定する
- 自己管理は複雑になってくるので，患者の個別の腎臓の状態に合わせ，今まで以上にきめ細かい生活調整を行う。患者と生活を振り返りながら，自己管理が継続できる工夫を考える（たとえば，制限している飲水量内で散剤を内服する工夫など）
- 患者の身体状態に応じ，飲水の管理・浮腫の観察などの溢水状態の管理について説明する
- 患者の自己管理の力を見極め，必要に応じ，家族にも支援を依頼する
- 生活調整の際は，達成可能な目標を自己決定できるようにかかわり，成功体験を積み上げることで自己効力感を高めるように援助する
- 患者の日常生活に合わせイメージしながら，腎機能低下を助長させる原因について説明し，原因を避ける具体策を患者と一緒に考える

⑤ 緊急に受診が必要な症状について説明する
- 腎不全が進行すると，急激に身体状態が悪化する可能性がある。すぐに受診が必要な状況を患者・家族が知っておくことは重要である
  - シックデイなどの感染症にかかったとき
  - 呼吸困難感，息切れ，浮腫など心不全や溢水症状の出現
  - 高Kによる不整脈出現の症状

⑥ 透析導入時のケア
- 透析導入という選択・透析方法の選択（血液透析・腹膜透析）に対し，自己決定ができるように，透析のメリット・デメリットを説明し，透析導入した生活のイメージを一緒に考える。必要時，透析室看護師と連携し，透析室の見学も行う
- 血液透析導入を考える場合，シャント作成のために作成予定側の上肢の血管保護（採血をしない），シャント管理について説明する

- 内容，説明の方法，家族への説明については，患者の心理状態を配慮する

6．連携・調整

　医療チームにおける看護師の役割は，患者教育を行っていくことが多い。看護師は，患者・家族の腎症の受け入れ状況などの心理状態，生活状況，価値観や意向にも着目しつつ，チームで情報共有ができ各専門職の援助の方向性が統一できるように，連携・調整を行うことが，大切な役割である。

　また，患者の自己管理の力・家族の支援の力をアセスメントし，目標の設定をチームに提案していくことが必要である。家族の負担にも配慮しながら，患者を支援できるように援助していくことは重要である。

〈大倉瑞代〉

《引用文献》
1) 糖尿病性腎症合同委員会：糖尿病性腎症病期分類2014の策定（糖尿病性腎症病期分類改訂）について．日腎会誌 56(5)：547-552，2014．
2) 日本糖尿病学会編：科学的根拠に基づく糖尿病診断ガイドライン2013．pp97-98，南江堂，2013．
3) 日本糖尿病学会編：糖尿病治療ガイド2014-2015．pp76-79，文光堂，2014．
4) 前掲2，p44．
5) 前掲2，pp101-102．
6) 日本糖尿病教育・看護学会：糖尿病腎症各期における（第2期以降）看護のポイント Ver.2．

《参考文献》
1) 門脇孝・他編：糖尿病学―基礎と臨床．西村書店，2007．
2) 吉田晃敏・他監：糖尿病網膜症．医療情報科学研究所編，病気がみえる vol3 糖尿病・代謝・内分泌，第3版．p139，メディックメディア，2012．
3) 日本糖尿病学会編：科学的根拠に基づく糖尿病診断ガイドライン2013．南江堂，2013．
4) 荒川幸喜：糖尿病腎症の発生機序と病態．武井泉・他編，糖尿病合併症ケアガイド―予防＆早期発見・治療と患者支援．pp44-49，学研マーケティング，2009．
5) 荒川幸喜：糖尿病腎症の主な検査と診断・治療．武井泉・他編，糖尿病合併症ケアガイド―予防＆早期発見・治療と患者支援．pp50-59，学研マーケティング，2009．
6) 佐藤暁子：糖尿病腎症のアセスメント・ケア．武井泉・他編，糖尿病合併症ケアガイド―予防＆早期発見・治療と患者支援．pp60-68，学研マーケティング，2009．
7) 日本糖尿病教育・看護学会特別委員会 糖尿病透析予防指導管理料ワーキンググループ：平成24年度診療報酬新規評価 糖尿病透析予防指導管理料―チーム医療における看護の役割．http://jaden1996.com/documents/20140630_doc1.pdf（2014年8月14日アクセス）．

コラム ストレスとコーピング

たとえば、糖尿病という診断を受けるということは、誰にとっても非日常の出来事であり、心理社会的ストレッサーとなるものである。しかし、それがどのくらい大変なことであり、どのようにつらいことなのかは、糖尿病がその人にとってどのような意味をもっているのか、あるいはその人の置かれた状況や支えてくれる人の存在などによって異なる。また、その対処のしかたも、病気についていろいろ調べたり人に聞いたり、準備をしたりする場合もあれば、考えないようにして他のことをして気を紛らわせて、気分が落ち込まないようにするなどして、乗り越える努力をする場合もある。

このように、病気に伴う心理社会的ストレッサーをどのように受け止め、いかに対処しているかをアセスメントし、変化に適応できるように支援するために、ラザルス（Lazarus）のストレスとコーピングの理論は役に立つ [図]。

ラザルスのストレスとコーピング理論を使って患者の行動変化を支援するためには、「認知的評価」と「コーピング」をアセスメントすることが重要である。ラザルスによれば、どのような事柄でも変化は人間にとってストレッサーとなりうるが（潜在的ストレッサー）、それが本当の意味でのストレッサーとなるのは、「認知的評価」を経てからである。つまり、認知的評価では、「自分にとってどのような性質のものか（一次的評価）」と、「どのように処理できるか（二次的評価）」が評価され、自分にとって害や脅威をもたらすものであると感じたときに潜在的ストレッサーはストレッサーとなる。したがって、まずは患者にとって、ストレッサーとなっている療養行動は何かについて、一次的評価の視点でよく話をすることが重要である。

さらに、そのストレッサーとなっている療養行動に対して、どのように対処をしているか（コーピング）をアセスメントする。ラザルスによれば、コーピングには、問題中心コーピングと感情中心コーピングがある。問題中心コーピングは、ストレスフルな状況を変化させるために、直接その状況に働きかけたり、積極的に情報を得ようと努力したり、問題解決のために具体的に何かを行うことである。感情中心コーピングは、ストレスフルな状況を変えることなく、それらについての感じかたを変えたり、考えることを避けたりして、ストレスフルな状況の意味を変化させることである。

二次的評価で、ストレスフルな状況をコントロールできると評価された場合は、問題中心コーピングが優勢となる。一方、ストレスフルな状況が変えられない、自分ではコントロールできないと評価された場合は感情中心コーピングが優勢となって機能する。

問題中心コーピングも感情中心コーピングも、状況に合わせて柔軟に活用することが心理的適応にとっては重要である。ただし、感情中心コーピングには、考えることを避けたり、ストレッサーとなる事実をそもそもなかったことにしようとするような否認のコーピングも含まれている。それによって、結果的に好ましい行動をとることができず、病状の悪化をもたらすこともあるため、注意深くかかわる必要がある。

（任　和子）

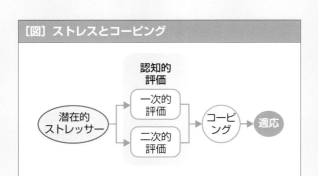

[図] ストレスとコーピング

第Ⅰ部 疾患別看護ケア関連図　A　代謝疾患

6 糖尿病の慢性合併症：糖尿病足病変

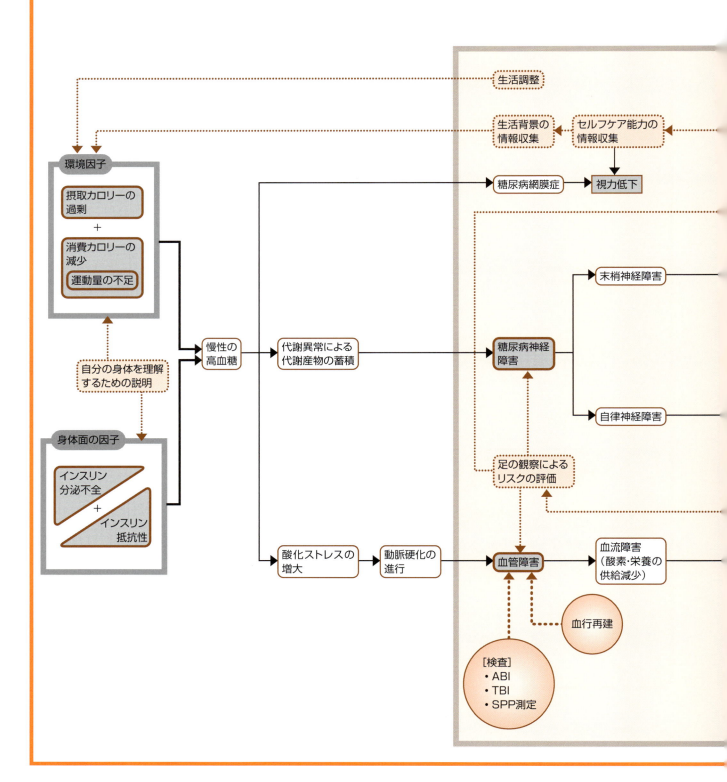

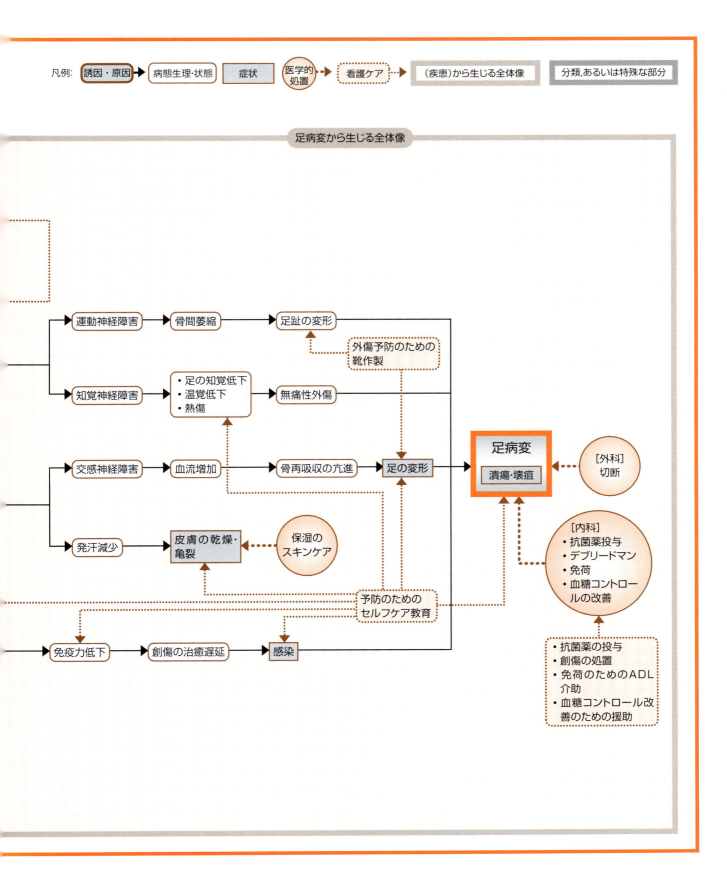

第Ⅰ部　疾患別看護ケア関連図　　A　代謝疾患

6 糖尿病の慢性合併症：糖尿病足病変

I 糖尿病足病変が生じる病態生理

1．糖尿病足病変の定義

　糖尿病足病変は，糖尿病患者で神経障害と末梢血流障害が基盤となって，さらに血糖コントロール不良による免疫力の低下が関係し，下肢に生じる感染，潰瘍・壊疽病変のことである。悪化すると下肢切断に至る可能性がある。

2．糖尿病足病変のメカニズム

　糖尿病足病変に関係する主な原因は，神経障害と末梢血流障害である。神経障害を有すると，足の知覚が低下し外傷に気がつかない。また足の変形をきたしやすく外傷を起こしやすい。さらに発汗減少により皮膚が乾燥し亀裂による傷を生じやすい状態が生じる。
　また，末梢血流障害を有すると，身体組織への酸素・栄養の供給が減少し，創傷の治癒が遅延する可能性がある。加えて，血糖コントロールが不良であると免疫力が低下し，易感染の状態となる。
　さらに，上記の身体面の状態に加え，❶外傷を生じやすい生活状況，❷栄養状態・副腎皮質ステロイドの内服など他の疾患を含む全身状況，❸視力の状態・認知機能・運動機能などセルフケアの実践に関係する身体状況，❹足病変に関する教育歴や外傷の有無を観察したり，爪切りなど足に手入れに関係するセルフケア状況が関係する。
　これらの要因が関係し合い，足の知覚低下のため外傷に気がつかず，創傷の治癒が遅延し，足の観察や消毒などのセルフケアが不十分となり，感染・潰瘍・壊疽の足病変に至る。

3．糖尿病足病変の分類と症状

　患者に適切なケアを提供するためには，足病変を起こしやすいリスクをアセスメントし，患者のリスクの状態に応じたケアの提供が重要である。糖尿病足病変のインターナショナルコンセンサスによるリスク分類を[表1][1)]に示す。

4．糖尿病足病変の診断・検査

　足病変のリスクをアセスメントするためには，神経障害の程度と末梢血流障害の程度を把握できる検査を行う。
　神経障害による知覚低下の状態の検査は，モノフィラメントによるタッチテストを行う。モノフィラメントとはナイロン性の糸であり，足を触りその感覚を知覚できるかどうかを調べる。糸の太さは，細いものから太いものまで種類がある[図1・2]。モノフィラメントの太さが5.07で，知覚不能である場合は，足潰瘍の発症リスクが高い。
　他には，音叉による振動覚検査，アキレス腱反射検査，ピンクリップによる痛覚検査を行う場合もある。
　末梢血流障害は，検査として足背・後脛骨動脈・膝下触知の観察を行う。さらには，足関節上腕血圧比（ankle brachial index：ABI）測定，足趾上腕血圧比（toe-brachial pressure index：TBI）測定，皮膚灌流圧（skin perusion pressure：SPP）などがある。
　すでに，足病変を生じている場合は，血液検査による炎症所見，X線写真による骨への侵襲の状態，SPPなど末梢血流の状態の検査を行い，保存的治療か，切断など外科的治療を行うかを決定する。
　治療方針の決定の際は，糖尿病内科，皮膚科，形成外科，整形外科，循環器内科，血管外科，看護師を含むメ

[表1] 足病変のリスクに合わせた検査の間隔

足病変のリスク	検査の間隔
知覚神経障害・血流障害がない	1年に1回
知覚神経障害がある	半年に1回
知覚神経障害，血流障害がある，または足変形	3〜6カ月ごと
切断・潰瘍の既往（もっともハイリスク）	1〜3カ月に1回

（糖尿病足病変に関する国際ワーキンググループ編：インターナショナルコンセンサス糖尿病足病変．pp29-43, 68-74, 医歯薬出版, 2000より）

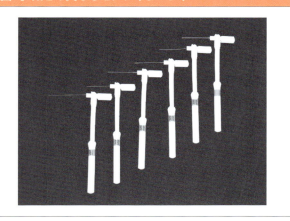

[図1] 太さの異なるモノフィラメント

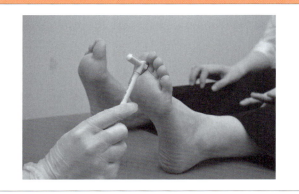

[図2] タッチテストの実際

ディカルスタッフによって，カンファレンスを行い，患者の立場となって治療方針を話し合い，チーム医療が提供されるようになってきている。

5. 糖尿病足病変の治療

1）予防

　足病変の予防のためには，患者の足病変のリスクをアセスメントすることは欠かせない。アセスメントを行った上で，ハイリスクの患者には，定期的なフットケアの提供（爪切りなどの処置，必要に応じて胼胝〈たこ〉などを削り足にかかる圧を減らすなどの処置，スキンケアなど），足に適切な靴・足底板の作製の検討，セルフケア教育を行う。

　足病変のメカニズムからも考えられるように，良好な血糖コントロールを維持することは不可欠である。

2）治療

　足病変を生じている場合，保存的治療としては，抗菌薬投与，創傷の壊死組織の除去，創傷部の免荷を行い，加えて早急に血糖コントロール・栄養状態の改善のための治療を行う。効果的な免荷のためには，靴や装具の作製も必要である。

　また，重症な血流障害がある場合は，循環器内科や血管外科医による血行再建のための治療を検討する。

　そして，保存的治療が有効でない場合は，外科的に切断術を行う。その際，切断の断端面の治癒状況を評価するために，末梢血流の評価を行う。

II　糖尿病足病変の看護ケアとその根拠

　患者の足を観察し足病変のリスクをアセスメントするだけでなく，全身状態，生活状況，セルフケア状況を把握し，患者の状況に合わせてセルフケアができるように援助することが重要である。

　さらに，看護師による足の観察やフットケアを提供する過程が，糖尿病患者への療養指導のなかでは，患者が自分の身体に対する理解を深めセルフケアの必要を感じたり，自分の身体を大事にする気持ちをもったりすることにつながる。それらのことが糖尿病自体のセルフケア支援につながっていくことにもなる。

1. 観察ポイント

　患者に合わせ適切なケアを提供するためには，足病変のリスクをアセスメントすることが重要である。

1）既往歴
①足病変の既往
　潰瘍や切断の既往がある患者は，足病変を繰り返すことが多い。
②足の変形
　脳梗塞後の後遺症である麻痺による足の変形，リウマチによる足の変形，運動機能障害による足の変形，それらによる歩行状態の変化は外傷を起こしやすい原因となる。

2）身体面
① 自覚症状
　まず，患者から自覚症状を聞くことは不可欠である。自覚症状の問診は，患者が自分自身の状態をどのように理解しているか，患者が自分自身の身体に対しどの点に関心が高いか，また苦痛と感じている症状について把握することもでき，援助の糸口となることがある。そして，糖尿病と足病変の関係を知ってもらうことで，血糖コントロール改善のためのセルフケア支援につながる可能性もある。

② 神経障害による足の知覚の変化
　神経障害による足の知覚の変化を観察することにより，外傷を生じたときに自覚することが可能かどうかをアセスメントできる。
　検査として，モノフィラメントにてタッチテストを行う。また，音叉による振動覚やアキレス腱反射の観察も簡易にできる。検査の際は，患者が自分の足の状態を理解できるように一緒に観察する姿勢で行う。

③ 血流障害
　血流障害は，外傷の治癒遅延を起こしやすい可能性をアセスメントするために必要な観察である。下肢の足背・後頚骨・膝下動脈の触知，皮膚の冷感や色調の観察は簡易にできる。また，ABI，TBI，SPPなどの生理機能検査結果の把握も大切である。

④ 足の変形
　足の変形は，靴による圧迫，体重・歩行などの負荷による外傷のリスクをアセスメントするために観察する。主に，外反母趾，内反小趾，アーチの崩れ（扁平足，ハイアーチ），足趾の変形（ハンマートゥ，クロウトゥ）シャルコー関節，足趾の切断・切断による変形を把握する。

⑤ 皮膚の状態
　皮膚の状態は，靴ずれなど外傷の傷そのもののみならず，胼胝・鶏眼（うおのめ）など過剰な負荷による皮膚の変化，発汗が減少することによる乾燥・亀裂，白癬を観察し，外傷・感染を起こしやすいリスクをアセスメントする。また，腎機能低下などに伴う下肢浮腫は，皮膚が脆弱となるため損傷を起こしやすくなる。

⑥ 爪の状態，陥入爪，爪白癬など
　爪の状態，陥入爪，爪白癬などを観察することは，爪の変形による外傷のリスクを把握することになる。爪白癬による，爪の肥厚や変形は足趾を圧迫することで，外傷の原因となることがある。

3）全身状況
① 脳梗塞後の後遺症・運動機能障害による麻痺や下肢の変形，歩行障害
　足の負荷が変化し外傷のリスクを高める。

② 血糖のコントロール状態・栄養状態
　創傷の治癒遅延の可能性や感染の可能性を高める。

③ 糖尿病以外の他の疾患による状態
　糖尿病以外の他の疾患による状態が創傷治癒遅延につながることがある。特に，ステロイド内服中である患者は，免疫機能が低下しているので感染のリスクがある。また，糖尿病腎症を含む慢性腎不全では，かゆみによる擦過傷を起こしやすい状態，皮膚疾患で皮膚を損傷しやすい状態の観察も把握が必要なポイントである。

④ セルフケアの実践を困難にする要因
　さらに，運動機能障害により足に手が届かない，腰・膝が屈曲困難な状態，認知機能障害により異常に気づかなかったり，セルフケアを忘れてしまったり，セルフケアの継続が困難である状態など，セルフケアの実践を困難にする要因の把握も大切である。

4）生活状況
① 生活状況による外傷のリスク
　足病変の発生原因は，靴ずれなどの外傷・熱傷など予防可能な要因が多いといわれている。生活状況による外傷のリスクを観察することで，外傷の予防につなげることができる。

② 靴について
　日常に着用する靴の種類，靴選択の嗜好，仕事や趣味が影響している靴の選択（安全靴やヒールの高いパンプスなど），足の蒸れや圧迫，摩擦，ずれを引き起こす可能性のある生活状況の把握は，必要な観察項目である。

③ 足自体に負荷がかかる生活の有無
　また，歩行時間が長い，正座の時間が長い，重い荷物を持つなど足自体に負荷がかかる生活の有無，さらに屋外での仕事・趣味などによる外傷・熱傷などのリスクが高い生活の観察も欠かせない。

④ 清潔について
　入浴など清潔習慣，足の清潔に関する生活状況も観察項目として見逃せない。

5）セルフケア状況
　患者自身が，自分にとってフットケアが必要であることが理解できないと行動変容につながらない。また，フットケアを自分の生活に取り込むことができないとセ

ルフケアの継続につながらない。

① 足に対する関心について聞く

まず，患者がフットケアの必要性について知っているか，足への関心があるかどうか，今までの足にまつわる経験を把握することで，患者が自分の足のこととして足病変の可能性を捉えることができるような援助への糸口を知ることができる。

② 今までの患者なりの足の手入れの方法を聞く

患者の足に関する思いや価値観を把握することができ，患者の気持ちに寄り添った，患者の強みを活かした援助につなげることができる。

③ 患者の足にまつわるセルフケア状況を聞く

糖尿病自体への患者の思い・考えを聞くきっかけともなる。仕事，靴の好み，靴の着用時間，外出状況など生活状況の把握ができ，足のみでなく糖尿病全体のセルフケア支援につながることもある。

6）サポート体制

患者がセルフケアを行っていく上で，サポートしてくれる人の把握を行うことは忘れてはならない。

患者がセルフケア困難な場合，サポートしてくれる人にすべてを依存するのではなく，患者が自分自身で実践できることは行い，不十分な部分をサポートしてもらうように働きかけることが，患者の自立やセルフケアの意欲の維持のために効果的である。

そのため，患者自身で何ができるか，何をどのようにサポートしてもらうと効果的かを患者の身体状況のアセスメントをしながら，把握しておくとセルフケア指導に役に立つ。

2．看護の目標

❶自分の足の状態を自分のこととして捉え理解できるように支援する

❷足病変予防・再発予防のためのセルフケアを修得し継続できるように支援する

● **足病変を生じている場合**

❶足病変を生じていることに対する思いの表出を促し，感情が整理できるように支援する

❷足病変が悪化しないようにセルフケアが実践できるように支援する

❸足病変が生じた原因を探り，再発予防に向け解決策を見出す

3．自分の足の状態を理解するための援助

一見，糖尿病と足病変が関係していることは想像しづらい。そのため，まず，糖尿病と神経障害・足病変が関係していることを理解してもらい，ケアが必要であることを感じてもらうことが必要である。

知識のみの提供でなく，患者に自分自身の足のことと捉えてもらうために，一緒に足を観察しその状態を知ってもらうことがセルフケア修得につながる。この際には，看護師は患者の足をいたわり，大切に扱う姿勢でケアを行うことが，患者自身が自分の足をいたわることにつながることも期待できる。

患者のなかには，合併症が進んでしまった状態に向き合うことが精神的に辛い患者もいるので，患者の足に対する気持ちを聞き，患者の感情に対する配慮を忘れてはならない。

● **足病変を生じている場合の援助**

患者が思いを表出しやすい，話しやすい環境と十分な時間を提供し，まず，看護師は患者の話を傾聴し，感情を受け止める。

治療の決定にあたっては，医師の説明に対する患者の理解状況を把握し，必要に応じ補足説明や情報提供を行う。場合によっては，再度，医師からの説明を受ける場の設定を行う。また，医療者個々の説明の違いから患者が混乱することがないように，医療者間での言動の統一を行うために医療チーム内の調整を行う。

さらに，看護師は患者の迷いや感情の揺らぎに寄り添い，十分考えた上で自己決定できるように援助する。また，患者の思い，今までの経過に対する感情，価値観，生活状況，将来の見通しに対する気持ちなどを把握し，医療チームで情報が共有でき，患者の立場に立って治療方針が決定できるように調整を行う。さらに，治療方針の決定に患者が参加できるように働きかけることも大切である。ただし，足病変の状態によっては，自己決定まで時間の猶予がない場合があるので，その点の配慮も必要である。

4．足病変予防のためのケア

① 爪切り［図3］

爪切りは，切りすぎず深爪にしない。また，陥入予防のためストレートカットにする。特に爪の角は，切りすぎないように注意する。ただし，患者のニーズに合わ

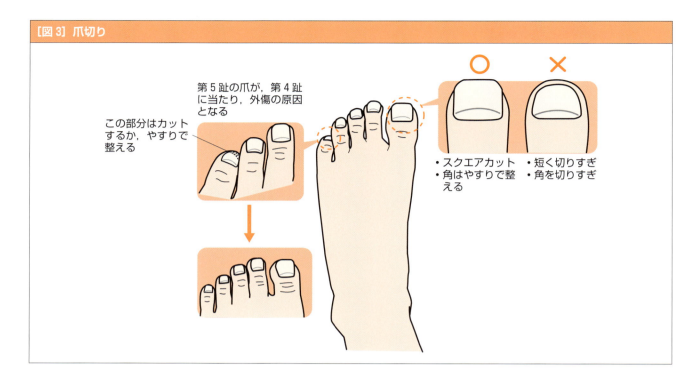

[図3] 爪切り

せ，足趾を圧迫しない長さ，引っかかりなどで困らない長さに整えることにも配慮することで，患者の自己処理による外傷を防ぐことができる。

② 靴・足底板の作製

必要に応じ，靴・足底板の作製を考えていく。ただし，患者の経済状況に十分に配慮しながら情報提供を行い，作製を決める。

● 足病変を生じている場合

患側の処置は，他科との連携を調整しながらケアを行っていく。

患側に対しては，免荷のための装具作製，靴・足底板の作製を考えていく場合があるので，医師や装具士と相談しながら進めていく。装具を作製する場合，患者の経済状況に十分に配慮しながら，必要経費に関する情報を提供することも大切である。

健側への負担が大きくなり，新たな足病変のハイリスクとなる。健側の足の観察，爪切り，胼胝のケアなどを慎重に行っていく。

5．症状緩和の援助

● 症状出現時

実際にしびれ・痛みなどの不快感・苦痛の症状が出現している場合，足浴・保温・マッサージなどのケアを提供する。ただし，ケアの方法や効果は個人差があるので，あくまでも患者の症状に合わせる。

● 長期間にわたる場合

長期間にわたる苦痛症状は，糖尿病と付き合いながら生活していく意欲の低下に影響するので緩和ケアは大切である。

症状に対する薬物療法を行っている場合は，内服薬の作用を説明し，確実に内服できるように援助したり，患者と症状をモニタリングしながら薬の効果を観察したり，医師に報告したりすることも必要な援助である。

● 足病変を生じている場合

疼痛がある場合，適切に鎮痛薬を使用し，疼痛緩和を行う。また，疼痛により不眠がある場合，睡眠導入薬の使用を考える。

身体症状の苦痛が強いときは，精神面への影響も危惧されるので，患者の苦痛に対し理解を示す姿勢を示すことが大切である。

創の処置時，血流状態の変化時（冷え，透析など）に症状が増強する場合があるので，症状の変化を予測しながら対応していくことも大切である。

感染を併発している場合は，敗血症など全身状態の悪化につながることがあるので，全身状態の観察を十分に行い，変化時は迅速に対応していく。

6. 生活に自分なりの足の手入れを取り入れ，継続していくための援助

セルフケアは毎日実践されるものであり，また，継続していくことが足病変の予防のために重要である。そのため，看護師は観察した足の状態から患者個人の状態に合わせ，セルフケアの目標を達成レベルに設定することが重要な援助の1つである。

患者がセルフケアを生活に取り入れていくことを助けるためには，患者の生活をよく知ることが大切である。また，患者の価値観を知ることも欠かせない。これらに合わせ，セルフケアの内容を調整していく。

定期的に患者と一緒に足を観察し，セルフケアの効果をモニタリングしたり，効果をフィードバックしたりすることで，患者が自分で意欲的にセルフケアに取り組んでいくことを支えることができる。

● 足病変を生じている場合

足病変を生じたことに対する感情，今後の治療方針の受け入れ状態など精神状態に配慮しながら，足病変に至った原因を振り返り，解決策を考える。その際，患者の後悔や自責の思いに対し，傾聴する姿勢でかかわる。

在宅で，免荷，創の処置，感染予防などをセルフケアで行う場合，必要に応じ，家族への指導を行い，訪問看護などのサービスの利用を調整していく。

切断に至る場合は，精神状態を観察しタイミングを見計らいながら，切断後のケアや必要な装具・装具作製について情報提供し，生活の変化をイメージできるように援助していく。また，装具を作製する場合，必要経費に関する情報を提供することも大切である。

7. 具体的な教育プラン

具体的には，下記の内容を患者・家族に説明する。
・患者に足のハイリスクの状態を伝える
・糖尿病と足病変の関係の説明
・足の観察方法の説明（実際に一緒に行う）
・足の清潔を保つ方法の説明（実際に一緒に行う）
・爪の手入れの方法の説明（実際に一緒に行う）
・乾燥予防のスキンケアの説明（実際に一緒に行う）
・外傷・熱傷予防の説明
・適切な靴・靴下の選択の説明
・運動療法を行うときの足の手入れ，注意点の説明
・外傷時の対応の説明
・禁煙の必要性の説明，禁煙への援助

● 足病変を生じている場合
・足病変を起こした原因に対する解決策の説明
・健側のハイリスク状態の説明
・足病変再発予防の具体策の説明
・適切な靴や装具の使用方法の説明

8. 血糖コントロール改善のためのセルフケア支援

フットケアを提供するときに，患者の気持ち・価値観，日々のセルフケアについて話を聞くことができると，そのことが血糖コントロールの改善につながることもある。

そして，患者と看護師が足を大切にするという同じ目標のもとで試行錯誤する過程を，焦らず，患者のペースでセルフケアの修得を進めることで，患者が主役となる支援になるのではないかと感じる。

● 足病変を生じている場合

炎症により高血糖状態となるので，血糖コントロールに対する治療が変わることを説明する。また，インスリン導入となる場合は，手技指導を行う。

（大倉瑞代）

《引用文献》
1) 糖尿病足病変に関する国際ワーキンググループ編，内村功・他監訳：インターナショナルコンセンサス　糖尿病足病変. pp29-43, 68-74, 医歯薬出版, 2000.

《参考文献》
2) 門脇孝・他編：糖尿病学―基礎と臨床. 西村書店, 2007.
3) 医療情報科学研究所編：病気がみえる vol3 糖尿病・代謝・内分泌. 第3版. pp68-69, メディックメディア, 2012.
4) 日本糖尿病学会編：科学的根拠に基づく糖尿病診断ガイドライン 2013. 南光堂, 2013.
5) 日本糖尿病教育・看護学会編：糖尿病看護フットケア技術, 第3版. 日本看護協会出版会, 2013.

第Ⅰ部　疾患別看護ケア関連図　　A　代謝疾患

7 インスリノーマ

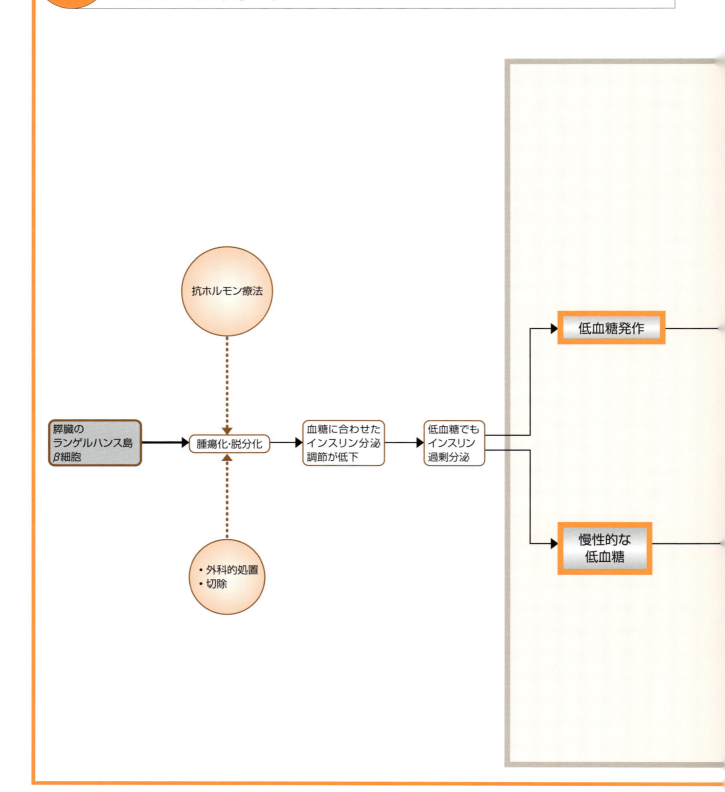

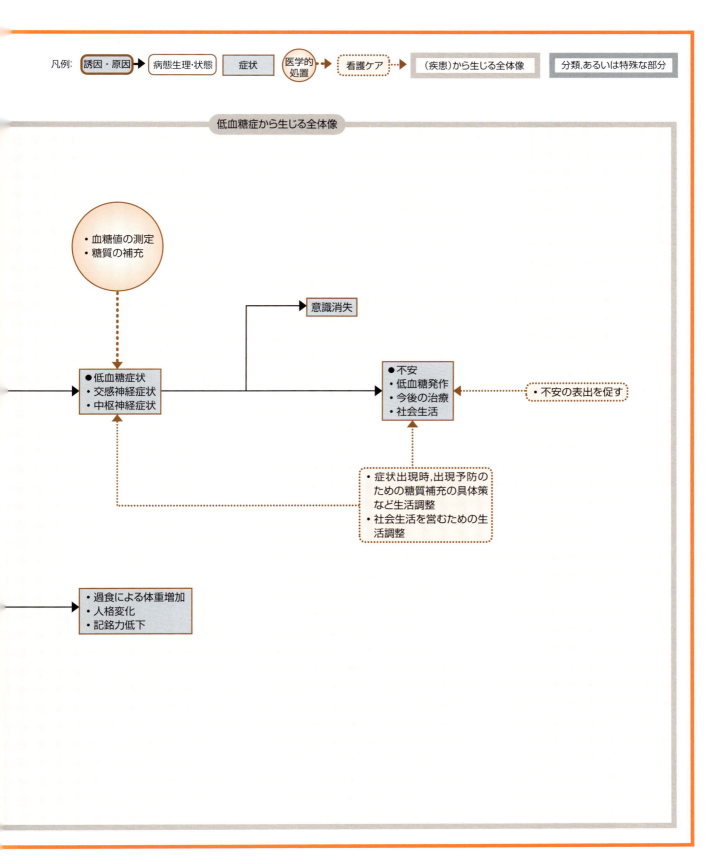

第Ⅰ部　疾患別看護ケア関連図　　A　代謝疾患

7　インスリノーマ

Ⅰ　インスリノーマによる低血糖症が生じる病態生理

1．インスリノーマによる低血糖症の定義

膵β細胞が腫瘍化し，インスリンを過剰分泌するため低血糖をきたす。

2．インスリノーマによる低血糖症のメカニズム

腫瘍化した膵β細胞からインスリンが過剰に分泌されるため，空腹時に低血糖を起こす。

正常な膵β細胞と異なり，腫瘍化した膵β細胞は，分泌機能の制御を受けないため，血糖値に合わせインスリンを分泌することができず，血糖値に関係なくインスリンを分泌する。そのため，血糖が低下してもインスリン分泌が持続してしまい，体内の糖の取り込み，利用が高まり，血糖値が低下する。

血糖値の程度によっては，意識障害，昏睡もある。

3．インスリノーマによる低血糖症の分類と症状

主な症状は，インスリン過剰分泌による空腹時，夜間の低血糖である。

また，❶空腹時の低血糖，❷発作時血糖が50 mg/dL以下，❸血糖値を上昇させる処置（糖質の投与）で症状が改善する，という症状を認め，ウィップル（Whipple）の3徴といわれる。

1）低血糖症状

血糖は身体にとって，大事なエネルギー源である。特に脳・神経系は主なエネルギー源が血糖であるため，血糖値が下がると神経症状が出現する。ただし，症状には個人差がある。

主な低血糖の症状を[表1]に示す。

慢性的に低血糖が続くと，人格の変化，記銘力の低下，知能低下，体重増加（低血糖を防ぐため過食の傾向になる）を認めることもある。

また，膵臓ランゲルハンス島でβ細胞が腫瘍化したインスリノーマは，直径1 cm程度と小さいものが多く，90％近くは単発の良性腫瘍といわれる。

4．インスリノーマによる低血糖症の診断・検査

1）診断

前述のウィップルの3徴が低血糖症の特徴であるが，インスリノーマに特異的ではない。インスリノーマの診断は，❶低血糖症状を認める，❷高インスリン血症を認める，血糖値によらないインスリンの自律性の不適合分泌を認める，❸膵腫瘍を認める，これらの確認が重要である。しかし，自覚症状がない場合もあり，長期的に診断されていない場合もある。診断のフローチャートを[図1][1]に示す。

2）検査
① 空腹時血糖値・インスリン検査

空腹時の血糖値が50 mg/dL以下，血中インスリン値（IRI）が6 μU/mL以上，血中Cペプチド値が0.6 ng/mL以上でインスリノーマが疑われる。

空腹時血中インスリン値（IRI）と血糖の比が0.3以上であり，血糖値に比べインスリンが相対的に高値である

[表1] 主な低血糖症状

血糖値	主な症状
60 mg/dL以下	交感神経刺激症状（発汗，手指振戦，動悸，顔面蒼白）
45 mg/dL以下	中枢神経刺激症状（頭痛，目のかすみ）
40 mg/dL以下	傾眠
30 mg/dL以下	けいれん，昏睡

[図1] 低血糖の診断のフローチャート

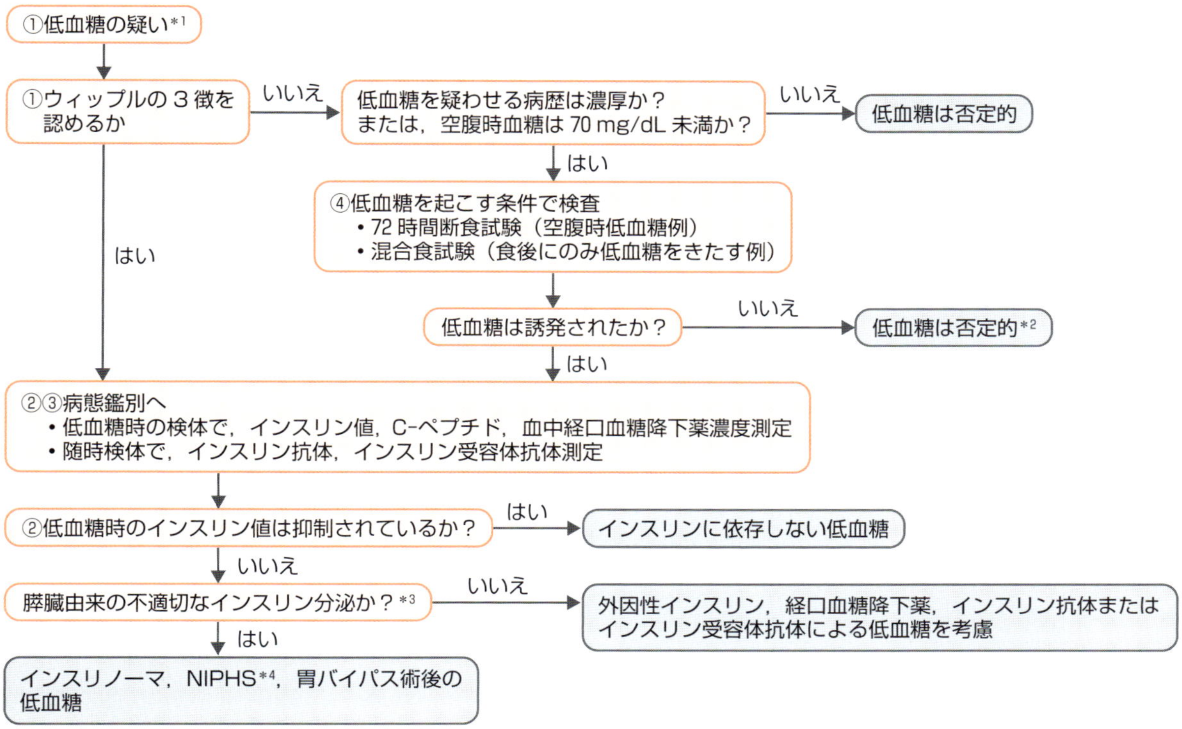

- ①低血糖の疑い*1
  - ①ウィップルの3徴を認めるか
    - いいえ → 低血糖を疑わせる病歴は濃厚か？または，空腹時血糖は70 mg/dL未満か？
      - いいえ → 低血糖は否定的
      - はい → ④低血糖を起こす条件で検査
        - 72時間断食試験（空腹時低血糖例）
        - 混合食試験（食後にのみ低血糖をきたす例）
        - 低血糖は誘発されたか？
          - いいえ → 低血糖は否定的*2
          - はい → ②③病態鑑別へ
    - はい → ②③病態鑑別へ
      - 低血糖時の検体で，インスリン値，C-ペプチド，血中経口血糖降下薬濃度測定
      - 随時検体で，インスリン抗体，インスリン受容体抗体測定
  - ②低血糖時のインスリン値は抑制されているか？
    - はい → インスリンに依存しない低血糖
    - いいえ → 膵臓由来の不適切なインスリン分泌か？*3
      - いいえ → 外因性インスリン，経口血糖降下薬，インスリン抗体またはインスリン受容体抗体による低血糖を考慮
      - はい → インスリノーマ，NIPHS*4，胃バイパス術後の低血糖

*1：薬物治療中の糖尿病患者では糖尿病の治療内容を調節し，低血糖を合併しうる他の病態（重篤な疾患，コルチゾール欠乏症，インスリノーマ以外の腫瘍，IGF-Ⅱ産生腫瘍など）の存在が疑われる症例では，ウィップルの3徴を確認後，各病態の診断・治療を行う
*2：誘発試験で否定されても繰り返し症状を呈して臨床的に疑わしい場合に，C-ペプチド抑制試験や，時にはSASIテストを用いてインスリノーマやNIPHSの診断が得られる場合がある
*3：C-ペプチドが抑制されず，経口血糖降下薬・インスリン抗体・インスリン受容体抗体が検出されないものが該当する
*4：Noninsulinoma pancreatogenous hypoglycemia syndrome（機能性のβ細胞障害）

（膵・消化管神経内分泌腫瘍（NET）診療ガイドライン作成委員会：膵・消化管神経内分泌腫瘍（NET）診療ガイドライン．p31，2013．http://jnets.umin.jp/pdf/guideline001s.pdf より）

場合は，インスリノーマが強く疑われる．

② 絶食検査

最長72時間まで食事をとらず水分摂取のみで過ごし，採血を行う．途中で低血糖が誘発されれば終了である．このときの血中インスリンおよびCペプチドの低下が不十分であれば，インスリノーマと診断される．

③ CT，MRI

インスリノーマは腫瘍が小さいため，画像診断で見つけることは難しい．

④ 選択的動脈内カルシウム注入試験（SACIテスト）

膵臓に流入する動脈にカテーテルを挿入し，インスリン分泌刺激薬（カルシウム液）を注入したときに，インスリンが膵臓から分泌されることを確認する．この検査で，特定される動脈の流域と，超音波内視鏡に映る腫瘍の場所が一致すれば，インスリンを分泌している腫瘍を確定できる．

5．インスリノーマによる低血糖症の治療

1）対症療法

低血糖発作時には，糖質の補充を行う．意識障害を伴う場合は，経静脈的にブドウ糖液の注射を行う．血糖値が70 mg/dL以下は，低血糖とみなし，傾向摂取が可能な場合は，ブドウ糖を10 g，傾向摂取が不可能な場合は50％ブドウ糖液20 mLをゆっくり静脈注射する．

2）外科的治療

良性の場合は，腫瘍核出術が標準で，主膵管を損傷しないように施行する。

多発性の場合，または，主膵管の損傷リスクがある場合は，膵頭十二指腸切除術，幽門輪温存膵頭十二指腸切除術，または，膵体尾部切除術を行う。

悪性の場合は，膵頭十二指腸切除術，膵体尾部切除術，あわせてリンパ節郭清を行い，原発巣切除はすべて行う。

根治手術ができない場合も，減量手術が症状緩和に効果的であり，積極的に切除を行う。

3）内科的治療

抗ホルモン療法として，ジアゾキシドの内服，ソマトスタチン誘導体（サンドスタチン®）の注射が効果的である場合がある。

悪性腫瘍の場合，ストレプトゾトシン（ザノサー®）や5-フルオロウラシル（5-FU）を投与する。

Ⅱ　インスリノーマによる低血糖症の看護ケアとその根拠

患者は症状の原因が明確にならないため，症状のコントロールの仕方が自分自身でわからず，常に不安を感じたまま生活していることがある。そのため，精神面への援助は検査時のみでなく，原因がわからないことに対する不安や今後の治療に対する不安に対する援助が必要である。

1．インスリノーマによる低血糖症の観察ポイント

1）身体所見
① 血糖値［表1］
- 空腹時の血糖値
- 低血糖発作時の血糖値の観察

② 低血糖症状
- 患者個々の低血糖症状を把握しておく

③ 検査結果
- 診断のための検査結果

2）精神状態
- 検査・治療に対する不安
- 症状に対する不安
- 今後の治療に対する不安：切除を行う場合，切除の範囲によっては一時的に血糖値が高い状態になることがある

2．インスリノーマによる低血糖症の看護の目標

❶患者の症状を慎重に観察し，低血糖発作を見逃さず，迅速に対応する
❷症状に対する不安，原因がわからないことに対する不安，今後の治療に対する不安など，患者が十分話し，不安を表出できるようにかかわる
❸患者が，生活しながら自分の症状をコントロールできるように生活調整を行う

3．インスリノーマによる低血糖症の検査時の看護ケア

低血糖は，重篤になると意識消失を伴い，他人の助けがなければ回復が難しいことがある。そのため，患者がこの症状出現の可能性を受け入れ，生活していくことを支援することが重要である。

診断のためとはいえ，絶食検査は精神的にも苦痛を伴う。検査の必要性の説明を行うことは当然であるが，検査時は患者の苦痛への配慮が大切である。

4．インスリノーマによる低血糖症の外科的治療の看護ケア

外科的治療を受ける場合，手術に対する患者の気持ちを十分に聞き，治療への参加を進める。

5．インスリノーマによる低血糖のため意識消失を起こす可能性に対する看護ケア

1）インスリノーマによる低血糖出現に対する生活調整

患者が，低血糖症とうまく付き合いながら生活を送るためには，生活調整が必要である。低血糖症状，症状が出現しやすい状況，補食を行うことで対応ができることを説明し，低血糖は回避できることを説明する。

その上で，患者と一緒に生活をイメージしながら，症

状が出現しやすい状況の有無を振り返る。特に，絶食時間が長時間になる状況の有無，低血糖に対する対応の可否の確認を行う。そして，食事時間の調整，低血糖を予防するための血糖測定のタイミングや対応，周囲の人への症状の説明やサポートを得る方法を具体的に考えていくことが必要である。

たとえば，仕事が接客業の患者の場合は，昼食時間が遅くなることが多々あるが仕事をしながら血糖測定行い血糖値を確認することや，接客の合間に補食を行うことも難しい。そこで，自覚症状と絶食時間に注意してもらいながら，昼食が遅くなるときは，糖質を含む飲み物を補食として利用するなど，仕事中の低血糖を予防する方法を考える。

また，生活への影響を最小限にするために仕事との両立に対する援助は，外せないポイントである。特に仕事の内容によっては，低血糖による身体症状や意識障害が支障をきたす可能性がある。自動車の運転，危険物を取り扱う場合，高所で作業をする場合，転倒により他人に危害を及ぼす可能性がある場合などである。そのような場合の生活調整は，特に重要である（自動車の運転に関しては後の項目で詳しく記載する）。

そして，ケアを提供する際は，患者の症状に対する受け入れの難しさや不安などの感情に対する配慮は不可欠である。

2）インスリノーマによる低血糖症状と意識消失の可能性に対する心理面の援助

ここでは，糖尿病の薬物療法による低血糖に関する文献を参考に記載する。

患者の低血糖出現に対する恐怖は，医療者には推し量りきれないものがある。低血糖による症状や意識消失により，他人の手を借りることになったり，救急搬送されたり，生活に影響を及ぼした経験がある場合は，患者にとってトラウマとなっていることがある。

また，糖尿病に関する文献では，血糖コントロールを乱す要因として「低血糖不安」と「仕事中・眠前の過度の補食」がいわれており，患者によっては低血糖予防のために，過食傾向となる場合があると報告する文献がある[2]。また，過度の補食は，肥満も招くことになる。

まずは，患者の話を聴き，体験を理解しようとする姿勢でかかわることが重要である。その上で，血糖測定の活用方法や適切な補食により予防できることを説明し，血糖測定のタイミング，補食の内容（急速に血糖値を上昇させる食物，ゆっくりと血糖値を上昇させる食物など）と活用

を考え，生活を調整していく。

3）自動車を運転するにあたっての注意

ここでは低血糖の症状にポイントを置き，糖尿病の文献を参考にまとめる。

2013年6月に改正道路交通法が成立し，それに伴い，自動車運転免許の欠格事由の見直しがなされた。そのなかで，「無自覚性の低血糖」に対する取り扱いが明記され，低血糖症（腫瘍性疾患，内分泌疾患，肝疾患，インスリン自己免疫症候群など）で，医師が「発作のおそれの観点から，運転を控えるべきとはいえない」旨の診断を行った場合，運転免許の拒否などを行わないとされている[3]。

これに対し，日本糖尿病学会理事会では，「運転を控えるべきか」「運転を控えるべきではないか」を判定するのは，一般に容易な作業とはいえず，1回または短時間の診察および検査によって結論を導き出すには慎重でなければならないとし，「運転を控えるべき」と判断するには，特に，病名・病型の診断・これまでの病歴・最近の検査データ，血糖コントロール状況（血糖自己測定データを含む），治療内容などの十分な資料が必要であるとの見解を出している[4]。

また，糖尿病ネットワークは，低血糖になるおそれのある者が，人為的にコントロールができていれば運転

[表2] 交通事故を起こさないための低血糖対策7カ条（米国糖尿病学会）

1. 運転前と長い時間の運転時には，一定間隔で血糖自己測定を行い，自分の血糖値をチェックしましょう
2. 運転するときは，血糖自己測定器と，ブドウ糖やそれに代わるものを，常に側に置いてください
3. 低血糖のサインを感じたり，血糖自己測定を行い血糖値が70 mg/dL 未満と低かったりした場合は，運転をやめて，車を安全な場所にとめましょう
4. 低血糖を確かめたときには，吸収の速いブドウ糖製剤や，ブドウ糖を多く含むジュースやスナックなど，血糖値を上げやすい食品をとりましょう。ブドウ糖を含まず低カロリー甘味料を使用した清涼飲料などもあるので，あらかじめ成分を確かめておきましょう
5. 捕食をしてから15分待ち，血糖値が目標値に達していることを確認してから，運転を再開しましょう
6. もしもあなたが無自覚性低血糖症を経験しているのなら，運転をやめて，主治医に相談してください
7. 患者によっては糖尿病網膜症により視力障害が起きている場合があります。末梢神経障害によりアクセルやブレーキのペダルの感じ方が弱まっている場合もあります。早期に医師に相談しましょう

（糖尿病ネットワーク：低血糖と運転免許　安全に運転するための7カ条．http://www.dm-net.co.jp/calendar/2013/020463.php，2015.3.14アクセスより）

免許の取得は問題ないとしている。他方では，医師が，「安全な運転に支障を及ぼす意識消失などの症状の前兆を自覚できている」「運転中の意識消失などを防止するための措置を実行できているので，運転を控えるべきではない」と診断した場合は運転免許を取得できるとも示している[5]。つまり，低血糖発作出現の可能性に対する患者自身の自覚と対処の大切さを述べている。

参考の1つであるが，米国糖尿病学会は，インスリン療法を行っている糖尿病患者に交通事故を起こさないための低血糖対策7か条[5]を述べている**[表2]**。患者に伝えておくことは，大変重要である。

このように，低血糖症の看護として，患者が自分の症状を受け入れるための心理面に対する支援，主体的にコントロールしながら生活を送っていくための生活調整の支援は，看護師の重要な役割である。

(大倉瑞代)

《引用文献》
1) 膵・消化管神経内分泌腫瘍（NET）診療ガイドライン作成委員会：膵・消化管神経内分泌腫瘍（NET）診療ガイドライン．p30, 2013.
2) 小野百合：Question 低血糖不安と補食の関係は？ 低血糖不安で食べ過ぎてしまう人の対処方について教えてください．Q＆Aでわかる肥満と糖尿病5(5)：786-787, 2006.
3) 警察庁交通局運転免許課：運転免許の欠格事由の見直し等に関する運用上の留意事項等について．警察庁丁運発第49号, 2002.
4) 日本糖尿病学会理事会：「無自覚性低血糖症」を示す者の運転免許証の申請について（理事会見解）．2002. http://www.jds.or.jp/modules/information/index.php?page=article&storyid=28.
5) 糖尿病ネットワーク：低血糖と運転免許 安全に運転するための7カ条．2015. http://www.dm-net.co.jp/calendar/2013/020463.php.

《参考文献》
1) 黒江ゆり子・他：系統看護学講座 専門分野Ⅱ 内分泌・代謝．p128, 医学書院, 2011.
2) 福井次矢, 奈良信夫編：内科診断学．pp853-854, 医学書院, 2000.
3) 井村裕夫編集主幹：わかりやすい内科学, 第3版．pp698-700, 文光堂, 2008.
4) 医療情報科学研究所編：病気がみえる vol3 糖尿病・代謝・内分泌, 第3版．pp54-55, メディックメディア, 2012.
5) 日本糖尿病学会編：科学的根拠に基づく糖尿病診断ガイドライン2013．pp269-270, 南江堂, 2013.
6) 日本糖尿病学会編：糖尿病治療ガイド2014-2015．pp69-70, 文光堂, 2014.

NOTE

コラム 計画的行動理論

エイゼン（Azjen）らの計画的行動理論[図]では，人がある行動をするには行動意図（やる気）が必要であると考える。さらに，行動意図（やる気）が起こるには，「行動に対する態度」と「主観的規範」と「行動コントロール感」が必要である。[表]に，計画的行動理論の各要素について内容を示した。

計画的行動理論を使って患者の行動変化を支援するには，まず，変化させようとしている行動に対して，患者がどのように感じているかを知ることが重要である。その上で，行動に対する態度・主観的規範・行動コントロール感のどこが不十分かをアセスメントして，介入計画を立てる。

たとえば，「行動に対する態度」だとすれば，運動をすることで減量でき，減量できたら血糖が下がるということが感じられるようにかかわる。

あるいは「主観的規範」であれば，患者にとって大切な家族や友人がその行動をとることを期待していることを伝え，そのことで関係性もよくなるのではないかと考えてもらう。

「行動コントロール感」であるとすれば，その行動ができそうだと思えるように自己効力感が高まるような働きかけをしたり，情報提供したりする。

（任 和子）

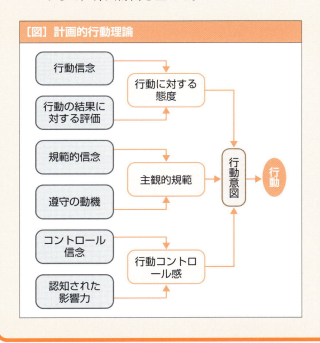

[図] 計画的行動理論

[表] 計画的行動理論の要素とその内容

要素	内容
行動意図	やる気
行動に対する態度 • 行動信念 • 行動の結果に対する評価	行動に対して前向きな気持ち • その行動がある結果をもたらすという信念 • その結果に高い価値をおく
主観的規範 • 規範的信念 • 遵守の動機	行動をとることに対する周囲の期待に従おうとする気持ち • 周囲の人が行動をするべきと思っている • その気持ちに従いたい
行動コントロール感 • コントロール信念 • 認知された影響力	その行動をとることは簡単だと思う気持ち • 行動に必要な技術や資源をもっている • それらが行動を簡単にしてくれる

コラム トランスセオレティカルモデル

プロチャスカ（Prochaska）らによるトランスセオレティカルモデルは，喫煙や肥満，運動不足など不健康な習慣的行動の時間的変化でとらえ，さまざまな既存の理論を統合して有効な介入を示したものである[図]。トランスセオレティカルモデルには，「変化ステージ」「意思決定のバランス」「自己効力感」「変化プロセス」の4つの構成要素がある。

変化ステージは，人の行動が変わり，それが維持されるまでを6つのステージに分けている[表1]。これらのステージは，時間経過にはなっているが，必ずしも順番に上がるとは限らないし，途中からどこかのステージに入ったり，戻ったり，やり直したりすることもある。変化ステージが低い段階では，意思決定のバランスは，その行動をとることの利益より損失が上回っており，変化ステージが高くなるにしたがって，利益をより感じるようになる。また，自己効力感は，変化ステージが進むにつれて高くなる。

変化プロセスは，変化ステージを次の段階へ進めるために有効な介入方法を導いてくれる。[表2]に変化プロセスとその内容を示した。意識の高揚，感情的経験，環境の再評価，自己の再評価は，感じ方

[表1] 変化ステージの各期

変化ステージ	定義
無関心期	6カ月以内に行動を変えるつもりがない時期
関心期	6カ月以内に行動を変えるつもりがある時期
準備期	1カ月以内に行動を変えるつもりがある時期
行動期	行動を変えて6カ月以内の時期
維持期	行動を変えて6カ月以上の時期
完了期	逆戻りの心配なく，行動が定着した時期

＊完了期を省略して5つのステージで示されることもある

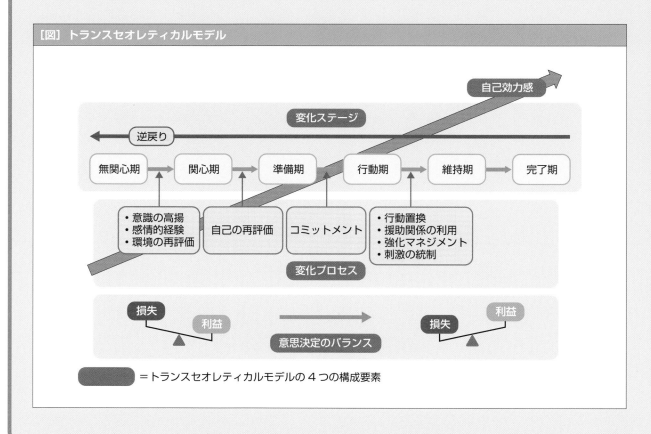

[図] トランスセオレティカルモデル

[表2] 変化プロセスとその内容

変化プロセス	内容
意識の高揚	健康問題に関する情報を集めて理解する。
感情的経験	行動を変えないことでの健康への脅威を感情的な面から経験する。
環境の再評価	不健康な健康を続けることによって周囲の環境に与える影響を再評価する。
自己の再評価	不健康な健康を続けることによる自分への影響を再評価する。
コミットメント	行動を変えることを選んで決意し，口に出す。
行動置換	問題行動の代わりになることを取り入れる。
援助関係の利用	ソーシャルサポートを求めて利用する。
強化マネジメント	行動を変えたことに対して褒美を与える。
刺激の統制	問題行動のきっかけになることを避ける。

や考え方にアプローチするものである（認知的方略）。一方，コミットメント，行動置換，援助関係の利用，強化マネジメント，刺激の統制は行動にアプローチするものである（行動的方略）。

（任　和子）

第Ⅰ部 疾患別看護ケア関連図　A　代謝疾患

8 肥満症

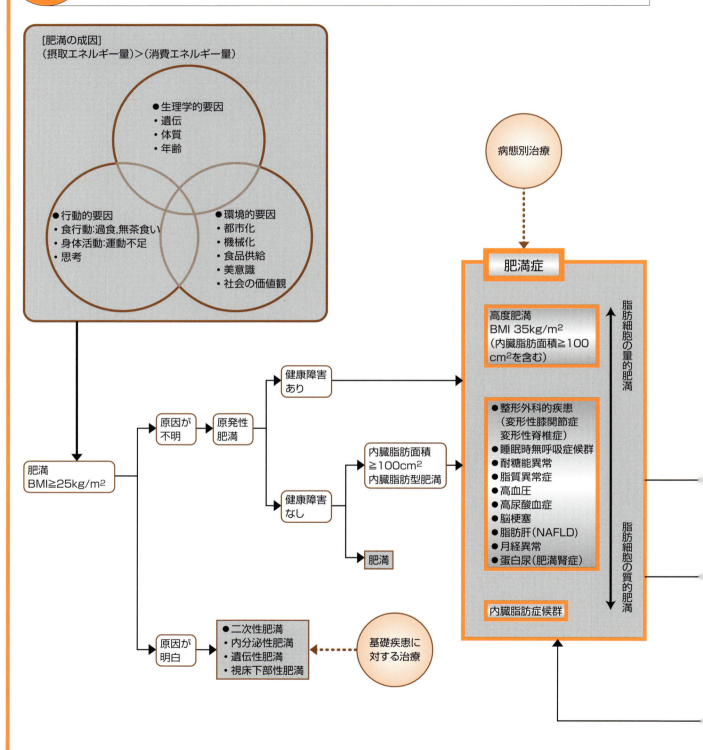

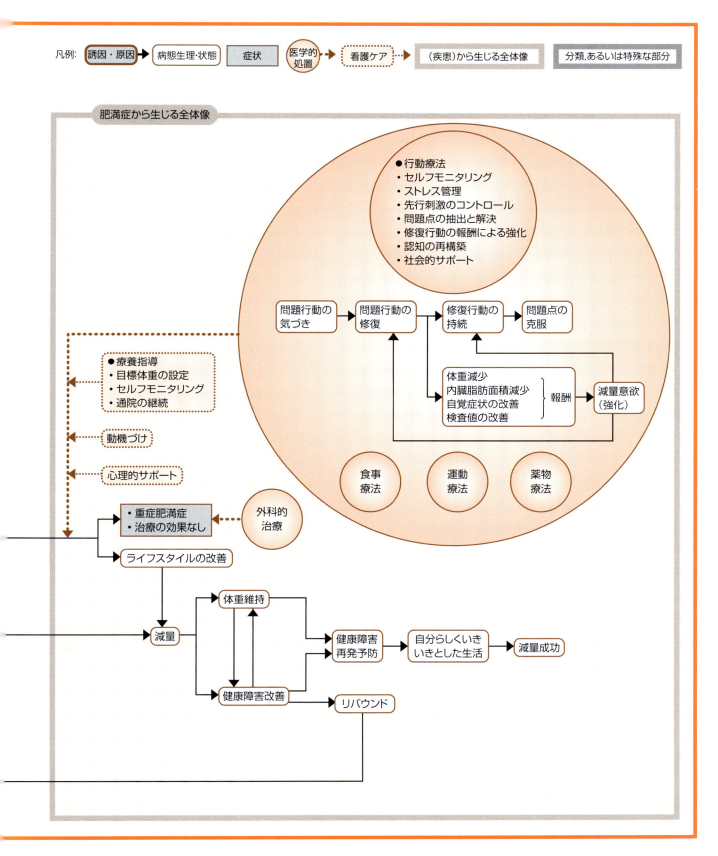

第I部　疾患別看護ケア関連図　　A　代謝疾患

8　肥満症

I　肥満症が生じる病態生理

1．「肥満」と「肥満症」の定義

「肥満」は，脂肪組織が過剰に蓄積した状態と定義され，必ずしも疾病を意味するものではない。一方，肥満に起因ないしは関連して発症する，健康障害の予防，および治療に医学的な減量が必要な病態が「肥満症」と定義される。

2．肥満の判定と標準体重

肥満の判定には，体格指数（body mass index：BMI）[表1] を用いる。BMIを用いる利点は，身長と体重から計算するため簡便である，年齢・性別に関係なく計算ができる，極端な例を除くと体脂肪量と相関が強いことである。

日本肥満学会はBMI 25以上のものを「肥満」と定義している[1]。[表2] に日本肥満学会とWHOが定めた肥満の基準を示す。例えば，身長が160 cmの人は，64 kgでBMIが25になる。わが国ではBMIが22で有病率が最小になる[2]ことから，これに相当する体重を標準体重（理想体重）[表1] として算出する。身長が160 cmでは，標準体重（理想体重）は約56 kgとなる。

WHOの肥満の判定がBMI 30以上であるのに対し，日本肥満学会の判定がBMI 25以上である理由は，わが国で肥満に関連した疾患の高血圧，高コレステロール血症，低HDL血症，高トリグリセリド血症，高血糖などが，BMI 25付近から有意に増加し始め，BMI 25〜30の範囲で発症しやすさ（オッズ比）が約2倍以上になるからである[3]。

BMI 25以上の肥満者の割合は，15歳以上では2012（平成24）年国民健康・栄養調査によると，男性28.0%，女性18.9%であった。BMI 30以上では，男性3.7%，女性3.3%であった[4]。

また BMI ≧ 35 を高度肥満と定義されている。

3．肥満のメカニズムと分類

肥満は，基礎疾患がない原発性肥満と，肥満を一症候とする基礎疾患が存在する二次性肥満（症候性肥満）に分類される [表3][5]。

1）原発性肥満

肥満の約9割は原発性肥満である。原発性肥満の成因として，摂食調節系とエネルギー消費調節系からなるエネルギー代謝調節系の異常が考えられる。

体脂肪量は，摂食調節系と，エネルギー消費調節系の両方からなるエネルギー代謝系により調節される。体脂肪量の増減は，摂食調節系による摂取エネルギー量（kcal）と，エネルギー消費調節系の基礎代謝や運動による消費エネルギー量（kcal）のバランスにより決まる。摂食調節系による摂取エネルギー量がエネルギー消費調節系の消費エネルギー量を上回ると体脂肪量が増加し，逆に摂取エネルギー量が消費エネルギー量を下回ると体脂肪量が減少する。

[表1] BMIと標準体重

$$BMI\,(kg/m^2) = [体重(kg)]/[身長(m)]^2$$
$$= [体重(kg)] \div [身長(m)] \div [身長(m)]$$

$$標準体重（理想体重）(kg) = [身長(m)]^2 \times 22$$
$$= [身長(m)] \times [身長(m)] \times 22$$

[表2] 肥満度分類

BMI (kg/m²)	判定	WHO基準
BMI < 18.5	低体重	Underweight
18.5 ≦ BMI < 25.0	普通体重	Normal range
25.0 ≦ BMI < 30.0	肥満（1度）	Pre-obese
30.0 ≦ BMI < 35.0	肥満（2度）	Obese class I
35.0 ≦ BMI < 40.0	肥満（3度）	Obese class II
40.0 ≦ BMI	肥満（4度）	Obese class III

＊BMI 35以上を高度肥満と定義する

（日本肥満学会：肥満症診断基準2011．肥満研究 17（臨時増刊号）：i，2011より）

[表3] 肥満の成因による原発性肥満と二次性肥満（症候性肥満）の分類

1. 原発性肥満

2. 二次性肥満（症候性肥満）
   1) 内分泌性肥満
      - クッシング症候群，甲状腺機能低下症，偽性副甲状腺機能低下症，インスリノーマ，性腺機能低下症，多嚢胞性卵巣症候群など
   2) 中枢性肥満
      2-1) 視床下部性肥満（摂食・エネルギー消費の調節中枢の視床下部の障害による肥満）
        - 頭蓋咽頭腫などによる視床下部障害（腹内側核など）
      2-2) その他の中枢性肥満（大脳基底核，扁桃体，前頭葉などの障害による肥満）
        - 前頭葉症候群（肥満，性格変化，活動性低下，認知機能障害，本能的行動の抑制低下などを伴う）
   3) 遺伝性肥満
      - プラダー-ウィリー症候群（第15染色体異常などによる肥満，筋緊張低下，精神発達遅滞，性腺機能低下）
      - バルデー-ビードル症候群（肥満，網膜色素変性，精神発達遅延，性腺発育不全，多指症，家族性を伴う）
      - レプチン系分子の遺伝子異常（4型メラノコルチン受容体遺伝子異常などによる）
   4) 薬剤性肥満
      - グルココルチコイド製剤，向精神薬（抗うつ薬や抗精神病薬など）など

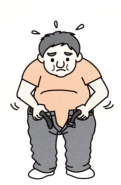

（細田公則：肥満症．わかりやすい内科学，第4版，p773，文光堂，2014より）

肥満が発症・悪化するのは，［摂取エネルギー量＞消費エネルギー量］の場合である。一方，肥満の治療は，［摂取エネルギー量＜消費エネルギー量］にすることにより行われる。

エネルギー代謝調節系に影響するものとして，遺伝因子と環境因子がある。近年の肥満の増加の原因は，飽食の時代の食生活の変化と，車社会などによる省力化や運動不足などの環境因子の変化による。

2）二次性肥満（症候性肥満）

二次性肥満（症候性肥満）は肥満全体の約1割程度であり，❶内分泌性肥満，❷視床下部性肥満などの中枢性肥満，❸遺伝性肥満，❹薬剤性肥満に分類される。

① 内分泌性肥満

慢性糖質コルチコイド（グルココルチコイド）過剰によるクッシング（Cushing）症候群［中心性肥満，水牛様脂肪組織蓄積，満月様顔貌，多毛，皮膚症状（赤紫色皮膚線条，痤瘡〈にきび〉など）などを伴う］，甲状腺機能低下症（脂肪だけでなく，皮下組織のムコ多糖類蓄積も関与），偽性副甲状腺機能低下症（肥満の原因は不明，低身長，円形顔貌，中手骨や中足骨の短縮，皮下骨化などを合併することがあり），インスリノーマ（低血糖を防ぐための過食傾向で体脂肪量増加），性腺機能低下症，多嚢胞性卵巣症候群（月経異常，多毛など合併）などがある。

② 中枢性肥満

視床下部性肥満は，摂食とエネルギー消費の調節中枢の視床下部の障害による肥満であり，頭蓋咽頭腫などによる視床下部障害などがある。その他の中枢性肥満として前頭葉症候群などがある。

③ 遺伝性肥満

プラダー-ウィリー（Prader-Willi）症候群（第15染色体異常が原因で，筋緊張低下，精神発達遅滞，性腺機能低下症を伴う），バルデー-ビードル（Bardet-Biedl）症候群（肥満，網膜色素変性，精神発達遅滞，性腺発育不全，多指症，家族性の6主徴。常染色体劣性遺伝），および4型メラノコルチン受容体（MC4R）などレプチン系分子の単一遺伝子異常症などがある。

④ 薬剤性肥満

薬剤として，医原性クッシング症候群を起こし，肥満をきたすことがある糖質コルチコイド製剤や向精神薬（抗うつ薬），抗精神病薬などがある。

4．肥満症の診断

「日本肥満学会肥満症診断基準2011」では，肥満の判定（BMI≧25）に加えて，[表4]の肥満症の診断に必須な11項目の合併症が1項目以上存在する場合，または，合併症がない場合でも，内臓脂肪型肥満の場合は肥満症

[表4] 肥満に起因ないし関連し，減量を要する健康障害

Ⅰ．肥満症の診断基準に必須な合併症	1) 耐糖能障害（2型糖尿病，耐糖能異常など） 2) 脂質異常症 3) 高血圧 4) 高尿酸血症，痛風 5) 冠動脈疾患：心筋梗塞，狭心症 6) 脳梗塞：脳血栓症，一過性脳虚血発作（TIA） 7) 脂肪肝（非アルコール性脂肪性肝疾患/NAFLD） 8) 月経異常，妊娠合併症（妊娠高血圧症候群，妊娠糖尿病，難産） ＊9) 睡眠時無呼吸症候群（SAS），肥満低換気症候群 ＊10) 整形外科的疾患：変形性関節症（膝・股関節），変形性脊椎症，腰痛症 11) 肥満関連腎臓病 　　　＊：脂肪細胞の量的異常がより強く関与
Ⅱ．診断基準には含めないが，肥満に関連する疾患	1. 良性疾患：胆石症，静脈血栓症・肺塞栓症，気管支喘息，皮膚疾患（偽性黒色表皮腫，摩擦疹，汗疹） 2. 悪性疾患：胆道がん，大腸がん，乳がん，子宮内膜がん

（日本肥満学会：肥満症診断基準2011．肥満研究17（臨時増刊号）：ii，2011より一部改変）

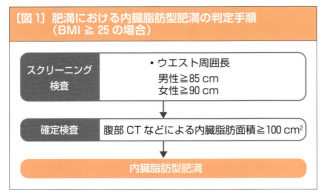

（日本肥満学会：肥満症診断基準2011．肥満研究17（臨時増刊号）：vi，2011より一部改変）

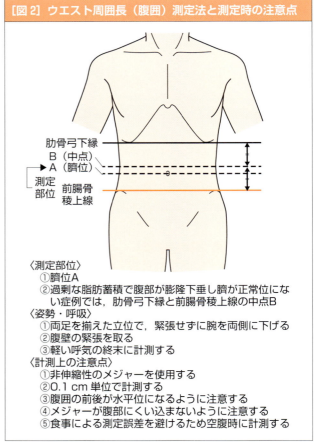

（日本肥満学会：肥満症診断基準2011．肥満研究17（臨時増刊号）：vii，2011より一部改変）

と診断される。

　内臓脂肪型肥満は，腹部CTなどで［内臓脂肪面積≧100 cm²］により確定診断されるが，スクリーニング検査としてウエスト周囲長（腹囲）が測定される。内臓脂肪面積100 cm²はウエスト周囲長が男性85 cm，女性90 cmに相当する。

　肥満における内臓脂肪型肥満の判定手順（BMI≧25の場合）を［図1］に，ウエスト周囲長の測定法を［図2］に示す。

　また，悪性疾患（がん）など，肥満症の診断基準に必須な合併症ではないが，肥満に関連する疾患も［表4][1]に示す。

5. 主な治療法

肥満症の治療は肥満を改善し，肥満に伴う合併症を改善させることである。減量の指標は体重やBMIの変化により評価される。従来，肥満の合併症の改善には5%の体重減少が必要と考えられてきたが，最近3%程度の体重減少で改善が認められることが明らかになっており，日本肥満学会で，新しい治療方針作成が検討されている。原発性肥満の治療法として，食事療法，運動療法，薬物療法，行動療法，外科的治療がある。二次性肥満では，基礎疾患に対する治療が主となる。

- 治療のキーポイント
  ❶ 3%の体重減少により，肥満に伴う合併症の改善が認められる
  ❷ 食事療法，運動療法，行動療法を中心に行い，ほかに薬物療法，外科的治療がある
  ❸ ［摂取エネルギー量＜消費エネルギー量］となるように，症例ごとに1日摂取エネルギー量を［標準体重（kg）］×［20～35 kcal］の範囲内の設定で食事療法を行う

1) 食事療法

［摂取エネルギー量＜消費エネルギー量］となるように，食事療法を行う。

1日消費エネルギー量＝［標準体重（kg）］×［20～35 kcal］であり，年齢による基礎代謝の変化，職種，日常活動量，運動の量を考慮して，症例ごとに1日摂取エネルギー量を［標準体重（kg）］×［20～35 kcal］の範囲内で設定する。摂取エネルギー量のほかに，栄養のバランスも考慮する。食事記録などを含めて栄養指導を継続的に受けることが重要である。食事をがまんすることよりも，低カロリーの食品を用いることで空腹感をあまり感じないようにするなどの工夫を行う。入院による減量治療では，入院中の食事療法のみならず，退院後の食事などのライフスタイルの改善も視野に入れて，治療を行う。

超低カロリー食（very low calorie diet：VLCD）は1日600 kcal以下の食事であり，液状のフォーミュラー食を用いるので継続性が困難であり，リバウンドしやすく，長期的な減量治療には適していない。VLCDは心筋梗塞や脳梗塞の発症時やその直後，冠動脈疾患，重症不整脈とその既往，重篤な肝・腎障害，インスリン治療中の糖尿病，全身性消耗性疾患，うつ病やその既往，妊婦や授乳中の女性などには禁忌である。

絶食療法は期待するほどには脂肪量が減少せず，逆に脂肪組織以外の組織の異化が亢進する危険性を伴い，肥満症の減量治療には用いられない。

2) 運動療法

主に有酸素運動［図3］を行う。運動は基礎代謝の増加，インスリン感受性の向上，脂肪合成酵素の抑制，HDL増加の効果があり，太りにくい代謝状態をつくることができる。

しかし，1時間の歩行で，約1万歩だが，それでも約200～300 kcalの消費エネルギー量であり，それよりも食事療法で摂取エネルギー量を減らすほうが容易なので，減量治療においては，運動療法よりも食事療法の効果のほうが大きい。

このため，運動療法を行う場合でも食事療法を併用する必要がある。筋力の低下した高齢者では，レジスタンス（筋力）トレーニング［図4］も併用する。

運動療法により膝や腰などを痛める可能性があるので，高齢者や高度の肥満では慎重に行うことが望まれる。虚血性心疾患や腎疾患などは，運動療法により悪化する可能性があるので，これらの有無を調べるメディカルチェックが事前に必要である。

3) 行動療法

行動療法は減量とその長期維持を可能にする上で必須な治療法であり，治療初期から行動療法の導入が望ましい。

行動療法は他の治療法と優劣を競うものではなく，食事や運動などの習慣を改善する必要があるとき，その考え方と具体的な方法を示すものである。肥満症の患者は

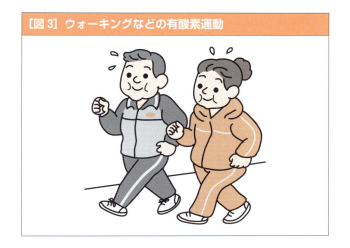

[図3] ウォーキングなどの有酸素運動

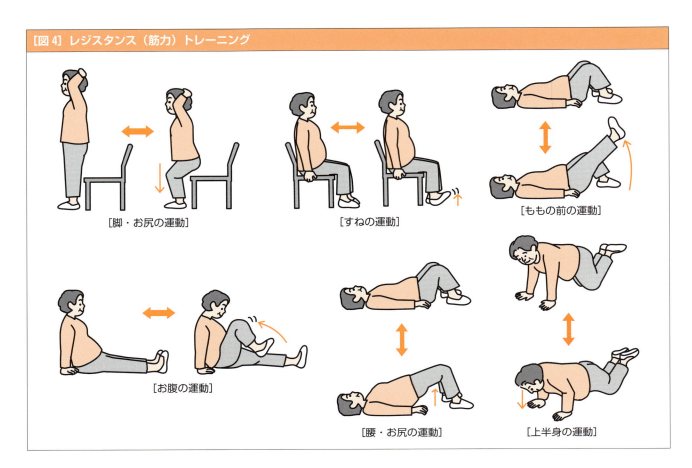

[図4] レジスタンス（筋力）トレーニング

自分が肥満であるという事実に気づいており，食事，運動療法についてある程度の知識があり，減量の必要性についてもわかっている。しかし，実際に食事量を調整し，運動を実行することが苦手なため減量に成功できないか，いったん減量してもリバウンドを繰り返しているだけなのである。

そのため，医療者側から一方的に食事や運動療法の必要性を唱えたり，問題点を指摘したりするのは好ましくない。患者自身が太ってしまう原因や行動上の問題点に気づき，どのように対処すれば減量に結びつくか考えて行動につなげることが重要である。主な行動技法について以下に述べる。

① セルフモニタリング（self-monitoring）

体重，食事，歩数や日常の生活行動などの自己記録をいう。体重は少なくとも1日2回，朝と夜に測定し記録する。ただし，摂食障害での体重の自己記録は，体重へのこだわりを強化し，摂食障害の悪化の可能性があるので禁忌である。食事に関しては摂取量，摂取エネルギー量など [図5]，運動はその頻度や強度について記録する。さらに，食事や運動，日常生活行動を行った時間や場所，そのときの気分なども付記する。

セルフモニタリングは，自己の行動を客観的に観察，評価し，そこから生じる達成感や，体重の増減に結びつく原因に患者自身が気づき，問題行動の修復につなげられる有効な手段である。

② ストレス管理（stress management）

まず，患者自身がストレスの有無やその内容，対処法を理解する。ストレスが過食の誘発因子となっている場合には，その結びつきがあるという事実と，どのような過程を経て過食が誘発されていくのか，患者自身が気づくようにしていく。症例によっては肥満治療そのものがストレッサーになることもあるため，注意が必要である。

③ 先行刺激のコントロール（pre-stimulus control）

身の周りにお菓子がある，テレビや雑誌でグルメ番組や記事を見ると，その刺激が誘因となり，間食や過食が誘発される。これらの刺激を回避することが必要となる。

③ 問題点の抽出と解決（problem solving）

食べすぎや運動不足など，患者には肥満につながる多

[図 5] 食事記録（指導用と記入例）

食事記録（記入例）

	2012年　2月　1日（水）	量	カロリー
朝	（6：30）		
	食パン（5枚切り）	1枚	
	マーガリン	小さじ1	
	牛乳	コップ1杯	
	バナナ	1本	77
間食	（　：　）		
昼	（12：00）		
	コンビニ		
	おにぎり		
	鮭	1個	155
	ツナマヨネーズ	1個	224
	生野菜サラダ	1個	31
	胡麻ドレッシング		29
	コロッケ	1個	
間食	（15：30）		
	ドーナツ	1個	250
	缶コーヒー（砂糖・ミルク）	1杯	65
夕	（19：30）		
	ごはん	1杯	
	豚肉の生姜焼き	100 g	
	キャベツ		
	ほうれんそうのお浸し	小鉢1	
	味噌汁（豆腐，ネギ）	1杯	
	ビール 350 mL	2本	
夜食	（　：　）		

体重　75.8 kg

今日の運動
ウォーキング　夕方 30 分　7120 歩

コメント

- 食事の内容を詳しく書いてください。おやつやアルコールも記入しましょう
- 食べた時間も忘れずに！
- カロリーがわかるものは書いてください（コンビニ，外食，お菓子類にはカロリー表示があることが多いのでチェックしてみましょう）
- 記録をご自身でつけることで，生活習慣を振り返ることができます
- 慣れないうちは書くことが大変と感じるかもしれませんが，食事療法の第一歩になるので，無理のない程度から始めましょう

食事記録　　　　氏名（●●●●）

	2015年　3月　10日（火）	量	カロリー
朝	（7：00）		
	コーヒー（ミルク入り）	1杯	
	ミニクロワッサン	1個	90
	バナナ	1/2本	40
	チーズ	1切	60
間食	（11：00）		
	缶コーヒー	1杯	65
昼	（12：00）定食		
	ごはん	1杯	235
	鶏のあげ炒め	5切	
	キャベツ		
	トマト	1切	
	みそ汁（ワカメ，ネギ）	1杯	
間食	（　：　）		
夕	（20：00）		
	そば（あげ入り）	1杯	300
	巻き寿司	3切	180
	トマト	1/2個	
夜食	（　：　）		

体重　69 kg

今日の運動
駅まで歩く 20 分× 2
昼食で外出 歩く 10 分× 2

コメント
お菓子を食べずに過ごせた。がんばった！

	2015年　3月　11日（水）	量	カロリー
朝	（7：00）		
	紅茶		
	食パン6枚切り	1枚	214
	みかんジャム	1個	20
	リンゴ	1/4個	52
	野菜サラダ（レタス中心，ゴマドレッシング）		
間食	（　：　）		
昼	（12：00）定食		
	ごはん	1杯	235
	チキン南蛮	1人前	388
	レタス		
間食	（16：00）研修会		
	コーヒーゼリー（白玉・あんこ入り）		200
夕	（18：30）送別会		
	コース料理		
夜食	（　：　）		

体重　70 kg

今日の運動
駅まで歩く 20 分× 2
昼食，送別会会場まで歩く→計 20 分

コメント
全体に食べすぎた1日だった。特に送別会があり，夕食を食べすぎてしまった。反省，コーヒーゼリーはたまに OK。

くの問題点が存在する。減量していくためにもっとも効果があると考えられる要因を抽出し，患者とともに実行可能な解決策を考えていく。解決策はより具体的で，患者の意欲を高められるものであることが決め手になる。

④ 修復行動の報酬による強化（contingency management）

行動を修復していく場合，適切な報酬を与えて患者の治療意欲を高め，修復行動がより強固に定着するように工夫する。治療者の「褒め言葉」がこれにあたる。体重減少や血圧，血糖値といった検査結果の改善はいわば成功体験であり，達成感をもつことができる。これを積極的に活用する。

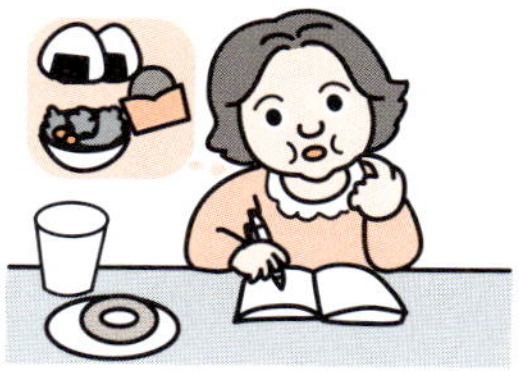

⑤ 認知の再構築（cognitive reconstruction）

肥満患者は自身の食行動やライフスタイルに対し，「食後すぐでも次の食事のことが気になる」「目の前に食べ物があるとつい手が出てしまう」といった，特有の考えをもち行動していることがある。患者は意識していないため，日常生活のなかで繰り返されている。この独特な認知を気づかせ，その修復を図ることが重要である。

⑥ 社会的サポート（social support）

家族，友人，職場の同僚などによる励ましや称賛は，患者にとって力強い治療的報酬になり，その強化につながる。グループ療法や家族と一緒に行う減量プログラムなどでは，この利点を活用している。

4）薬物療法

現在，使える薬物はほとんどなく，世界で研究開発が進んでいる。薬物療法の対象は，日本肥満学会の「肥満症治療ガイドライン 2006」で，BMI ≧ 30 で肥満関連疾患 1 個以上，または BMI ≧ 25 かつ内臓脂肪面積≧ 100 cm^2 で肥満関連疾患 2 個以上保有例が薬物療法の対象とされているが，2015 年現在，改訂中である。

5）外科的治療

BMI ≧ 40，または 35 ≦ BMI ＜ 40 でも重篤な肥満関連疾患を合併した症例で考慮する。手術を十分に理解でき，術後長期のフォローアップに応じることができること，および手術に耐えうるリスク状態であることが条件

である。
　禁忌は，成長期にある小児期や思春期の肥満症（ただし，プラダー-ウィリー症候群などは手術適応になることがある），老年期（60歳以上）の肥満症，精神疾患患者のように手術の内容や意義を理解できず臨床的意義を了解・容認できない患者，術後の定期的な外来通院による管理に応じられない患者，手術に耐えられない心血管系合併症や肺機能障害などのある患者などである。
　欧米などで非常に多数の症例で行われているが，現在，日本では，その長期の効果と安全性，適応が検討されている。

6）日常生活管理
　上記で述べた食事療法，運動療法，行動療法が日常生活管理に相当する。つまり，肥満症の治療は主に，日常生活管理，つまり，ライフスタイルの改善である。

II 肥満症の看護ケアとその根拠

　わが国の肥満は軽度であるにもかかわらず，糖代謝障害や脂質代謝異常の発症は高度肥満の頻度が高い欧米と大差がない。このことから，肥満治療はBMIを標準体重に近づけることが目標ではなく，減量によって，肥満に起因・関連して発症する健康障害を予防し改善することにある。
　減量のためには，食行動や運動習慣といったライフスタイルを改善する必要があるが，実施や継続は難しい。肥満治療は本来難しいものであることを認識しておく必要がある。患者とともに目標体重や目標数値を設定し，無理な減量法を求めず，継続が可能な具体的方法を考える。その上で患者自身が減量に取り組み，いきいきと自分らしく生活できるように支援することが重要である。

1. 肥満症の観察のポイント

1）身体状態
　肥満症の治療は，減量によって肥満に伴う合併症を予防ないしは改善することにある。患者はこれらの合併症に対する治療を行っている場合が多い。日々の診療のなかで看護師は，患者個々の状態を観察し，フィジカルアセスメントを行い，常に患者の状態を把握しておく。

① 身長・体重・BMI・体脂肪率・ウエスト周囲長・内臓脂肪面積（腹部CT，生体インピーダンス法）
　肥満の判定やタイプを診断するには，身長・体重から導かれるBMIと内臓脂肪面積が重要な情報となる。BMIが25以上で肥満，内臓脂肪面積が100 cm^2 で内臓脂肪型肥満と診断される。ウエスト周囲長は男性85 cm以上，女性90 cm以上で，内臓脂肪100 cm^2 に対応する値となっている。

② 年齢・性別・病歴・体重変化歴
　受験，就職，妊娠・出産など発達段階で生じるライフイベントや，加齢による基礎代謝の低下・運動量の減少は肥満の誘因となる。病歴や体重変化歴は，肥満の誘因を把握するために有用である。リバウンドの繰り返しの有無についても情報を得る必要がある。

③ 基礎疾患の有無と薬物
　二次性肥満には内分泌性肥満，視床下部性肥満などの中枢性肥満，遺伝性肥満，薬剤性肥満がある。肥満症治療にあたり，二次性肥満の原因となる基礎疾患を評価することが必須である。

④ 検査データ
- 自覚症状：体動時の動悸・息切れ，関節痛，日中の眠気，月経異常など
- 血圧
- 血液検査：空腹時または随時血糖，HbA1c，トリグリセリド（TG），HDLコレステロール，LDLコレステロール，アスパラギン酸アミノトランスフェラーゼ（AST），アラニンアミノトランスフェラーゼ（ALT），γ-グルタミルトランスフェラーゼ（γ-GT），コリンエステラーゼ（ChE）

2）食行動の特性 ［図6］
　肥満症患者の食行動には特有の「ズレ」と「くせ」がある。患者は気づいていないため，日常生活で繰り返される。ズレとくせを医療者が客観的に把握し，患者自身が気づくように働きかける必要がある。

- 食べ方：早食い，食事摂取量
- 食事の規則性：食事時間，食事回数，夜食の有無
- 食事内容：濃い味つけや脂っこいものを好む，菓子など甘いものをとる
- 代理摂食：やけ食い，常に身の周りに食べ物を置いている
- 空腹・満腹感：空腹・満腹感の有無
- 無茶食い，夜間摂食症候群

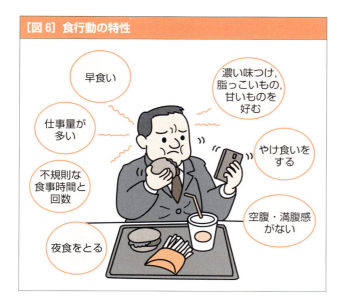

[図6] 食行動の特性

- 早食い
- 濃い味つけ、脂っこいもの、甘いものを好む
- 仕事量が多い
- やけ食いをする
- 不規則な食事時間と回数
- 空腹・満腹感がない
- 夜食をとる

3）身体活動

　身体活動には運動以外で日常生活のなかで身体を動かすものと、体力の維持・向上を目的として行う運動がある。運動にはエネルギーを燃やす、基礎代謝率を高く保つ、といった効用がある。

　患者の身体活動状況を把握し、運動が苦手であっても、駅やバス停を1つ前で降りて歩く、エレベーターを使わず階段を上るなど、身体を動かすことを日常生活に取り入れ、身体活動量を増やしていけるように支援していく。

4）心理・社会面の状況

　肥満症患者は、身体的な健康障害だけでなく、低い自尊心や、減量自体のストレスにより心理面でもQOLが低い。そのため、治療の際は何らかの心理的サポートを必要としていることに留意する。なかには、精神的トラブルがもとになり減量できないケースもあるため、必要に応じ精神科や心療内科の専門医との共同診療・看護体制をしく。心理的な側面は社会面にも影響を及ぼすため、これらの情報を収集し支援につなげることが必要である。

- 減量知識
- 減量への意欲
- 自己の体重や体型、体質に対する認識
- 自己を否定する表現
- 否定的な思考
- 抑うつ
- 減量に対するストレス

- 生活していくなかでの社会的な支障
- 職場や家庭の対人関係やサポート体制

2．肥満症の看護の目標

❶正しい減量知識が得られるように支援する
❷肥満に伴う合併症の発症、または悪化の要因をアセスメントし、指導を行う
❸食事療法や運動療法、行動療法を継続できるよう支援する
❹減量に成功していた場合、達成感がもてるようかかわる
❺減量した体重を維持し、自分らしくいきいきと生活できるよう支援する

3．療養指導

1）目標体重・目標数値の設定

　患者とともに現実的な目標を設定する。減量の指標は体重やBMIの変化により評価される。

　肥満に伴う合併症は、最近では3％程度の体重減少で改善が認められることが明らかになっている。

2）セルフモニタリング

　食事療法や運動療法の成果を出すために、行動療法の併用が効果的である。食事や体重のセルフモニタリングが行えているか確認し、記載内容をもとに指導を行う。

3）通院の継続

　肥満に伴う合併症は、放置することで自覚症状がなくても段階的に進行していくため、外来診療では定期的に通院し治療を継続するよう指導する。

4．動機づけの支援

　ライフスタイルを改善するのは患者自身である。患者が自身の健康に関心をもち、ライフスタイルの改善が必要であることを認識して、変わっていこうという気持ちがもてるよう支援する必要がある。

　また、受容的で自信を与えてくれる雰囲気のもと患者とかかわり、努力を評価することで減量に対する意欲を高めることができる。減量に成功していた場合、達成感がもてるようかかわる。

5. 基本的態度の支援

　肥満症の治療は主にライフスタイルの改善である。日常診療において，減量に向けての指導を行ってもなかなかやる気にならなかったり，効果が上がらなかったりと，肥満症の治療は本来難しいものであることを認識しておく必要がある。

　また，身体面のみならず，心理社会面への配慮も必要である。医師には言いにくいことも，看護師には打ち明けることがあるため，非支配的な温かさ，真心のこもった患者中心の態度で患者と接し，訴えを傾聴・共感していくことが重要となる。

6. チームで取り組む肥満症治療

　1つの職種だけでは，患者の減量方法の選択の余地が限られてくる。チーム医療を行うことで，患者がより自分に合った減量法を選んでいくことができる環境が整う。チームのなかで看護師は，医師，栄養士，理学療法士（PT），臨床心理士など，他職種と連携・調整を行う重要な役割をもつ。

　肥満症患者が健康の本当の意味を理解し，ライフスタイルを長期的に改善し，単に体重を減らすだけでなく，減量した体重を維持し，自分らしくいきいきと生活できるようになるよう支援するためにもチーム医療は重要である。

（森安朋子）

《引用文献》
1) 日本肥満学会:肥満症診断基準 2011. 肥満研究 17（臨時増刊号）: 1-2, 2011.
2) Tokunaga K, Matsuzawa Y, Kotani K, et al : Ideal body weight estimated from the body mass index with the lowest morbidity. Int J Obes 15 : 1-5, 1991.
3) 吉池信男，西信雄，松島松翠・他：Body Mass Index に基づく肥満の程度と糖尿病，高血圧，高脂血症の危険因子との関連―多施設共同研究による疫学的検討. 肥満研究 6（1）: 4-17, 2000.
4) 厚生労働省　平成24年国民健康健康・栄養調査報告. p112. http://www.mhlw.go.jp/bunya/kenkou/eiyou/dl/h24-houkoku.pdf（2014/8/17 アクセス）.
5) 細田公則：肥満症. わかりやすい内科学, 第4版, p773, 文光堂, 2014.

《参考文献》
1) 足達淑子：ライフスタイル療法Ⅱ 肥満の行動療法 第2版. 医歯薬出版, 2012.
2) 日本肥満学会：肥満症治療ガイドライン 2006. 肥満研究 12（臨時増刊号）, 2006.

コラム 内臓脂肪

1）内臓脂肪とは
　脂肪組織は体内のさまざまな場所に分布している。分布している部位により，皮下脂肪，内臓脂肪，その他の脂肪組織に分類される。内臓脂肪は，厳密には胃や腸など消化管で吸収された栄養が直接肝臓に流れ込む門脈系に存在する脂肪組織のことで，腸管膜脂肪ともいわれる。しかし，CTにより測定される内臓脂肪は，腹部臍位断面像をもとに骨・筋肉・軟部組織など脂肪外領域を除き，残された脂肪領域から皮下脂肪を除いた領域（cm^2）をさし，腹腔内だけではなく後腹膜の脂肪蓄積も含まれている。

2）評価
　脂肪組織の過剰な蓄積状態である肥満は，肥満症とメタボリックシンドロームの上流に位置し，脂肪組織の生理的・病態生理的意義は疾患の成因に関連があると考えられる。

　内臓脂肪蓄積は，耐糖能障害，高血圧，脂質代謝障害を合併し，動脈硬化疾患発症の予測因子となることが示されている。

　内臓脂肪の評価は，CTやMRIにより腹部臍位断面像から計測し，体積ではなく面積（cm^2）としてあらわすのが標準的である。その他，超音波法やウエスト周囲長の測定がある。メタボリックシンドロームの診断基準では，内臓脂肪蓄積の指標としてウエスト周囲長が使われている。現在では男性85 cm，女性90 cmがカットオフ値となっており，これは内臓脂肪面積100 cm^2に対応する値となっている。

3）問題
　内臓脂肪の評価が重要であることは周知されているが，CTによる測定はX線被曝を伴うため測定の機会が限られ，頻回測定ができないといった問題がある。

　また，ウエスト周囲長は簡便ではあるが，精度に欠けるといった問題がある。

　2011年に日本でDual BIA法を応用した内臓脂肪測定装置が医療機器として承認された。Dual BIA法は放射線などを用いないため大がかりな装置を必要とせず，被曝なく簡便に繰り返し測定が可能であることから，内臓脂肪の経時列で観察することが可能となっている。今後，多くの臨床知見が蓄積され，メタボリックシンドロームに対する医療が大きく発展することが期待される。

（森安朋子）

《文献》
1) 松澤佑次監，中尾一和編：レプチンのトランスレーショナルサイエンス―メタボリックシンドロームの治療戦略．診断と治療戦略，2012．
2) 平田雅一・他：メタボリックシンドローム．総説・診断と病態，最新医学 61（3月増刊号）：579-590，2006．
3) 井田みどり・他：Dual 生体インピーダンス法による減量治療における経時的腹部内臓脂肪蓄積と代謝パラメータ変化における意義．糖尿病 52（Suppl 1）：S105，2009．

コラム メタボリックシンドローム

脳血管障害や心血管障害は日本など先進国で全死亡の約30%を占め，かつ，死亡に至らなくても，長期の慢性の医療，本人や家族のQOLの低下，莫大な医療費につながる。脳血管障害や心血管障害で主要な動脈硬化性疾患の主な成因として喫煙，高LDL血症などがあるが，それ以外に"Beyond cholesterol"の病態として，一個人にインスリン抵抗性，上半身肥満，肥満，内臓脂肪蓄積などの病態を基盤に高血糖，高血圧症，脂質異常症などが集積した状態であるマルチプルリスクファクター症候群があり，シンドロームX，死の四重奏，インスリン抵抗性症候群，内臓脂肪症候群とも呼ばれ，統一的な概念としてメタボリックシンドロームの概念が提唱され，さまざまな診断基準が提唱された。

肥満・インスリン抵抗性を基盤として，糖代謝異常，高血圧，脂質異常症からなるメタボリックシンドロームが発症し，動脈硬化性疾患が引き起こされる[図]。なお，糖尿病は，インスリン抵抗性とインスリン分泌障害を基盤として発症し，慢性の高血糖により細小血管症が引き起こされる。

日本の診断基準は[表]に示すものであり，これに基づいて特定健診・特定保健指導が行われている。平成24(2012)年国民健康・栄養調査で，糖尿病患者数と糖尿病予備軍を合わせた数が初めて減少に転じているが，特定保健指導による食事や運動への意識の変化がかかわっている可能性がある。

（細田公則）

[表] メタボリックシンドロームの診断基準

- 内臓脂肪（腹腔内脂肪）蓄積
  ウエスト周囲長　男性 ≧ 85 cm
  　　　　　　　　女性 ≧ 90 cm
  （内臓脂肪面積　男女とも ≧ 100 cm² に相当）

上記に加え以下のうち2項目以上
- 脂質異常症
  高トリグリセリド血症　≧ 150 mg/dL
  　かつ／または
  低 HDL コレステロール血症　< 40 mg/dL
- 高血圧
  収縮期血圧　≧ 130 mmHg
  　かつ／または
  拡張期血圧　≧ 85 mmHg
- 高血糖
  空腹時血糖　≧ 110 mg/dL

* CTなどで内臓脂肪量測定を行うことが望ましい
* ウエスト径は立位，軽呼気時，臍レベルで測定する。脂肪蓄積が著明で臍が下方に偏位している場合は，肋骨下縁と前上腸骨棘の中点で測定する
* メタボリックシンドロームと診断された場合，糖負荷試験が勧められるが診断には必須ではない
* 高トリグリセリド血症，低HDL-コレステロール血症，高血圧，糖尿病に対する薬剤治療を受けている場合は，それぞれの項目に含める
* 糖尿病，高コレステロール血症の存在はメタボリックシンドロームの診断から除外されない

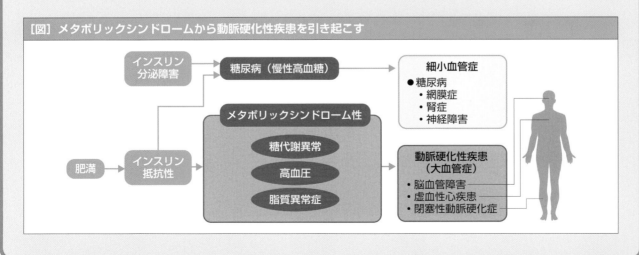

[図] メタボリックシンドロームから動脈硬化性疾患を引き起こす

コラム 脂肪萎縮症

脂肪萎縮症は脂肪組織が消失する疾患で、脂肪組織の消失とともに重度のインスリン抵抗性糖尿病や高中性脂肪血症、非アルコール性脂肪肝炎などさまざまな代謝異常を発症する予後不良な難治性疾患である［図］。脂肪萎縮そのものに対する根治療法は開発されていないが、脂肪萎縮に伴うインスリン抵抗性を中心とする代謝異常に対しては、最近、脂肪細胞由来ホルモンのレプチンの有効性が証明されている。

脂肪萎縮症には遺伝子異常による先天性と、自己免疫などによる後天性があり、それぞれ、全身の脂肪組織が欠如する全身性脂肪萎縮症と、下肢などの特定の領域に限局して脂肪組織が消失する部分性脂肪萎縮症が存在する。

脂肪萎縮症では脂肪組織の減少に伴いインスリン抵抗性を特徴とする糖尿病を発症する。強いインスリン抵抗性のため従来の糖尿病治療薬ではコントロールが困難で、糖尿病網膜症や腎症、神経障害を高頻度に合併する。また著明な高中性脂肪血症や非アルコール性脂肪肝も認められる。血中中性脂肪濃度の著しい上昇はしばしば急性膵炎を引き起こす。非アルコール性脂肪肝も重度であることが多く、肝硬変への進展もしばしば認められる。インスリン抵抗性は高インスリン血症をもたらし、さらに骨格筋肥大や心筋肥大をはじめとする臓器腫大や黒色表皮腫をもたらす。平均寿命は30～40歳代といわれ、きわめて予後不良である。

レプチン治療により脂肪萎縮症の糖尿病や高中性脂肪血症、脂肪肝が劇的に改善することが報告されている。

（細田公則）

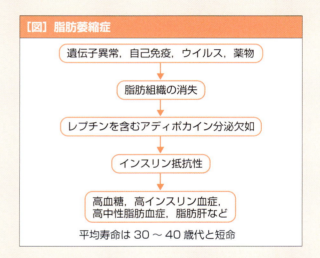

［図］脂肪萎縮症

第Ⅰ部 疾患別看護ケア関連図　A　代謝疾患

9 痛風

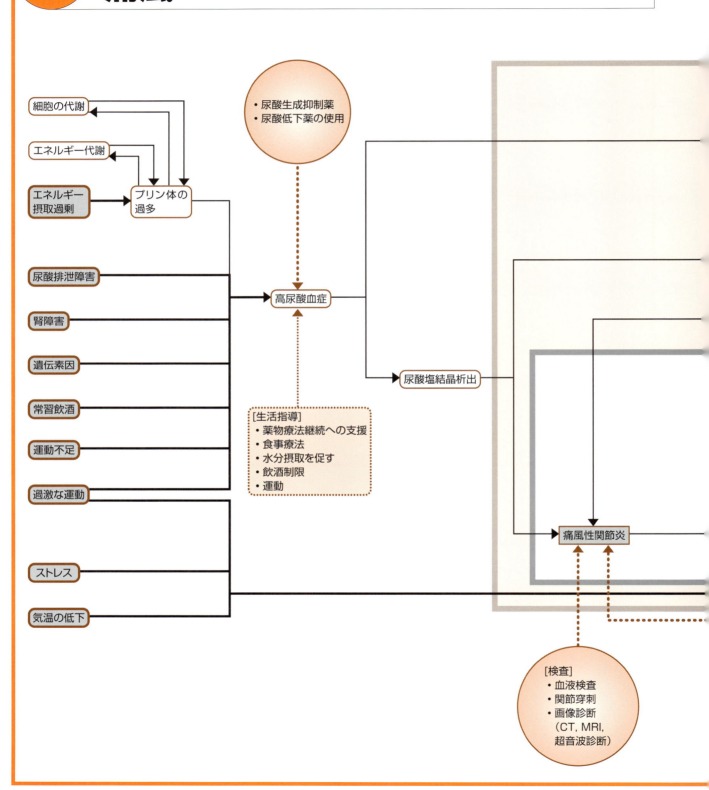

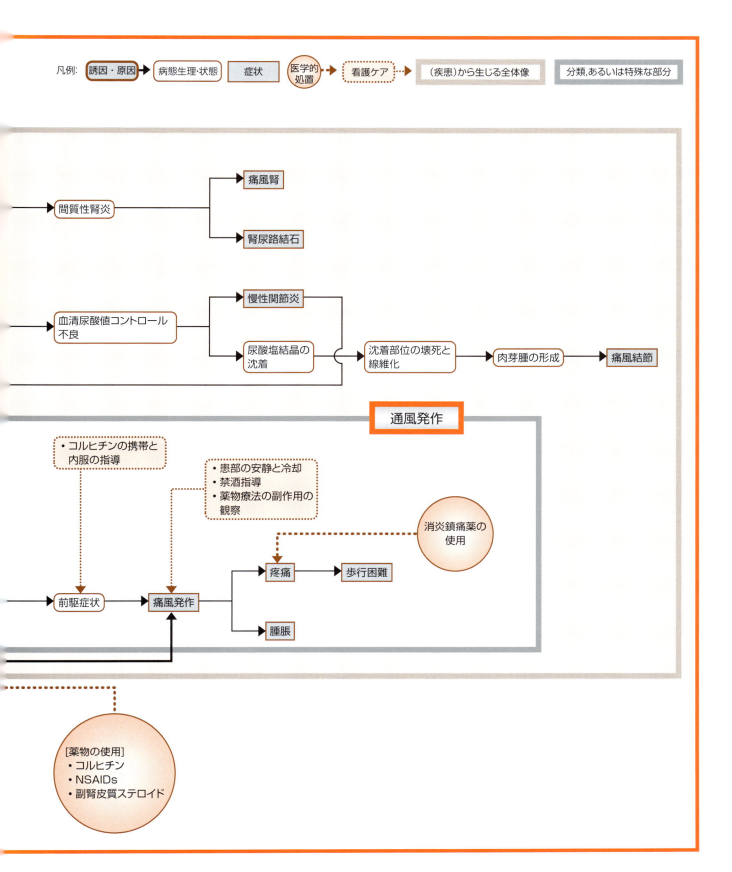

9 痛風

I 痛風が生じる病態生理

1．痛風の定義

痛風は体液中に過剰に存在する尿酸が飽和溶解濃度を超えて**尿酸塩結晶**として析出することにより，**痛風発作**とよばれる結晶誘発性関節炎や痛風結節，痛風腎，尿路結石など多臓器に多彩な臨床症状を引き起こす全身性代謝疾患である。

2．痛風が生じるメカニズム

血清尿酸値の上昇の原因は必ずしも明確ではないが，体液中の尿酸が飽和溶解度である 7.0 mg/dL を超えると，尿酸塩結晶として関節の内面に沈着する。

尿酸とは，プリン体が分解され，尿中に排泄される形になったものである。**プリン体**は食品中では旨味の成分であり，核酸中に多く含まれるが，そのプリン体を多く含む食品や飲料を多量摂取することも高尿酸血症の原因となる。

アルコール摂取は，肝臓での代謝系の亢進に伴う肝エネルギー消費の上昇に由来する内因性プリン体分解の亢進，血中乳酸濃度の上昇による腎臓での尿酸排泄の低下，さらにはアルコール飲料中に含まれるプリン体の負荷などの機序によって血清尿酸値を上昇させる。このうち，ビールによるプリン体負荷が最も顕著である。

痛風は，**高尿酸血症**が持続した結果として，関節内に析出した尿酸塩が起こす，**結晶誘発性関節炎**である[1]。

3．痛風の分類と症状

高尿酸血症の成因は，以下の分類に大別される。

1）分類
① 原発性高尿酸血症
- 尿酸産生過剰型：尿酸産生量の増加
- 尿酸排泄低下型：尿中尿酸排泄能の低下
- 混合型：上記2つの混在

② 二次性高尿酸血症
慢性腎不全や骨髄増殖疾患などの基礎疾患や，利尿薬などの薬物投与のように，高尿酸血症の原因が明らかなもの。

2）症状
① 痛風性関節炎［図1］

痛風性関節炎は，血清尿酸値が高いほど，また高尿酸血症の持続時間が長いほど発症しやすい。

痛風の関節炎のうち，約80％が**痛風発作**とよばれる**急性痛風関節炎**で，第1中足趾節（metatarsophalangeal：MTP）関節（全体の70％）や足背部，足関節などの下肢の関節に多くみられる。痛風発作は尿酸塩結晶が生成されたときではなく，結晶が脱落してはがれ起きたときに起きやすいため，激しい運動やストレスのほか，尿酸低下薬の投与などによる血清尿酸値の急激な低下によっても誘発されやすいとされている。また，気温低下も結晶化を促進させるため，発作の誘因となる可能性がある。

約半数の患者で痛風発作の前に局所の違和感を自覚する。発作は激烈で疼痛，腫脹，発赤が強く，歩行困難となるが，7～10日で軽快し，次の発作までは無症状となる。通常は年に数回の発作があるが，血清尿酸値をコ

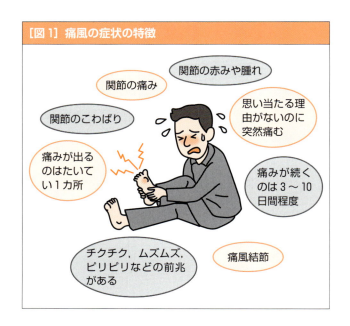

[図1] 痛風の症状の特徴

ントロールせず放置すると，次第に痛風関節炎が頻発して，慢性関節炎に移行する。

② 痛風結節

遊走する好中球やマクロファージによって処理された尿酸塩結晶は細胞外に放出された後にその部位に沈着する。沈着部位は壊死に陥り，線維化とともに痛風結節とよばれる尿酸塩結晶を中心とした異物性の肉芽組織が形成される。肉芽腫の周囲にはさらに組織球や巨細胞，類上皮細胞のほか，リンパ球や単球が浸潤して線維化が進行する。

痛風結節の好発部位は足趾，手指，耳介，アキレス腱，肘関節周囲など比較的低体温の末梢皮下軟部組織である。また，高尿酸血症が長時間持続すると腎髄質に間質性腎炎の所見が出現し，痛風腎や腎尿路結石の形成を併発する。

4. 痛風の診断・検査

以前から高尿酸血症のある患者が特徴的な急性単関節炎を繰り返す場合の診断は比較的容易である。診断には特徴的症状［図1］や，高尿酸血症の既往，関節液中の尿酸塩結晶の同定［表1］[1,2]が重要である。

[表1] 痛風関節炎の診断基準

1. 尿酸塩結晶が関節液中に存在すること
2. 痛風結節の証明
3. 以下の項目のうち6項目以上を満たすこと
   a) 2回以上の急性関節炎の既往がある
   b) 24時間以内に炎症がピークに達する
   c) 単関節炎である
   d) 関節の発赤がある
   e) 第1MTP関節の疼痛または腫脹がある
   f) 片側の第1MTP関節の病変である
   g) 片側の足関節の病変である
   h) 痛風結節（確診または疑診）がある
   i) 血清尿酸値の上昇がある
   j) X線上の非対称性腫脹がある
   k) 発作の完全な寛解がある

（日本痛風・核酸代謝学会ガイドライン改訂委員会：高尿酸血症・痛風の治療ガイドライン，第2版．メディカルレビュー社，2010／Wallace SL, et al：Preliminary criteria for the classification of the acute arthritis of primary gout. Arthritis Rheum 20：895-900, 1997より）

1) 血液検査

発作中の血清尿酸値は必ずしも高値を示さないため注意が必要である。
- 赤沈亢進
- C反応性蛋白（CRP）上昇
- 白血球増加
- 血清尿酸値上昇（痛風発作中は低値を示すことあり）

2) 関節穿刺

関節液を穿刺後，偏光顕微鏡を用いて尿酸塩結晶の有無を同定する。偏光顕微鏡で白血球に貪食された尿酸塩結晶が検出されれば，診断は確定的となる。

3) 画像診断

関節の単純X線では初期から特徴的所見が認められることはほとんどなく，鑑別診断における役割が大きい。慢性結節性痛風では特徴的な所見が認められる。CT，MRI，超音波検査が痛風結節の同定に用いられる場合がある。

5. 痛風の治療

一般に痛風関節炎は疼痛が激しく，短期間ではあるが患者の生活の質（QOL）を著しく低下させる。したがって，適切な治療を行うことにより患者の苦痛を除去し，QOLを改善することが痛風発作治療の目的である。

加えて，痛風発作を経験した患者に対しては，痛風の原因となる高尿酸血症の長期治療への導入が重要であり，関節炎の鎮静化をもって治療が終了したと考えてはならないことも肝要である。

1) 痛風関節炎の治療

治療手段としては，非ステロイド性抗炎症薬（NSAIDs），副腎皮質ステロイド，コルヒチンが使用される。痛風発作の前徴期にはコルヒチン1錠を経口的に投与し，発作時にはNSAIDsを短期間のみ比較的多量に投与して炎症の鎮静化を図る方法が一般的である。

しかし，副腎皮質ステロイドも十分に有効な薬剤であり，経口，筋注，関節内注入などの患者の状態に合わせた投与ルートが選択される。

① NSAIDs

痛風発作の治療として，通常はNSAIDsが第1選択である。NSAIDsでの治療により，発作の疼痛は1〜3日の間に軽減し，5〜7日間で完全に消失する。［表2][3]

[表2] 痛風関節炎に適応のある NSAIDs 一覧

一般名	商品名	剤形	痛風発作に推奨される投与法
インドメタシン	㊜インテバン®SP 他	25 mg, 37.5 mg 徐放性カプセル	1回25mgを1日2回,症状により1回37.5mgを1日2回
ナプロキセン	ナイキサン®	100 mg 錠	初回 400～600 mg,その後1回200 mgを1日3回または300 mgを3時間ごとに3回まで
オキサプロジン	アルボ® 他	100 mg, 200 mg 錠	常用量 400 mg,最高量 600 mg
プラノプロフェン	ニフラン® ㊜プラノプロフェン錠「トーワ」 ㊜プラノプロフェンカプセル「日医工」他	75 mg 錠	1回150～225 mgを1日3回,翌日から1回75 mgを1日3回

(日本痛風・核酸代謝学会ガイドライン改訂委員会編:高尿酸血症・痛風の治療ガイドライン,第2版(2012年追補ダイジェスト版).p9,メディカルレビュー社,2012 より)

には痛風関節炎に保険適用のある NSAIDs を示している。

急性痛風関節炎の疼痛は発症後1～3日が最も強い。したがってガイドラインでは,最初の1日に限り NSAIDs を比較的大量に用いる NSAIDs パルス療法が推奨されている。疼痛が消失したら NSAIDs は中止する。

② **副腎皮質ステロイド**

副腎皮質ステロイドは NSAIDs 無効・禁忌例,多発関節炎例などに投与される。経口投与の場合はプレドニゾロン 15～30 mg/日を投与され,その後漸減される。関節内投与は,罹患関節が1カ所のみで,腎障害合併例や NSAIDs が使いにくい場合には有効とされている。

感染性関節炎が疑われたり,感染巣が付近に存在する場合には行ってはならない。

③ **コルヒチン**

以前は,痛風関節炎に対してコルヒチンを投与することも行われていたが,最近では,消化管障害の重大性から,痛風発作に対するコルヒチンの投与について副作用を危惧する意見が多い。

ガイドラインでは,痛風発作の前兆期に1錠(0.5 mg)のみ用い,主に発作を頓挫させるために用いるよう勧められている。

II 痛風の看護ケアとその根拠

痛風発作は強い痛みを伴う急性関節炎であり,高尿酸血症のコントロール不良は患者の QOL に影響を及ぼす。痛風発作の前兆期,極期などの各時期に適切な薬物療法の実施および患部の安静を支援するとともに,高尿酸血症の治療において,患者の食事や運動などの生活習慣を見直し,尿酸値が上昇する要因を極力排除できるよう,生活習慣の改善策を患者とともに検討する。

そのことにより,痛風関節炎の頻発や慢性関節炎への移行を防ぎ,高尿酸血症に伴う腎障害などの臓器障害を予防する。

1. 痛風の観察ポイント

①年齢,性別,身長,体重
②好発部位(第1中足趾関節や足背部,足関節)の発赤,痛風結節,腫脹の有無と程度や対称性
③検査値
　・血液検査:血清尿酸値
　・関節穿刺液検査:尿酸塩結晶,多形核細胞の増加
　・尿検査:尿酸,クレアチニン(Cr)
　・画像診断:単純X線,CT,MRI,超音波検査など
　・尿酸クリアランス,クレアチニン・クリアランス(Ccr)
④痛風関節炎および高尿酸血症の既往歴,痛風発作の部位,疼痛の程度
⑤捻挫,打撲などの局所外傷,外反母趾,靴などによる圧迫の有無
⑥家族歴
⑦内服薬(利尿薬の有無)
⑧生活習慣:食習慣(1日のおおよその摂取カロリー,プリン体を多く含む食品の嗜好),運動習慣,飲酒習慣

2. 痛風の看護の目標

❶痛風関節炎の治療を支援し，鎮静化を目指す
❷血清尿酸値をコントロールするために，食事療法や薬物療法が継続できるように支援する
❸血清尿酸値を上昇させる要因の同定と削減を促進する

3. 痛風発作時のケア

痛風発作中はできるだけ患部の安静を保ち，患部を冷却し，**禁酒**を指導する。

尿酸降下薬の開始は痛風発作を増悪させるので，痛風発作中に内服を開始しないよう注意する。ただし，尿酸降下薬の投与時に痛風発作が起こった場合に，原則として内服を中止せずにそのまま服用させる。尿酸降下薬を中断した患者が発作に伴い服用を再開した場合，血清尿酸値の降下が炎症の消退を遅延させるため注意を要する。

4. 生活指導

肥満の解消は血清尿酸値を低下させる効果が期待できる。

1）食事療法

適正なエネルギー摂取，プリン体・果糖の過剰摂取制限，十分な飲水を勧める。特に，肥満傾向にある痛風患者に対しては，糖尿病治療に準じた摂取エネルギーの適正化を食事療法の第1目標とする。生活の場において厳密な低プリン体食を毎日とることは難しいため，目安として1日の摂取量が400 mgを超えないよう，[表3][1]をもとに高プリン体を控えた食事について指導する。

2）飲酒制限

アルコール飲料は，プリン体の有無にかかわらず，それ自体の代謝に関連して血清尿酸値を上昇させるため，種類を問わず過剰摂取を慎むよう指導する。特にビールはプリン体を多く含むばかりでなく，他の酒類よりも高エネルギー飲料であるため，肥満を助長する可能性があり，注意すべきであることを説明する。

血清尿酸値への影響を最低限に保つ目安量としては1日，日本酒1合，ビール500 mL，またはウイスキー60 mL以内にとどめる。

▶最近では，含有プリン体が大幅にカットされた発泡酒が市場に出回っている。プリン体が少ないものであれば，飲酒しても大丈夫なのだろうか。確かに発泡酒はビールに比べ麦芽の使用率が低いため，含まれるプリン体はビールの1/4～1/2程度にとどまる。さらにプリン体を大幅にカットしたアルコール飲料では，プリン体をほぼゼロにまで減らしたものも販売されている。

しかし，残念ながら含まれているプリン体の量が少ないアルコール飲料であっても，アルコールそのものに体内の尿酸値を上昇させる働きがあるため，

[表3] 食品のプリン体含有量（100gあたり）

極めて多い（300 mg～）	鶏レバー，マイワシ干物，イサキ白子，あんこう肝酒蒸し
多い（200～300 mg）	豚レバー，牛レバー，カツオ，マイワシ，大正エビ，マアジ干物，サンマ干物
少ない（50～100 mg）	ウナギ，ワカサギ，豚ロース，豚バラ，牛肩ロース，牛タン，マトン，ボンレスハム，プレスハム，ベーコン，ツミレ，ホウレンソウ，カリフラワー
極めて少ない（～50 mg）	コンビーフ，魚肉ソーセージ，かまぼこ，焼ちくわ，さつま揚げ，カズノコ，スジコ，ウインナソーセージ，豆腐，牛乳，チーズ，バター，鶏卵，トウモロコシ，ジャガイモ，サツマイモ，米飯，パン，うどん，そば，果物，キャベツ，トマト，ニンジン，大根，白菜，海藻類

（日本痛風・核酸代謝学会ガイドライン改訂委員会編：高尿酸血症・痛風の治療ガイドライン，第2版．メディカルレビュー社，2010より）

種類を問わず摂取を慎むように指導する必要がある。含まれるプリン体が少なくても結局は体内で尿酸が産生されることに変わりないからである。

飲料によってプリン体の量に差はあってもアルコール度数自体はビールでも発泡酒でも大差はないため，やはりアルコールの摂取自体を控えることが望ましいことを説明することが大切である。

3）運動

過度な運動は血清尿酸値の上昇を招くため避ける。痛風発作が消退し，血清尿酸値がコントロールできた時点で，臓器リスク軽減の見地に立った運動を指導することが望ましい。

まず，適正体重（BMI＜25）が維持できることを目標に週3回程度の軽い運動を継続できるように指導する。その後，運動が継続できるようになったら，より効果的な運動の内容について検討する。

5．薬物療法継続への援助

痛風発作時には，NSAIDsやコルヒチンが用いられるが，コルヒチンには激しい腹痛や，下痢，嘔吐などの副作用があるため特に注意を要する。痛風の薬物療法は痛風関節炎と高尿酸血症に対する治療に分けられ，各々治療の目的と使用する薬剤が異なる。このことは，患者の痛風の理解を困難にしていると思われる。痛風発作の軽快とともに通院が中断されることがよくあるが，その理由の1つと考えられる。

急性関節炎の鎮静化で治療が終了するのではなく，痛風の原因となる高尿酸血症の長期にわたる薬物療法を継続することの重要性について指導する。

6．痛風の予防

痛風発作を予防するためには，痛風治療への患者のアドヒアランス以外に，4．「生活指導」で述べたように，以下のような健康的な生活習慣を心がけることが大切である。

近年の研究結果において，痛風患者に厳格なプリン体摂取制限をするよりも，むしろ肥満患者の減量の方が，血清尿酸値を下げる効果が高いことが証明されている[4]。予防的観点では，まず患者の適正体重を目指した生活改善の指導が欠かせない。

❶適正体重の維持：適切なカロリー摂取と，適度な運動を継続する
❷プリン体の過剰摂取の注意：プリン体の多い魚肉類の内臓，干物を食べすぎず，栄養バランスのよい食事を心がける
❸アルコール摂取制限：1日1合程度の飲酒量にとどめ，プリン体カットの発泡酒も，アルコール自体が尿酸値を上昇させることに注意する
❹禁煙

（竹之内沙弥香）

《引用文献》
1) 日本痛風・核酸代謝学会ガイドライン改訂委員会編：高尿酸血症・痛風の治療ガイドライン，第2版．メディカルレビュー社，2010.
2) Wallace SL, et al：Preliminary criteria for the classification of the acute arthritis of primary gout. Arthritis Rheum 20：895-900，1997.
3) 前掲1，p75.
4) Burns CM, Wortmann RL: Latest evidence on gout management: what the clinician needs to know. Ther Adv Chronic Dis 3(6)：271-286，2012.

《参考文献》
1) 橋詰謙三・他：整形外科的診断．高尿酸血症と痛風 20(2)：143-146，2012.
2) 谷口敦：痛風のマネジメント 最近の話題．痛風と核酸代謝 36(2)：151，2012.

NOTE

第Ⅰ部　疾患別看護ケア関連図　A　代謝疾患

10 脂質異常症

原発性（遺伝性）

- 高カイロミクロン血症：LPLないしはアポCⅡ欠損など
- 高コレステロール血栓：LDL受容体欠損（家族性高コレステロール血症：FH）,家族性複合型高リポ蛋白血症：FCHL,特発性高コレステロール血症など
- 内因性トリグリセリド血症：VLDL産生亢進＋肥満、糖尿病など生活習慣
- 家族性Ⅲ型高脂血症：アポE異常に糖尿病や環境因子が関与
- 高HDLコレステロール血症：コレステロールエステル転送蛋白（CETP）活性低下もしくは欠損

続発性

原因	機序
内分泌：糖尿病,甲状腺機能低下症	LDL受容体機能低下,胆汁酸合成酵素活性低下
腎疾患：ネフローゼ症候群,腎不全	LPL活性低下,LDL受容体減少,低蛋白血症に伴うVLDL分泌増加
肝,胆道系：閉塞性黄疸,肝がん	胆汁酸排泄障害により,脂肪吸収障害が起こり脂質増加,HDLコレステロール減少
薬剤：糖質コルチコイド,エストロゲン,降圧薬	種々の薬剤によってLDL受容体の機能低下,TG増加,HDL減少
その他：アルコール,過食,運動不足	過度の飲酒,過食はTG増加,運動不足は低HDLコレステロール血症を引き起こす

- 高LDLコレステロール
- 高TG
- 低HDLコレステロール

→ **脂質異常症**

凡例

誘因・原因 → 病態生理・状態 / 症状 / 医学的処置 → 看護ケア / （疾患）から生じる全体像 / 分類,あるいは特殊な部分

脂質異常症から生じる全体像

[薬物療法]
- スタチン
- 小腸コレステロールトランスポーター阻害薬（エゼチミブ）
- 陰イオン交換樹脂
- プロブコール
- フィブラート系製剤
- ニコチン誘導体
- EPA　など

LDLアフェレシス（基本的にFHに適応）

WHO（表現型分類）:合併症

- Ⅰ型:急性膵炎,肝脾腫,発疹性黄色腫
- Ⅱ型:特にFH（家族性高コレステロール血症）で若年性冠動脈疾患,アキレス腱肥厚,腱黄色腫,結節性黄色腫,角膜輪
- Ⅲ型:動脈硬化性疾患（狭心症,心筋梗塞,脳梗塞,一過性脳虚血,大動脈解離,大動脈瘤,腎動脈硬化など）
- Ⅳ型:無症状なことが多い
- Ⅴ型:Ⅰ型と症状は類似
- 高HDLコレステロール血症:動脈硬化（CETP欠損例）

続発性:動脈硬化性疾患

- 生活習慣:食事,アルコール,運動,喫煙など
- 家族歴:家族に冠動脈疾患既往の有無,若年性発症の有無など
- 肥満（BMI）
- 検査データ
- 身体所見:腱黄色腫,結節性黄色腫,眼瞼黄色腫などの有無
- 他の疾患の合併の有無

食事療法

運動療法:動脈硬化性疾患合併例では注意必要

定期受診指導:自覚症状に乏しいため

原疾患の治療

- 血液検査（空腹時採血）
- 若年性冠動脈疾患合併の有無:心電図,心エコー,心臓CT,心臓カテーテル検査など
- 動脈硬化性疾患の有無:CT,MRI,動脈造影
- X線:アキレス腱の肥厚
- 眼底所見:網膜脂血症

⑩脂質異常症　第Ⅰ部　疾患別看護ケア関連図

10 脂質異常症

I 脂質異常症が生じる病態生理

1. 脂質異常症の定義

高コレステロール血症，高LDLコレステロール血症，高トリグリセリド血症，低HDLコレステロール血症などの血中脂質の過剰もしくは不足している状態。特に後者3つの病態を**脂質異常症**とよび，これらは冠動脈疾患との関連が強く臨床的に重要である。なお，以前は高脂血症とよばれていたが低HDLコレステロール血症も含まれることから脂質異常症という名称になった。

2. 脂質異常症のメカニズム

脂質異常のメカニズムを知るには**脂質**についてまず理解しなければならない。脂質はまったく水に溶けない非極性脂質と，水に親和性のある極性脂質に大別でき，非極性脂質はそのままでは血中に存在できないのでアポ蛋白に結合し，**リポ蛋白**（脂質＋アポ蛋白）という結合体で血中に存在する［図1］。

1）原因

脂質異常症はこれらリポ蛋白の過剰産生やその受容体の欠損・異常，各代謝経路（食事由来の外因性，組織由来の内因性，コレステロール逆転送系）における分解酵素の欠損や異常などさまざまなメカニズムで発症する。**特発性脂質異常**として原因不明なものもある。脂質代謝について［図2］[1]に示す。

3. 脂質異常症の分類と症状

1）分類

原発性と続発性に大別される。**原発性高脂血症**の分類を［表1］に示す。**続発性高脂血症**を［表2］に記す。またこれらを増加するリポ蛋白の種類によって5つの型に分類したWHO分類を［表3］[2]に示す。

- **最近注目の超悪玉コレステロール**[3]

  small dense LDLは，LDLでも粒子が小さく（比重が大きい），正常のLDLよりも高率に動脈硬化を引き起こす。small dense LDLの増加は高トリグリセリド血症，インスリン抵抗性と密接な関係があり，2型糖尿病やメタボリックシンドロームで多く認められる。

2）症状

基本的には無症状（特にⅣ型）で，健診や受診でたまたま発見されることが多い。

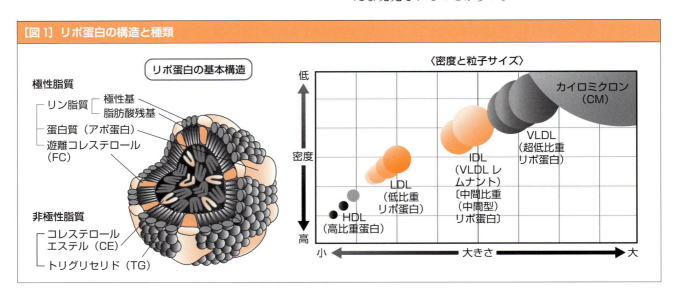

［図1］リポ蛋白の構造と種類

[図2] 脂質代謝

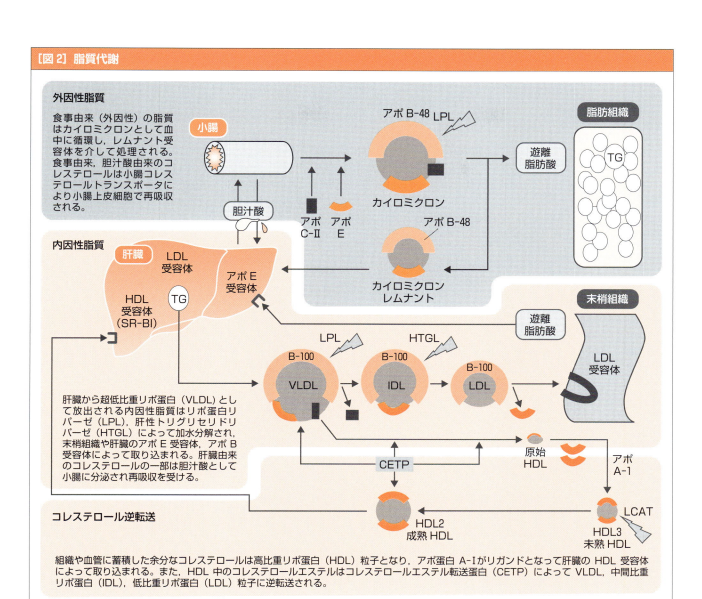

(益崎裕章：脂質代謝総論．中尾一和編集主幹，最新内分泌代謝学．p576，診断と治療社，2013 より作成)

[表1] 原発性高脂血症

分類	主な原因	主要原発性高脂血症名
原発性高カイミクロン血症	LPL欠損，アポCⅡ欠損，その他（原因不明も含む）	家族性LPL欠損症，アポCⅡ欠損症，原発性Ⅴ型高脂血症，その他原因不明の高カイミクロン血症
原発性高コレステロール血症	LDL受容体欠損・異常，その他	家族性高コレステロール血症（FH），家族性複合型高脂血症（FCHL），特発性高コレステロール血症
内因性トリグリセリド血症	肝臓内でのVLDL産生亢進＋肥満，糖尿，過食など生活習慣	家族性Ⅳ型高脂血症，特発性高トリグリセリド血症
家族性Ⅲ型高脂血症	アポEの異常＋環境因子	家族性Ⅲ型高脂血症
原発性高HDLコレステロール血症	コレステロールエステル転送蛋白（CETP）活性低下もしくは欠損，肝性中性脂肪リパーゼ（HTGL）活性低下もしくは欠損	

[表2] 続発性高脂血症

原因	高脂血症とのつながり
内分泌・代謝疾患 （糖尿病，甲状腺機能低下症など）	LDL受容体の機能低下と胆汁酸合成酵素の活性低下により，血中LDLコレステロールが増加する。糖尿病ではLDL異化低下，LDL合成増加。またインスリン抵抗性が低HDLコレステロール血症，高トリグリセリド血症をきたす。
腎疾患 （ネフローゼ症候群，腎不全など）	低蛋白血症に伴う肝臓での蛋白合成亢進とVLDLの分泌増加，LPL活性低下，LDL受容体の減少，アポCIIの尿中喪失によりVLDL加水分解遅延。
肝・胆道系疾患 （閉塞性黄疸，肝がんなど）	胆汁酸排泄障害により消化管での脂肪吸収障害が起こり，コレステロールやトリグリセリド，リン脂質が増加しHDLコレステロールが減少。
薬剤 （糖質コルチコイド，エストロゲン，降圧薬など）	種々の薬剤によってLDL受容体の機能低下やトリグリセリドの上昇，VLDL産生亢進，HDLコレステロールの減少をきたす。
その他 （過食，アルコール，運動不足など）	過度の飲酒，過食は高トリグリセリド血症を引き起こし，運動不足は低HDLコレステロール血症の原因となる。

[表3] リポ蛋白フェノタイプによる高脂血症の分類（WHO分類）

	電気泳動パターンの変化	血清脂質値の変化	原発性	二次性	
I型	カイロミクロン	・TC-TG ↑↑	・先天性LPL欠損症 ・先天性アポリポ蛋白質CII欠損症	・SLE ・多発性骨髄腫 ・マクログロブリン血症	・糖尿病ケトアシドーシス
IIa型	β（LDL）	・TC ↑ ・TG-LDLコレステロール ↑	・家族性高コレステロール血症	・甲状腺機能低下症 ・動物性脂肪過剰摂取	・更年期障害
IIb型	プレβ（VLDL） β（LDL）	・TC ↑ ・TG ↑ ・LDLコレステロール ↑ ・VLDL-TG ↑	・家族性複合型高脂血症	・甲状腺機能低下症 ・ネフローゼ ・肝障害 ・閉塞性肝疾患	・ポルフィリン血症 ・γグロブリン異常症 ・多発性骨髄腫
III型	ブロードβ	・TC ↑ ・TG ↑ ・VLDL-TG ↑ ・LDLコレステロール ↑	・アポリポ蛋白質E欠損症 ・アポリポ蛋白質E変異症	・甲状腺機能低下症 ・SLE	・コントロール不良糖尿病
IV型	プレβ（VLDL）	・TC-TG ↑ ・VLDL-TG ↑	・家族性高トリグリセリド血症	・アルコール過剰摂取 ・糖質過剰摂取 ・糖尿病 ・甲状腺機能低下症 ・ネフローゼ ・尿毒症	・ピル使用 ・妊娠 ・アルコール性膵炎 ・ステロイドホルモン使用 ・グリコーゲン蓄積症 ・SLE
V型	カイロミクロン プレβ（VLDL）	・TC-TG ↑↑ ・カイロミクロン ↑ ・VLDL-TG ↑		・コントロール不良糖尿病 ・甲状腺機能低下症 ・アルコール過剰摂取 ・IV型患者の 　・ピル使用 　・妊娠 　・エストロゲン療法	・膵炎 ・グリコーゲン蓄積症 ・SLE ・γグロブリン異常症

TG：トリグリセリド，TC：総コレステロール，SLE：全身性エリテマトーデス
（武城英明：脂質異常症の鑑別診断・病態解析のための診断の進め方．脂質異常症（高脂血症）改訂第2版 代謝1，最新医学別冊 新しい診断と治療のABC13，p199，最新医学社，2008より）

脂質異常症に伴う**動脈硬化**は，冠動脈疾患や閉塞性動脈硬化症を引き起こすこともあり，胸痛や間欠性跛行などの症状に注意を払う必要がある。特に前述の超悪玉コレステロールは，血中滞在時間が長く，血管壁に侵入しやすく，酸化変性をきたしやすいなどの特徴から動脈硬化を起こしやすいので冠動脈疾患の合併とその症状に注意が必要である。

以下に，特異的な症状をもつ脂質異常症を述べる。

① 高トリグリセリド血症（Ⅰ型，Ⅴ型）

膵炎や肝脾腫が症状として多い。また皮膚症状として発疹性黄色腫や眼底所見として網膜脂血症を認める。

② 家族性高コレステロール血症（Ⅱa，Ⅱb型）

常染色体優性遺伝疾患であり，ヘテロ型とホモ型がある。発症頻度はヘテロ型が500人に1人，ホモ型が100万人に1人である。血清コレステロール値はヘテロ型で200〜400 mg/dL，ホモ型では400〜1,000 mg/dLを超えることもありより重症である。

特にホモ型では幼少期から胸痛などの若年性冠動脈疾患を疑わせる症状や大動脈弁上狭窄や大動脈弁狭窄症に細心の注意を払い，早期対応が必要となる。

ヘテロ型においても発症年齢に差はあるが同様の合併症に注意が必要で，そのほかにもアキレス腱黄色腫，手背伸筋腱の黄色腫，皮膚症状としては結節性黄色腫があり，眼の症状としては必ずしも特異的とはいえないが，眼瞼黄色腫や角膜輪を認めることもある。

③ 家族性Ⅲ型高脂血症

しばしば手掌黄色腫や結節または発疹性黄色腫を認め，冠動脈疾患や閉塞性動脈硬化症（arteriosclerosis obliterans：ASO）など下肢末梢の動脈硬化も起こる。

4．脂質異常症の診断・検査

1）診断

LDLコレステロール値，HDLコレステロール値，トリグリセリド（TG）値でスクリーニングを行う。空腹時採血における脂質異常症の診断基準は **[表4]**[4) の通り。

- LDLコレステロールは直接測定法を用いるか，下記のFriedewaldの式で計算する。

$$\begin{bmatrix}\text{LDL コレス}\\\text{テロール}\end{bmatrix} = \begin{bmatrix}\text{総コレス}\\\text{テロール}\end{bmatrix} - \begin{bmatrix}\text{HDL コレス}\\\text{テロール}\end{bmatrix} - \begin{bmatrix}\text{TG}/5\end{bmatrix}$$

（TGが400 mg/dL未満の場合）

- トリグリセリドが400 mg/dL以上や食後採血の場合にはnon HDLコレステロール（総コレステロール − HDLコレステロール）を使用し，その基準はLDLコレステロール + 30 mg/dLとする
- 10〜12時間以上の絶食を「空腹時」とする。ただし，水やお茶などカロリーのない水分の摂取は可とする
- スクリーニングで境界域高LDLコレステロール血症を示した場合は，高リスク病態がないか検討し，治療の必要性を考慮する

2）検査

① **血液検査**

脂質データのほかに続発性脂質異常症の原疾患鑑別のために，内分泌データ，腎機能，肝・胆機能，膵機能，甲状腺機能，ホルモンデータなど包括的に判断する。

② **X線検査**

アキレス腱の肥厚（**[図3]**，9 mm以上ある場合は家族性高コレステロール血症〈FH〉が疑われる）。

③ **眼底検査**

網膜脂血症の有無。

④ **身体所見**

アキレス腱の肥厚，手背伸筋腱の黄色腫，結節性黄色腫，眼瞼黄色腫，角膜輪，発疹性黄色腫などの有無 [図4]，急性膵炎，肝脾腫に伴う腹痛・圧痛の有無を調べる。

[表4] スクリーニングのための診断基準（空腹時採血）

LDLコレステロール	140 mg/dL 以上	高LDLコレステロール血症
	120〜139 mg/dL	境界域高LDLコレステロール血症
HDLコレステロール	40 mg/dL 未満	低HDLコレステロール血症
トリグリセリド	150 mg/dL 以上	高トリグリセリド血症

（日本動脈硬化学会編：動脈硬化性疾患予防ガイドライン2012年版．p13，日本動脈硬化学会，2012より）

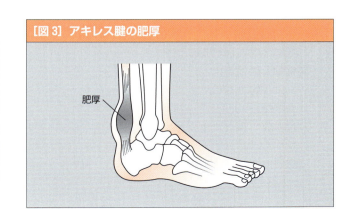

[図3] アキレス腱の肥厚

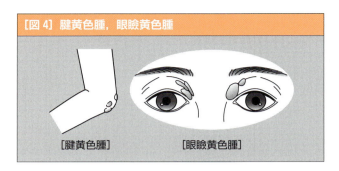

[図4] 腱黄色腫, 眼瞼黄色腫

[腱黄色腫]　　[眼瞼黄色腫]

5. 脂質異常症の治療

1) 薬物治療[3]

① 主にコレステロールを下げる薬剤
- スタチン
- 小腸コレステロールトランスポーター阻害薬
- 陰イオン交換樹脂
- プロブコール

② 主にトリグリセリドを下げる薬剤
- フィブラート系製剤
- ニコチン誘導体
- イコサペント酸エチル（EPA）

2) 食事療法[1]

脂質異常症の食事療法は、1日に摂取するエネルギー量を適正にし、炭水化物、蛋白質、脂肪の配分バランスを整える。エネルギーの過剰摂取は、肝臓でのコレステロールの合成が促進され、余分なエネルギーは肝臓でトリグリセリドに合成、血液中のトリグリセリドも高くなる。動物性脂肪を減らし、植物性・魚肉性脂肪を選ぶことで、LDLコレステロール（悪玉）を減らし、HDLコレステロール（善玉）を増やす。

① 第1段階
- **エネルギー摂取量の調整**
  一般的に以下の通り。
  ・総エネルギー摂取量＝標準体重×25〜30 kcal
  ・標準体重＝[身長(m)]^2×22
- **栄養配分の適正化**
  ・炭水化物：摂取エネルギーの50〜60％
  ・食物繊維：1日25 g以上
  ・蛋白質：摂取エネルギーの15〜20％（獣鳥肉より魚肉、大豆蛋白を多くする）
  ・脂質：20〜25％（動物性脂肪を減らし、植物性・魚肉性脂肪を多くする）
  ・コレステロール [図5]：1日300 mg以下
  ・アルコール：1日25 g以下
  ・その他：ビタミン（C, E, B_6, B_{12}, 葉酸など）やポリフェノールの含量が多い野菜、果物などの食品をとる（ただし、果物は単糖類の含量も多いので摂取量は1日80〜100 kcal以内が望ましい）

② 第2段階（病型別）
- **高LDLコレステロール血症の場合**
  コレステロール200 mg以下、飽和脂肪酸はエネルギー比率7％未満に制限する。具体的には脂肪含有量の多い肉類、乳類、卵類を制限し、食物繊維や大豆など植物ステロールの摂取を増やす。
- **高トリグリセリド血症の場合**
  炭水化物エネルギー比を50％以下にし、禁酒など飲酒制限を厳しくする。
  魚類に多く含まれるn-3系多価不飽和脂肪酸の摂取を増加させる。高カイミクロン血症では脂肪エネルギー比を15％以下に制限する。単純糖質（ブドウ糖、果糖、砂糖）の摂取は可能な限り制限する。果物は単糖類の含量も多いので摂取量は1日80〜100 kcal以内とする。
- **低HDLコレステロール血症の場合**
  マーガリンやショートニングなどに多く含まれるトランス不飽和脂肪酸および植物油や大豆に含まれるn-6系多価不飽和脂肪酸の摂取を制限する。

3) 運動療法[1]

運動は血清脂質異常の改善、血圧降下、インスリン抵抗性の改善などの効果があり動脈硬化性疾患の予防、進展防止に有効で、メタボリックシンドロームの総合的な予防・治療効果が期待できる。

- **運動強度**：最大酸素摂取量の約50％（運動負荷試験にて測定可能）
- **量・頻度**：1日30分以上を週3回以上（できれば毎日）、週180分以上
- **種類**：速歩、スロージョギング、水泳、サイクリングなど主に有酸素運動

運動強度の簡易指標として以下があげられる。
- 運動時の脈拍から推定：（運動強度50％のとき）
  目標心拍数(脈拍/分)＝138－(年齢/2)
- 自覚的感覚から推定：ボルグスケール（主観的運動強度）で11〜13（楽である〜ややきつい）

4) 原疾患治療（続発性高脂血症）

脂質異常の原因となった疾患を治療し、薬剤性の場合はその薬剤を中止し経過観察する。

[表5] LDLコレステロールの管理目標設定のためのフローチャート

脂質異常症の診断*
冠動脈疾患の既往があるか？ → あり → 二次予防
↓なし
以下のいずれかがあるか？
1) 糖尿病　　　　　　　3) 非心原性脳梗塞
2) 慢性腎臓病（CKD）　 4) 末梢動脈疾患（PAD）
→ あり → カテゴリーⅢ
↓なし
冠動脈疾患の一次予防のための絶対リスクに基づく管理区分

NIPPON DATE80による10年間の冠動脈疾患による死亡確率（絶対リスク）	追加リスクの有無	
	追加リスクなし	以下のうちいずれかあり 1) 低 HDL-C 血症（HDL-C < 40 mg/dL） 2) 早発性冠動脈疾患家族歴：第1度近親者かつ男性55歳未満，女性65歳未満 3) 耐糖能異常
0.5%未満	カテゴリーⅠ	カテゴリーⅡ
0.5〜2.0%未満	カテゴリーⅡ	カテゴリーⅢ
2%以上	カテゴリーⅢ	カテゴリーⅢ

＊家族性高コレステロール血症（FH）については本フローチャートを適用しない。
＊絶対リスクは性別や年齢，喫煙の有無，その他危険因子で変化するためリスク評価チャートにより分類する
　（動脈硬化性疾患予防ガイドラインでは絶対リスク評価チャートを図示しているが，本表では省略する）
（日本動脈硬化学会編：動脈硬化性疾患予防ガイドライン2012年版. p14, 日本動脈硬化学会, 2012より）

[表6] リスク区分別脂質管理目標値

治療方針の原則	管理区分	脂質管理目標値（mg/dL）			
		LDL-コレステロール	HDL-コレステロール	トリグリセリド	non HDL-コレステロール
一次予防 （まず生活習慣の改善を行った後，薬物療法の適用を考慮する）	カテゴリーⅠ	< 160	≧ 40	< 150	< 190
	カテゴリーⅡ	< 140			< 170
	カテゴリーⅢ	< 120			< 150
二次予防 （生活習慣の是正とともに薬物療法を考慮する）	冠動脈疾患の既往	< 100			< 130

注：これはあくまでも到達努力目標値であり，使用範囲などは下記ガイドラインを参照。
（日本動脈硬化学会編：動脈硬化性疾患予防ガイドライン2012年版. p17, 日本動脈硬化学会, 2012より）

5) LDLアフェレシス

　LDLアフェレシスとは，血液を体内から体外へ出し，血球成分と血漿成分を分離した後，血漿成分に含まれる陽性荷電したLDLコレステロールを，陰性荷電した多孔質ビーズに吸着させることで取り除き，再び体内に戻す治療法である。LDLの取り除きを目的に開発された治療法だが，LDL以外にも細胞接着因子，フィブリノゲン，凝固因子なども低下させ抗動脈硬化作用もある。
　家族性高脂血症のホモ型では安静保持ができる年齢（4〜6歳）になってからできるだけ早期に導入し1, 2週間ごとの頻度で生涯行う。
　上記治療をフローチャート[表5][4]にてリスクを層別化し，それぞれの管理目標値[表6][4]を設定する。

Ⅱ 脂質異常症の看護ケアとその根拠

　脂質異常症は早期には無症状のことが多く，健診などで偶然指摘されることも少なくない。そのため日常での自己管理の実践が不可欠となるが，予防的実践が難しく，症状をきたしてから来院し看護師としてかかわることが多くなる。

　また，脂質異常症の分類や進行度によっても自己管理内容が多少異なるため，患者の病態や合併症の有無によって個々に合わせた看護支援が必要となる。患者のみならず，家族（キーパーソン）への協力を要請し，その必要性の説明と具体策を指導することで共通理解を促すなど，精神的支援も含めた支援が重要である。

1．脂質異常症の観察ポイント

① 生活習慣
　食事，飲酒，喫煙，運動習慣。
② 家族歴
　家族内での脂質異常の既往の有無，若年性冠動脈疾患発症歴。
③ 各種検査データ
　コレステロール値，その他，生化学・血液一般。
④ 身体所見
　肥満（BMI），発疹性黄色腫，アキレス腱の肥厚，手背伸筋腱の黄色腫，結節性黄色腫，眼瞼黄色腫，角膜輪，急性膵炎，肝脾腫。
⑤ 他の疾患の合併の有無
　続発性脂質異常症の場合の原因疾患。

2．脂質異常症の看護目標

❶無症状なことが多く健診や定期的な受診など自己管理に向けて主体的に取り組めるように支援する
❷適切な脂質管理目標値を維持する食事や運動などの生活習慣を獲得できるように支援する
❸自己管理と治療継続の必要性を理解し，脂質異常症による合併症を予防する

3．食事療法の看護

　食事療法は脂質異常症の治療に大変重要であるが，長期にわたり継続してこそ効果があるため，入院時のみならず退院後のセルフケアに任される部分も大きい。そのため，患者の生活背景に合わせた実施可能な対策と精神的サポートなどアドヒアランスの維持・向上に努めなければならない。

- 本人のみならず，普段調理をする者が別であればその家族も含めた指導が重要である。普段の食事内容を把握し，病院食や指示された食事と比較し必要な対策をともに考える
- 食品交換表やパンフレットなどを用い理解を促すとともに，セルフチェックシートなども活用し，入院時や外来受診時などに評価・フィードバックする
- さまざまな制限による精神的な負担が，食事療法の継続を困難にするので，医師，栄養士など他職種との連携・サポートをする。定期的に困難なことや，取り組んでいることを確認し，共通理解が得られるようにする
- 検査データの改善や合併症予防効果を目に見える形で示し，本人や家族のモチベーション維持に努める

4．運動療法の看護

　運動療法も食事療法同様，脂質異常の是正のみならず，糖代謝改善など動脈硬化の予防に重要である。これもまた継続による効果を期待するものであり，セルフケアに任されるため，看護師はいかに運動の重要性を伝え，理解を促し，運動開始・継続に結びつけるかがポイントとなる。

- 脂質異常症の分類や進行度によって運動の適用や内容も異なるため，医師の運動処方や指示を確認し，患者の個別性に合った運動を指導する
- パンフレットなどを用い，運動の必要性や具体的な内容を説明し，ウォーキングなど日常に取り入れやすい運動を考え，患者のライフスタイルに合わせた運動と実施可能な時間をともに考える
- 家族や友人など身近に運動している仲間をつくることも継続の大きな支えとなるため，家族（またはキーパーソン）にも運動の必要性・重要性を説明し，理解と協力を促す
- 食事療法同様，効果をデータなどで示しモチベーション維持に努める
- 冠動脈疾患などの合併症の有無や進行度，患者自身の体調によっては無理せず控えることも必要であることを説明する

5．薬物療法の看護

薬物療法は薬剤の種類による効果や副作用に注意し，患者自身も理解し自己管理できることが重要であり，看護師はそのための支援を行う。

- 薬剤の必要性と効果，副作用について患者・家族に説明する。また，医師からの説明があった際にはその理解度や疑問点などを確認する
- 定期的に検査データから効果や副作用を確認し，患者へフィードバックする。また必要時，医師や薬剤師からの指導の機会を設けるなどの連携を図る
- 腎機能・肝機能障害などの有無をチェックし，**横紋筋融解症**など薬剤の副作用と症状の有無を確認する
- 定期的に薬剤に関する思いや障壁の有無について確認し，可能な範囲で生活に合わせた内服方法や容量の変更などアドヒアランスの維持・向上に努める
  - **横紋筋融解症**
    骨格筋細胞の融解・壊死により筋肉痛や脱力をきたし，血液データ上クレアチンキナーゼ（CK）の上昇（通常の10倍以上）やミオグロビン尿（赤褐色尿），腎機能障害を伴う。

6．LDLアフェレシス中の看護

- 穿刺部からの出血・血腫・内出血斑：程度，部位，範囲，止血状況など観察する
- 血圧低下：体外循環による血圧の変動をモニタリングする
- 不整脈：出現の有無と致死性不整脈との鑑別をする
- 頭痛の有無を把握する
- 悪心・嘔吐の有無を把握する
- かゆみ・発疹などのアレルギー反応を把握する
- 呼吸困難：危険なアレルギー反応であり副腎皮質ステロイド投与など早期対応が必要である

7．禁煙・定期受診など患者指導

自覚症状がない，もしくは乏しいことがほとんどであり，予防・治療への理解とモチベーションの維持が必要となる。患者への正しい情報の提供と理解を促し，生活習慣の見直しや改善への取り組み，薬物治療の継続と定期受診の重要性について指導する必要がある。

さまざまな行動変容へのアプローチとそのための理論があるが，ここではコラムに「健康信念モデル」を例としてあげる。

（趙　崇来）

《引用文献》
1) 益崎裕章・他：脂質異常症と動脈硬化．中尾一和編集主幹，最新内分泌代謝学．pp574-611，診断と治療社，2013．
2) 武城英明：脂質異常症の鑑別診断・病態解析のための診断の進め方．脂質異常症（高脂血症）改訂第2版 代謝1，最新医学別冊 新しい診断と治療のABC13，p199，最新医学社，2008．
3) 医療情報科学研究所編：病気がみえる vol3 糖尿病・代謝・内分泌，第3版．p107，メディックメディア，2012．
4) 日本動脈硬化学会編：動脈硬化性疾患予防ガイドライン2012年版．pp13，14，17，日本動脈硬化学会，2012．

《参考文献》
1) 山下静也：新しい診断と治療のABC 13 代謝1 脂質異常症 改訂第2版．最新医学社，2008．
2) 紫芝良昌・他：内分泌/栄養・代謝―成人看護学8 新体系看護学全書 第3版．pp292-311，メヂカルフレンド社，2014．

コラム 健康信念モデル

1）歴史的背景
　健康信念モデル (health belief model) は，1940〜1950年代初期に社会心理学において発展した認知理論 (Lewin, et al, 1944) をもとに，健康関連行動に当てはめられ再構築されたものである。
　1950年代に失敗した公衆衛生プログラムの1つが結核スクリーニング事業で，近所に出向き，無料の検診車を用意したにもかかわらず受診率が低かった。Hochbaumはその原因を研究し，このモデルの基礎を築いた。その後Rosenstockを中心に多くの研究がなされ，スクリーニング受診行動から，予防行動，疾病行動，患者役割行動へと大きく適応範囲を拡大していった。

2）健康信念モデルの構成要素 [図1]
- 認知された脆弱性：自身の罹患の可能性に対する主観的な認識
- 認知された重大性：その疾患に罹ったときの死や合併症，または仕事・家族などへの影響
- 認知された利益：行動をとることで病気の脅威を軽減してくれるという信念
- 認知された障害：行動の妨げとなる負の影響。時間・費用・他者への影響など
- 行動のきっかけ：行動を起こす引き金となるもの。咳嗽などの自覚症状や広告など
- 自己効力感 (Bandura, 1977)：その行動をうまく行うための自分の能力に対する信念

　自己効力理論は，自己効力感（効力期待）と結果期待の2つの要素で構成されているもので，初期の健康信念モデルには組み込まれていなかった（1988年に追加）。その理由としては，初期の段階ではスクリーニングや予防接種に通うという，通常1回きりの簡単な行為であるため，取り立てて自己効力感というものが認識されることはなかったことがあげられる。しかし時代とともに健康信念モデルの適応範囲が拡大し，生活習慣の見直しなど長期にわたる行動変容には，この自己効力感という概念は欠かせないものになった。
　罹患性や重大性を感じ，脅威を認知し，行動をとることで生じる障害よりも有益性が勝ると行動は起こりやすくなるというのが [図2] で理解できる。

3）使用の際の注意
　実際にアプローチを考えるときに，それぞれの構成要素の認知は個人によって異なり，行動への影響度も異なることに注意しなければならない。
　たとえば，ダイエットするという行動に関し，本人がダイエットしないことで起こりうる罹患性や重大性，脅威をそれほど強く認識せず，行動することで生じる疲労や時間など障害も大きいと感じていたとしても，恋人にダイエットしてほしいと頼まれることがきっかけで行動をとりやすくなる。

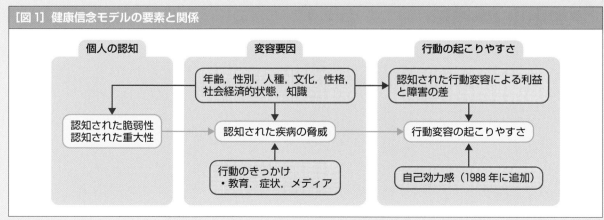

[図1] 健康信念モデルの要素と関係

(Glanz K・他編，曽根智史・他訳：健康行動と健康教育—理論，研究，実践. p57, 医学書院，2006より改変)

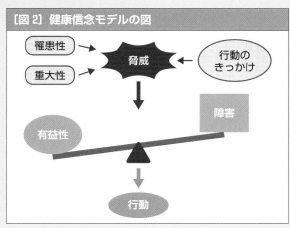

[図2] 健康信念モデルの図

(松本千明：医療・保健スタッフのための健康行動理論の基礎—生活習慣病を中心に．p5, 医歯薬出版, 2002より)

単に，各要素へのアプローチ方法を考えるのでなく，その人にとってのキーパーソンや行動のきっかけとなるもの，個人の特性を捉えた上で各要素への認識度合や要素間の関連を踏まえ，アプローチの方法を考える必要がある。

つまりモデルから先行して一方的な方法選択をするのでなく，対象とする人・集団に対し事前の調査をしてから要素の重みづけをし，アプローチを考える必要がある。

(趙　崇来)

《参考文献》
1) Glanz K・他編／曽根智史・他訳：健康行動と健康教育—理論，研究，実践．pp49-73, 医学書院, 2006.
2) 松本千明：医療・保健スタッフのための健康行動理論の基礎—生活習慣病を中心に．pp1-5, 医歯薬出版, 2002.

第Ⅰ部　疾患別看護ケア関連図　A　代謝疾患

11 骨粗鬆症

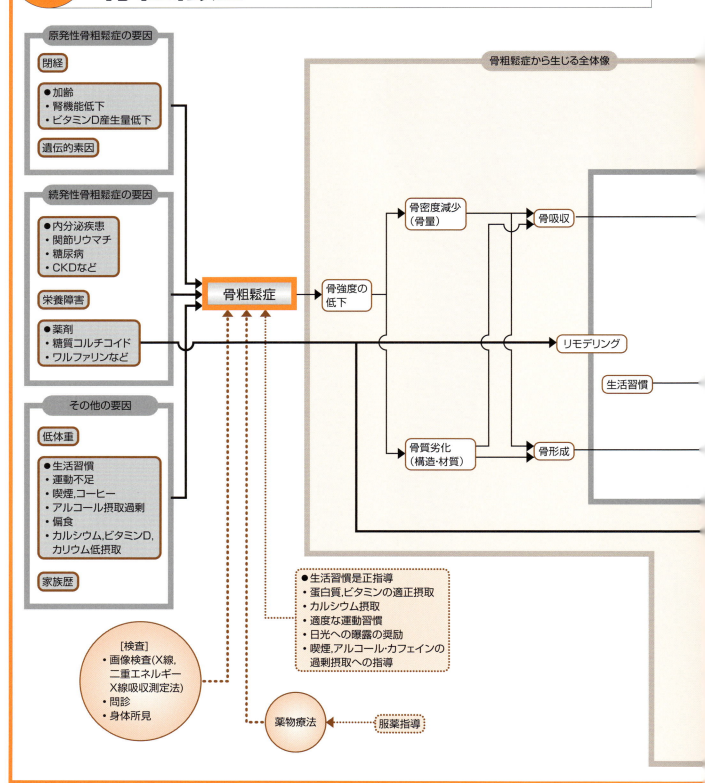

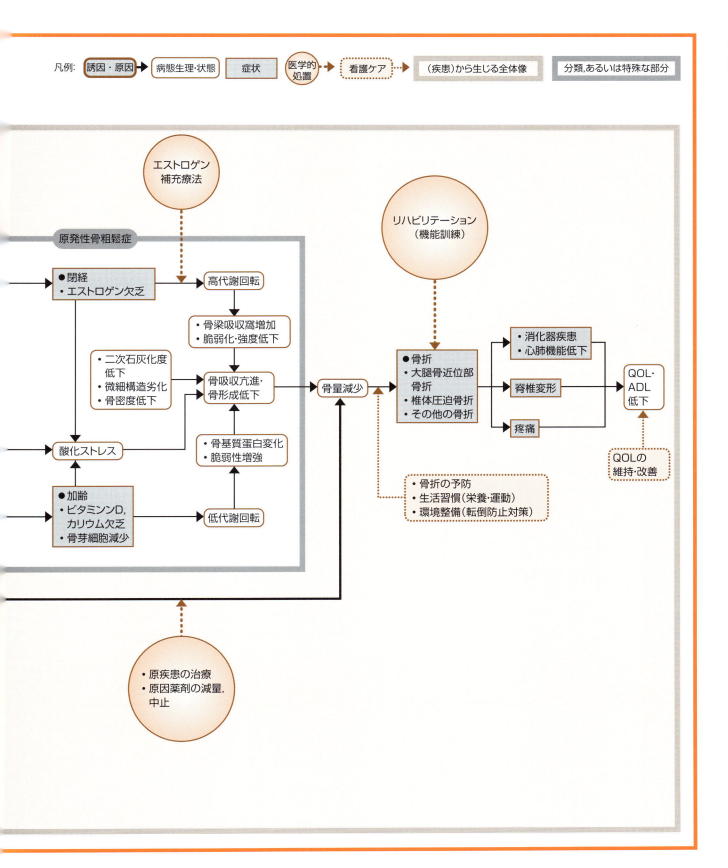

第Ⅰ部　疾患別看護ケア関連図　　A　代謝疾患

11 骨粗鬆症

Ⅰ　骨粗鬆症が生じる病態生理

1．骨粗鬆症の定義

骨粗鬆症（osteoporosis）とは，骨微細構造の劣化で全身の骨強度が低下し，骨折しやすくなった全身疾患である。

2．骨粗鬆症のメカニズム

骨強度は，骨密度と骨質を反映したものであり，**骨密度**は単位体積当たりの骨塩量のことをいい，**骨質**は骨梁の太さや骨組織の石灰化をいう（口絵，pp13～15参照）。

骨密度は**骨吸収**と**骨形成（リモデリング）**が一定に保たれることで維持されている。骨吸収とリモデリングのバランスが崩れると骨密度（骨量）の上昇や低下が起こり骨強度は低下する。さらに，骨量（骨密度）の分布状態や骨組織の特性，骨代謝状態などで骨組織の入れ替わるリモデリング速度は変わる。リモデリングにより入れ替わる骨組織の割合が多い状態を高代謝回転，少ない状態を低代謝回転という。骨量が減少すると骨代謝のリモデリング速度（回転速度）が高回転（高代謝回転）の場合は，骨量の減少が速く，低回転（低代謝回転）の場合は徐々に減少する。

骨粗鬆症は，骨吸収とリモデリングの平衡状態が崩れることで骨量減少（骨密度低下）と酸化ストレスの蓄積などによる骨質の劣化した全身疾患である。

3．骨粗鬆症の分類

骨粗鬆症の原因は明確ではないが，遺伝的素因と閉経，加齢に生活習慣が加わった原発性骨粗鬆症（一次性）と，遺伝的素因や生活習慣，閉経および加齢以外の特定の原因が認められる続発性骨粗鬆症（二次性）に分類される。

1）原発性骨粗鬆症
① 原発性骨粗鬆症の原因：女性

閉経後のエストロゲン減少により骨吸収が亢進（高代謝回転）し，加齢による腎機能の低下で生じるビタミンD産生量の低下と骨芽細胞の減少で骨形成が低下（低代謝回転）する。50歳以降の閉経後の女性に急増する。閉経後エストロゲン補充で骨量の減少が抑制される。

② 原発性骨粗鬆症の原因：男性

男性の性腺機能低下は緩徐で，更年期による急速なエストロゲン産生量低下はなく，加齢による低代謝回転が主な原因になる。加齢は骨量の減少の1つの要因で，高齢男性ではテストステロン量の減少でエストロゲン量も減少し骨密度が低下する。

2）続発性骨粗鬆症

遺伝的素因，生活習慣，閉経および加齢以外の何らかの疾患や栄養，薬剤（主に副腎皮質ステロイド）などによる特定の原因が認められるものを続発性骨粗鬆症と称する。

続発性骨粗鬆症は原発性と異なり，性差はほとんどないが，女性だけでなく男性にとっても大きな問題である。

① 続発性骨粗鬆症の原因
- 疾患：内分泌疾患（原発性副甲状腺機能亢進症やクッシング〈Cushing〉症候群など），関節リウマチ，糖尿病や慢性腎臓病（chronic kidney disease：CKD）など
- 薬剤：糖質コルチコイドやワルファリンなど
- 栄養障害：アルコール多飲者，胃切除後患者
- その他：悪性腫瘍の化学療法や内分泌療法などの性ホルモン低下療法の副作用

4．骨粗鬆症の症状

腰痛，背部痛，2cm以上の身長短縮，脊椎に多発性の圧迫骨折があれば円背になる。好発部位は，大腿骨近位部（頸部）骨折，椎体圧迫骨折，橈骨遠位端，上腕骨近位端での骨折である。

[図1] 原発性骨粗鬆症の診断基準（2012年度改訂版）

低骨量をきたす骨粗鬆症以外の疾患または続発性骨粗鬆症を認めず，骨評価の結果が下記の条件を満たす場合，原発性骨粗鬆症と診断する。

I．脆弱性骨折あり
1. 椎体骨折または大腿骨近位部骨折あり
2. その他の脆弱性骨折があり，骨密度がYAMの80%未満

II．脆弱性なし
- 骨密度がYAMの70%以下または－2.5 SD以下

↓
原発性骨粗鬆症

YAM：若年成人平均値（腰椎では20～44歳，大腿骨近位部では20～29歳）
＊骨量減少（骨減少）（low bone mass〈osteopenia〉）：骨密度が－2.5 SDより大きく－1.0 SD未満の場合を骨量減少とする。

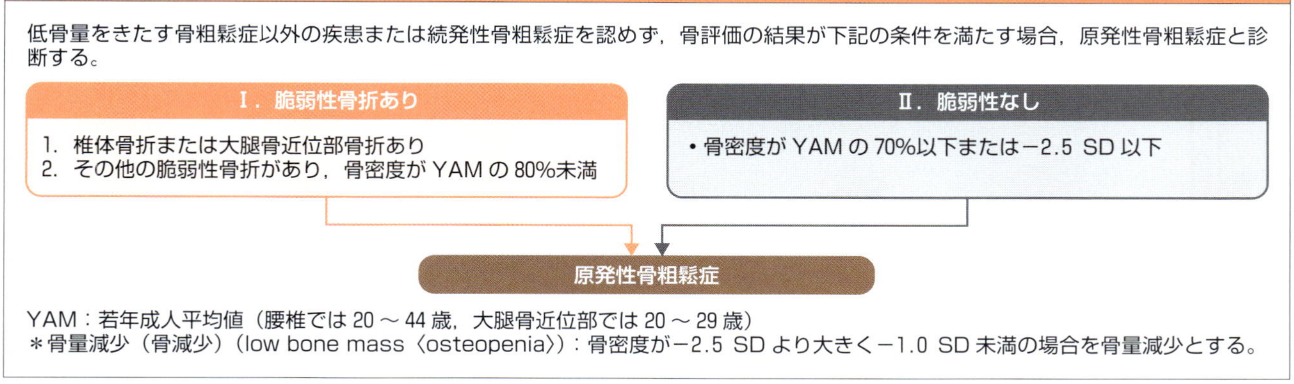

（日本骨代謝学会，日本骨粗鬆症学会合同原発性骨粗鬆症診断基準改訂検討委員会：原発性骨粗鬆症の診断基準（2012年度改訂版）．Osteoporosis Japan 21(1)：11，2013より作成）

5．骨粗鬆症の診断と検査

1）診断

脆弱骨折がなく骨密度が若年成人（20～44歳）平均値（young-adult mean：YAM）の70%未満が骨粗鬆症と診断される［図1][1]。脆弱骨折がある場合は，YAM80%未満が骨粗鬆症と診断される。

2）検査

- 単純X線撮影：脊椎骨折の有無
- 骨塩量の測定（腰椎，大腿骨頸部，橈骨遠位部，中手骨，踵骨）骨塩量を二重エネルギーX線骨塩量測定装置（DXA）で骨中のカルシウム（Ca）塩量の測定
- QUS法（定量的超音波法）
- 骨代謝マーカー，骨形成マーカー（BAP，P1NPなど），骨吸収マーカー（NTX，DPD，TRACP-5bなど）［表1][2]
- 続発性骨粗鬆症との鑑別のために赤沈，血算，血清Ca，リン，ALPが検査（原発性骨粗鬆症では正常）

6．骨粗鬆症の治療

治療の目標は，骨折の危険性を抑制し，QOLの維持・改善を行うことである。
骨粗鬆症の進行防止，骨折の予防のために，以下の薬物療法を行う。

1）薬物療法

- 活性型ビタミンD_3製剤：摂取したCaの腸管からの吸収を増す，骨形成と骨吸収のバランス調整
- ビタミンK_2製剤：骨密度の増加，骨形成の促進作用
- 女性ホルモン製剤（エストロゲン）
- ビスホスホネート製剤（骨吸収抑制）
- 選択的エストロゲン受容体モジュレーター（SERM〈ラロキシフェン塩酸塩〉）：エストロゲンと似た作用で骨密度増加，骨以外の臓器（乳房や子宮など）には影響なし
- カルシトニン製剤：骨吸収抑制注射薬，強い鎮痛作用
- その他，イプリフラボンや蛋白同化ホルモン製剤など

II 骨粗鬆症の看護ケアとその根拠

骨粗鬆症は，加齢や閉経後に発症するが，診断後の治療法は薬物療法が中心になり，それ以外にも食習慣や運動習慣などにも深くかかわる。加齢とともに視力の低下と筋力の低下で転倒しやすくなり，骨粗鬆症の進行で骨折を招きやすくなる。

特に大腿骨近位部の骨折は転倒によるものが多く，要介護状態の原因になり，QOLの低下を招きますます骨密度の低下を招く。日々の食事療法や運動療法がその予防に重要になる。

1．観察のポイント

① 症状
腰痛，背部痛など。

[表1] 骨粗鬆症診療に用いられる骨代謝マーカー

マーカー	略語	検体	測定法	備考
骨形成マーカー				
オステオカルシン	OC	血清	IRMA・ECLIA	IRMA：intact OC：未承認 ECLIA：N-Mid OC：未承認
骨型アルカリフォスファターゼ	BAP	血清	EIA・CLEIA	
Ⅰ型プロコラーゲン-N-プロペプチド	PINP*	血清	RIA・ECLIA	RIA（intact P1NP） ECLIA（total P1NP）：未承認
骨吸収マーカー				
ピリジノリン	PYD	尿	HPLC	未承認
デオキシピリジノリン	DPD	尿	HPLC・EIA・CLEIA	HPLC：未承認
Ⅰ型コラーゲン架橋 N-テロペプチド	NTX	血清・尿	EIA・CLEIA	CLEIA（尿）：未承認
Ⅰ型コラーゲン架橋 C-テロペプチド	CTX	血清・血漿・尿	EIA・ECLIA	ECLIA（血清）：未承認・開発中
酒石酸抵抗性酸フォスファターゼ-5b	TRACP-5b	血清・血漿	EIA	
骨マトリックス関連マーカー				
低カルボキシル化オステオカルシン	ucOC	血清	ECLIA	
ペントシジン**	―	血漿・尿	HPLC・EIA	HPLC：未承認 EIA：未承認・開発中
ホモシステイン**	HCY	血漿・尿	HPLC・酵素・CLIA	HPLC・酵素・CLIA：未承認

IRMA：immunoradiometric assay（免疫放射定量測定法），ECLIA：electrochemiluminescent immunoassay（電気化学発光免疫測定法），EIA：enzyme immunoassay（酵素免疫測定法），CLEIA：chemiluminescent enzyme immunoassay, RIA：radioimmunoassay（放射免疫測定法），HPLC：high performance liquid chromatography（高速液体クロマトグラフィー），CLIA：chemiluminescent immunoassay（化学発光免疫測定法）
酵素：一般的に幅広く臨床検査で利用されている汎用自動分析機に対応可能。
ホモシステイン：「タンパク結合型＋遊離酸化型＋遊離還元型」の総ホモシステインを示す。HPLCでは保険適用（ホモシステイン尿症，葉酸・ビタミンB_{12}欠乏）：保険点数320点。
＊PINPおよびICTPは最近，P1NPおよび1CTPとアラビア数字「Ⅰ」が数字の「1」として記載されることが多い。
＊＊骨量減少や骨折リスクとなるエビデンスがさらに集積されれば期待されている骨質マーカー。
（日本骨粗鬆症学会骨代謝マーカー検討委員会：骨粗鬆症診療における骨代謝マーカーの適正使用ガイドライン（2012年版）. Osteoporosis Japan 20：31-55, 2012より）

② 全身状態
　姿勢（円背），身長短縮。
③ 検査所見
　骨密度の測定（DXA法，超音波法），X線（主に胸椎や腰椎），血液検査（骨代謝マーカー）
④ 疾患に対する受け止め
- 服薬についての患者の知識や認識の把握
- 日常生活上での注意点の認識の把握

2. 骨粗鬆症の看護目標

❶転倒による骨折の危険を予防する
❷服薬について指導し継続的に服薬行動がとれるように支援する
❸食事療法の指導で適切な食事内容と量を摂取する
❹適度な運動療法の実施でADLを維持する

3. 骨粗鬆症の治療薬の服用

骨粗鬆症の治療は，薬が中心であり治療薬の作用は3種類に分けられる。それぞれの作用を説明し，継続的な内服の必要性の説明と指示どおりの服薬ができるように方法について指導を行う。

- 活性型ビタミンD_3製剤，Ca：腸管からCa吸収を促進し，体内のCa量を増加させる
- ビタミンK_2製剤，テリパラチド（副甲状腺ホルモン）：骨形成を促進する
- カルシトニン製剤，エストロゲン製剤，ビスホスホネート製剤，SERM（ラロキシフェン塩酸塩）：骨吸収を抑制する

4. 骨密度を低下させない食事療法

骨密度を増加させる食事療法を積極的に行い，栄

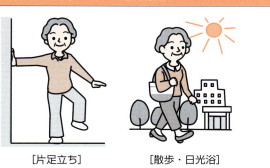

[図2] 骨密度を低下させない運動療法

[片足立ち]　[散歩・日光浴]

養・エネルギーバランスのよい食事内容を規則的にとる必要性を十分に説明する。さらに，Caの多い食品をとり，腸管でのCa吸収率を促すためにCaとビタミンDを同時にとることを説明する。

- 適正なCaとビタミンD，ビタミンKなどの摂取指導（牛乳，乳製品，魚，海藻類を中心としてCaは1日最低800 mg以上）
- 蛋白質摂取量が少ないと骨密度低下を助長するので，骨密度を増加させる栄養素を積極的にとるように，栄養やカロリーのバランス，規則的な食事についての指導を行う
- 嗜好品（喫煙，アルコール・カフェイン）の過剰摂取の悪影響の指導を行う

5．転倒予防対策の指導

1）運動療法 [図2]

① 片足立ち

壁やテーブルにつかまり立ちするなど，片足に負荷をかけ，足腰の筋力やバランス能力を鍛える運動を行う。

② 散歩・日光浴

散歩などを日課にして適度な日光浴などを継続するよう指導する。

2）環境整備

骨粗鬆症は骨折しやすいので，歩行のスペースの確保やベッドの高さ，室内の段差などの転倒の予防対策のための障害物に対する生活環境の整備をする。

（山口曜子）

《引用文献》
1）日本骨代謝学会，日本骨粗鬆症学会合同原発性骨粗鬆症診断基準改訂検討委員会：原発性骨粗鬆症の診断基準（2012年度改訂版）．Osteoporosis Japan 21 (1)：11, 2013.
2）日本骨粗鬆症学会骨代謝マーカー検討委員会：骨粗鬆症診療における骨代謝マーカーの適正使用ガイドライン（2012年版）．Osteoporosis Japan 20：31-55, 2012.

《参考文献》
1）骨粗鬆症の予防と治療ガイドライン作成員会編：骨粗鬆症の予防と治療ガイドライン2011年版．ライフサイエンス出版, 2012.
2）医療情報科学研究所編：病気がみえる vol3 糖尿病・代謝・内分泌, 第3版. p139, メディックメディア, 2012.

NOTE

第Ⅰ部 疾患別看護ケア関連図　A　代謝疾患

12-A 副腎クリーゼ

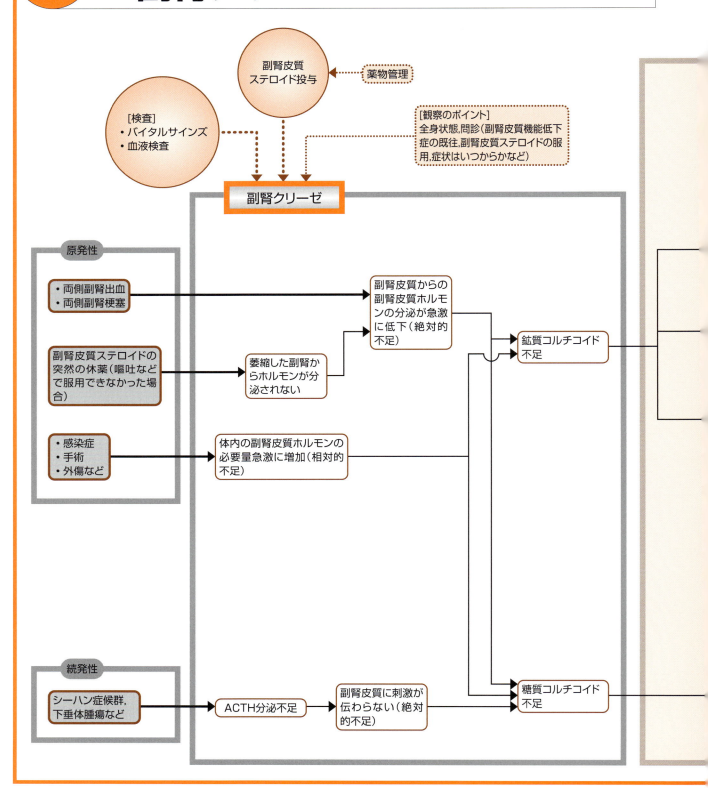

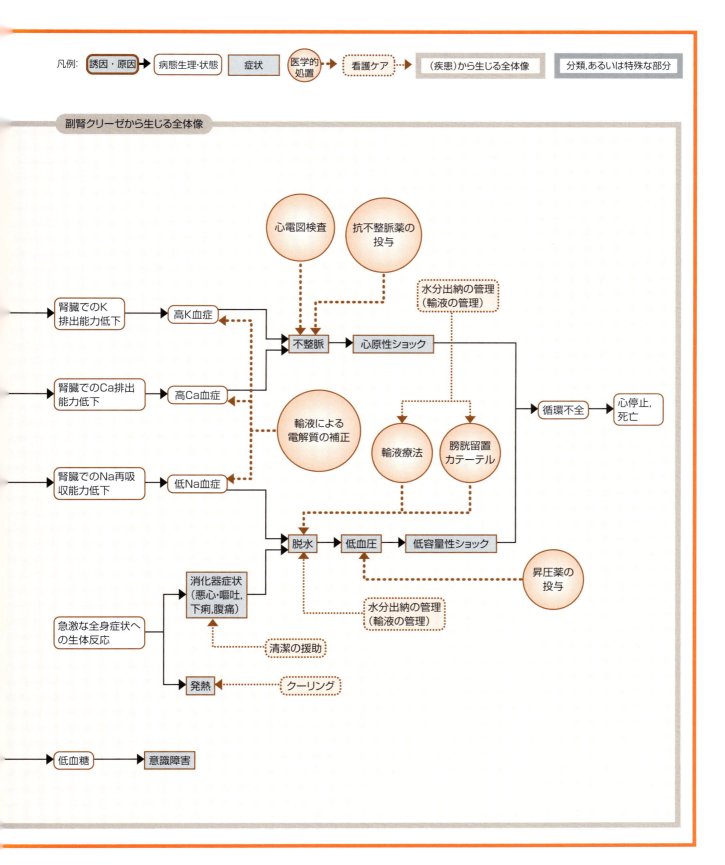

第Ⅰ部 疾患別看護ケア関連図　A　代謝疾患

12-B 甲状腺クリーゼ

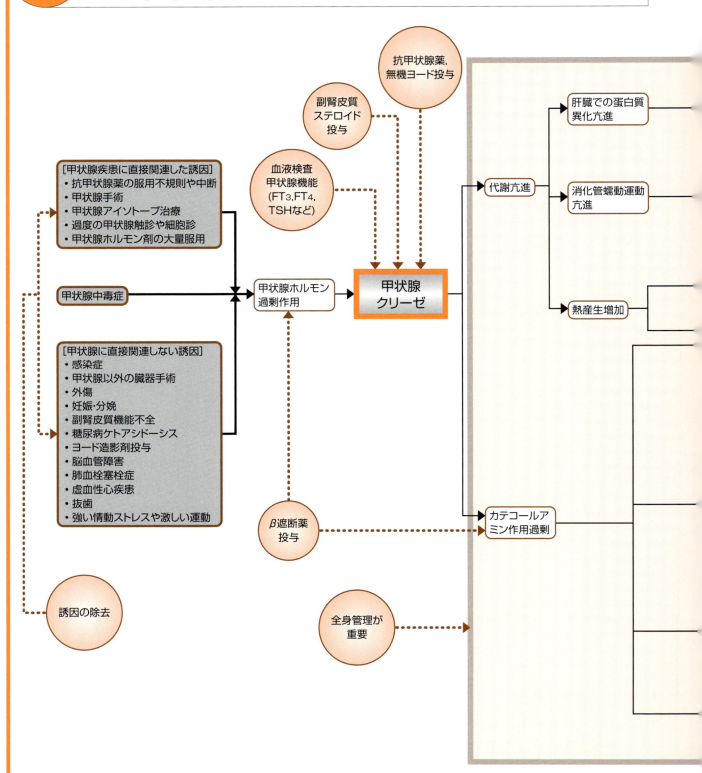

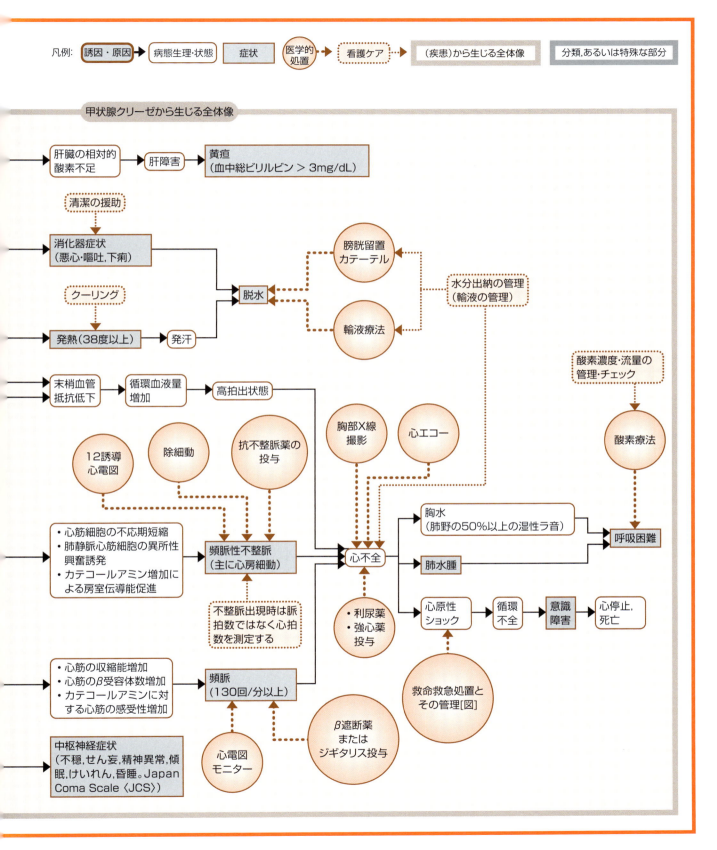

第Ⅰ部　疾患別看護ケア関連図　　A　代謝疾患

12-ⓒ 高Ca血症クリーゼ

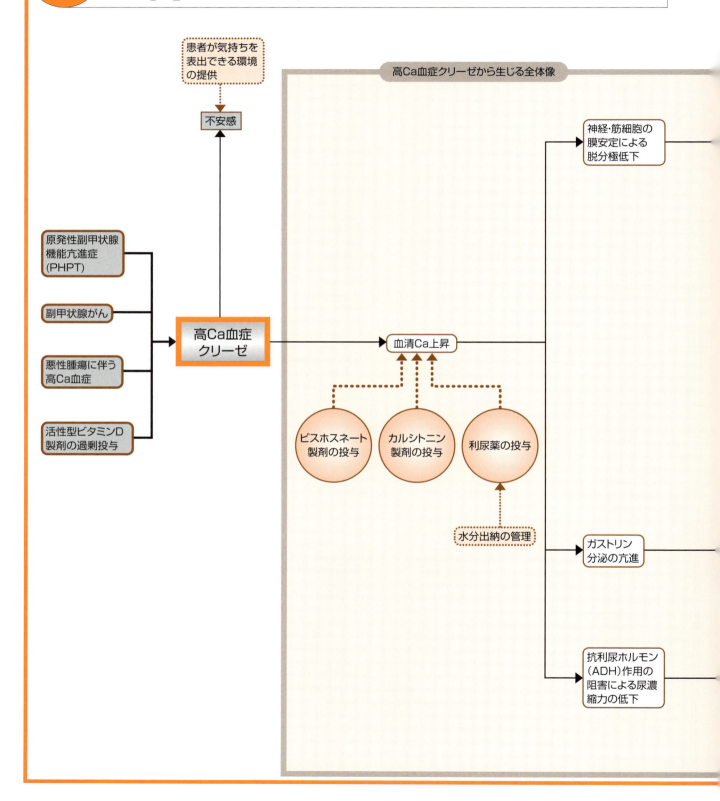

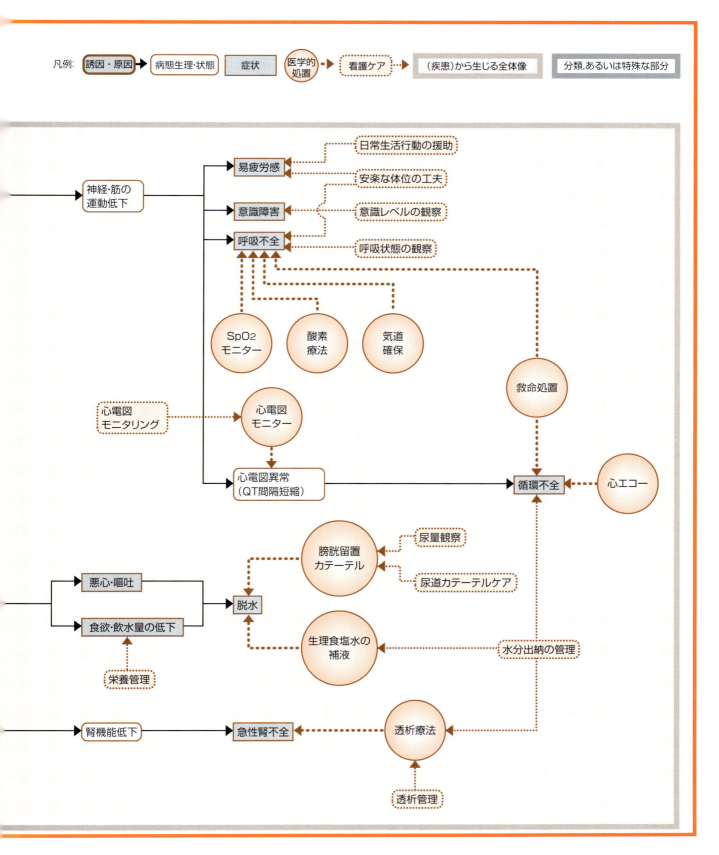

第Ⅰ部　疾患別看護ケア関連図　　A　代謝疾患

12 副腎クリーゼ・甲状腺クリーゼ・高Ca血症クリーゼ

クリーゼ（危機　Krise〈ドイツ語〉，crisis〈英語〉）は，生命にとって危機的な状態を意味する。内分泌分野のクリーゼとして，代表的な**副腎クリーゼ**と**甲状腺クリーゼ**について述べる。これらはホルモンバランスの急激な異常により全身臓器に影響し，生命に危機的状況を引き起こすので，知識として知っておくことが重要である。クリーゼの原因となるホルモン異常への対処と，全身管理が必要となる。

いったん発症すると重篤な状態を引き起こすため，何よりも予防が重要であり，リスクのある患者に対して「クリーゼを起こすかもしれない」と常に頭に置いてケアにあたるべきである。また，患者の背景，状態から「これはクリーゼかもしれない」と気づき，病態を念頭に置いてケアにあたることが必要である。

全身状態の安定後にそれぞれの病態に関連した個別的看護ケアへと継続していく。

Ⅰ　副腎クリーゼが生じる病態生理

1．副腎クリーゼの定義

副腎クリーゼ（急性副腎不全：adrenal crisis）は，副腎皮質ホルモンの急性の絶対的不足（副腎皮質ホルモンの分泌量が急激に減る場合）または急性の相対的不足（慢性副腎皮質機能低下症で，感染症，発熱，外傷，手術などの強いストレスがかかった場合），また長期内服の副腎皮質ステロイドの突然の休薬（長期の副腎皮質ステロイドの内服により下垂体-副腎皮質系が抑制される）によって発症する病態である[1]。

副腎不全において髄質が侵されることは極めてまれであり，副腎皮質の機能不全が主体である。

2．副腎クリーゼのメカニズム

㉔「副腎皮質機能低下症」もあわせて参照すること。
副腎皮質ホルモンの急性の絶対的不足の原因によって，原発性（副腎性）と続発性（視床下部・下垂体性）に分類される。

原発性は，副腎そのものの原因により副腎皮質ホルモンが分泌されない場合（両側副腎出血や両側副腎梗塞，感染症，手術，外傷など）である。

続発性は，脳下垂体からの副腎皮質刺激ホルモン（adrenocorticotropic hormone：ACTH）不足により副腎からのホルモン分泌が低下する場合（シーハン〈Sheehan〉症候群，下垂体腫瘍など）である。

副腎クリーゼはホルモンの不足が急速であり，患者の状態も急激に悪化することが多い。

副腎クリーゼの原因として多いのは，長期内服の副腎皮質ステロイドの突然の休薬や，感染症などによる急性の相対的不足である。副腎皮質ステロイドの高用量・長期間の内服により下垂体-副腎系が抑制され，副腎が萎縮した状態での突然の休薬により，副腎から必要なホルモン量が分泌されず，急激に不足した状態になる場合がある。

また，相対的な不足としては，慢性副腎皮質機能低下症において，感染症，発熱，外傷，手術などストレス状況により生体内での副腎ホルモン必要量が増加し，分泌とのアンバランスで相対的に副腎皮質ホルモンが不足した場合にも生じる。そのため慢性副腎皮質機能低下症患者の周術期には副腎皮質ステロイド製剤（糖質コルチコイド〈グルココルチコイド〉）の補充（ステロイドカバー）を予防的に行うことがある。

このように副腎クリーゼは，副腎皮質機能低下症で副腎皮質ホルモン補充療法を受けている患者が感染症や心筋梗塞，外傷，手術などストレスが多くかかる状況にさらされた場合や，下痢・嘔吐などで薬剤が服用できなかった場合や自己都合の休薬の場合に発症することが多い。

3．副腎クリーゼの症状

副腎皮質ホルモンの受容体はほぼ全身臓器の細胞に分布しているため，その欠乏により極めて多様な症状を示す。また，生体に不可欠なホルモンであるため緊急対応が必要となる。

初期には悪心・嘔吐，下痢，高熱，全身倦怠感，関節痛，低血糖による意識レベルの低下など非特異的症状を示し，そのまま副腎皮質ステロイドの補充がなされなけ

れば低血圧，不整脈からショック状態となり意識障害を起こし，死に至る。

続発性副腎クリーゼは，ACTH 分泌不足による副腎皮質ホルモンの分泌不足のため，鉱質コルチコイド（ミネラルコルチコイド）は比較的保たれる（鉱質コルチコイドはレニン-アンジオテンシン系での調節が主なため）。ただし，副腎クリーゼの治療においては原発性か続発性かを問わない。

4．副腎クリーゼの診断と検査

1）診断

副腎クリーゼは緊急を要す重篤な病態であるため，診断より治療が優先される。しかし，多様な症状を示すため診断は困難なことが多い。

既往歴や内服歴（ステロイド合成に影響を与える薬剤や相互作用を起こす薬剤の内服）の問診が大変重要であるが，すでにショック状態や意識障害を起こしている場合は症状から診断しなければならない。低血糖，ショックに対する治療を行っても反応が悪い場合などは副腎クリーゼを念頭に置く。

確定診断には ACTH 刺激試験が必要であるが，副腎クリーゼを疑う所見があれば，確定診断をつけるよりも速やかに治療にかかる必要がある。

2）検査

副腎皮質の検査❶～❷と同時に全身状態をみる検査❷～❽を行う。

❶ ACTH 刺激試験（結果が出るまでに時間がかかるため，結果を待たず治療を開始する）

❷血液検査
- ACTH，血中副腎皮質ホルモン（コルチゾール，アルドステロン）：副腎クリーゼの鑑別診断，副腎皮質の状態の診断のために行う
- 末梢血一般（血算，血液像），生化学検査，炎症反応など：低ナトリウム（Na）血症や CRP などで炎症反応を高頻度で認める。低血糖，高カリウム（K）血症，好酸球の増加，正球性正色素性貧血などを認める。腎機能（BUN，Cr，CCr）を評価する
- 凝固線溶系（Plt，PT，APTT，FDP，D-ダイマーなど）：凝固系の評価，播種性血管内凝固（DIC）の有無などをみる
- 感染症が疑われるときは，血液培養も行う

❸バイタルサイン

❹動脈血液ガス分析：低酸素血症，アシドーシス，アルカローシスの有無

❺パルスオキシメーター：経皮的動脈血酸素飽和度（SpO_2）

❻心電図モニター：不整脈の有無，異常波形の有無

❼胸部，腹部 X 線撮影：感染症の有無，腹部異常の確認

❽膀胱留置カテーテル：水分出納モニタリング

5．副腎クリーゼの治療

以下の3項目，具体的には，ヒドロコルチゾンの静注，塩化ナトリウム（NaCl）とブドウ糖を含んだ適切な輸液，基礎疾患への対応である。

1）不足している副腎皮質ホルモンの補充

副腎クリーゼを疑う所見があれば，速やかに副腎皮質ステロイドの投与を行う。副腎クリーゼの場合，副腎皮質ステロイドは嘔吐などのために内服できない場合があるので，安定的な経口摂取ができるまで経静脈投与することが重要である。

使用するステロイドは原則，ヒドロコルチゾンを使用する。ヒドロコルチゾンは糖質コルチコイドだけではなく鉱質コルチコイド作用も有する。症状や好酸球数などをみながら総合的に判断し，状態が安定していれば漸減していく。

なお，甲状腺機能不全と副腎機能不全を合併している場合に，先に甲状腺ホルモンを投与すると，副腎クリーゼを招くおそれがある。甲状腺ホルモンが副腎皮質ホルモンの代謝を加速するために，欠乏傾向だった副腎皮質ホルモンが枯渇してしまうからである。

2）全身管理（低血糖，ショックへの対応）

症状，状態に合わせた救命処置を行う。気道の確保，中心静脈ラインを含め，重症度に合わせて治療を行う。低血糖を認めれば補正する。

採血結果やバイタルサインなどの患者の状態によって電解質を補正するが，高 K 血症に関しては，副腎皮質ステロイドの投与や輸液によって血清 K はむしろ低下することが多いため，心電図の変動に十分注意しながら治療を進める。

3）副腎クリーゼを起こした原因の探索と治療

救命処置を行いながら，原因の探索，検査を進める。

II 甲状腺クリーゼが生じる病態生理

1. 甲状腺クリーゼの定義[1]

甲状腺中毒症をきたす基礎疾患があり（多くはバセドウ病），そこに抗甲状腺薬の服薬不規則，感染症，外傷などの誘因が加わることで甲状腺ホルモンが過剰に全身に作用した結果，生命に危機的状態が起こる病態である。

2. 甲状腺クリーゼのメカニズム

発生機序は不明である。血中甲状腺ホルモンが著明に高くない場合でも発症することがある。以前はバセドウ病の手術後の発生が多かったが，最近は術前・術後の甲状腺機能の管理が徹底しているため術後発症は極めて少ない。

3. 甲状腺クリーゼの分類と症状[2]

クリーゼでは誘因を伴うことが多く，甲状腺疾患に直接関連した誘因と甲状腺に直接関連しない誘因がある[表1]。

甲状腺クリーゼは[表2]のような症状を示し，診断の基準ともなる。

1) 甲状腺クリーゼの誘因

誘因[表1]としては，感染がもっとも多く，外傷，手術，糖尿病ケトアシドーシス，妊娠高血圧症候群によって発症・促進される。

[表1] 甲状腺クリーゼに関連する誘因

甲状腺に関連する誘因	甲状腺に直接関連しない誘因
・甲状腺薬の中止（特に自己中断），不規則な服薬 ・バセドウ病・プランマー病に対するアイソトープ治療 ・甲状腺切除術 ・過度の甲状腺触診や細胞診 ・甲状腺ホルモン製剤の大量服用など	・感染症・炎症性疾患 ・急性の内因性疾患（糖尿病ケトアシドーシス，副腎不全，脳血管障害など） ・甲状腺以外の外科手術 ・外傷 ・ヨード造影剤投与 ・強い情動ストレス，激しい運動 ・妊娠・分娩など

（日本内分泌学会：甲状腺クリーゼの診断基準，第2版．2012より作成）

2) 甲状腺クリーゼの症状

症状として，高熱，頻脈，循環不全，意識障害などをきたし，多臓器不全により生命の危機的状況を招き，緊急治療を要する。症状を[表2]に，定義を[表3]に示す。

① 中枢神経症状

不穏，せん妄，精神異常，傾眠，けいれん，昏睡。Japan Coma Scale（JCS）1以上[表4]またはGlasgow

[表2] 甲状腺クリーゼの症状

中枢神経症状	せん妄，傾眠，意識障害など
循環器症状	頻脈（130回/分以上），心不全症状（肺水腫，心原性ショックなど）
消化器症状	悪心・嘔吐，下痢，黄疸を伴う肝障害
代謝系症状	発熱（38℃以上），異常発汗，重度脱水

（日本内分泌学会：甲状腺クリーゼの診断基準，第2版．2012より）

[表3] 甲状腺クリーゼの定義

[定義] 甲状腺中毒症の原因となる未治療ないしコントロール不良の甲状腺基礎疾患が存在し，これに何らかの強い身体的・精神的ストレスが加わったときに起こり，甲状腺ホルモン作用過剰に対する生体の代償機能の破綻により複数の臓器が機能不全に陥った結果，生命の危機に直面した緊急治療を要する病態をいう。

必須項目症状	甲状腺中毒症の存在（遊離T_3および遊離T_4の少なくともいずれか一方が高値） 1. 中枢神経症状 2. 発熱（38℃以上） 3. 頻脈（130回/分以上）

（日本内分泌学会：甲状腺クリーゼの診断基準，第2版．2012より）

[表4] Japan Coma Scale（JCS）

I．覚醒している（1桁の点数）	
0	意識清明
I-1	見当識は保たれているが意識清明ではない
I-2	見当識障害がある
I-3	自分の名前・生年月日が言えない
II．刺激に応じて一時的に覚醒する（2桁の点数）	
II-10	普通の呼びかけで開眼する
II-20	大声で呼びかけたり，強く揺するなどで開眼する
II-30	痛み刺激を加えつつ，呼びかけを続けると辛うじて開眼する
III．刺激しても覚醒しない（3桁の点数）	
III-100	痛み刺激に対して払いのけるなどの動作をする
III-200	痛み刺激で手足を動かしたり，顔をしかめたりする
III-300	痛み刺激に対しまったく反応しない

Coma Scale（GCS）14以下［表5］。
② 発熱（38℃以上）
③ 頻脈（130回/分以上）
　心房細動などの不整脈では心拍数で評価する。
④ 心不全症状
　肺水腫，肺野の50％以上の湿性ラ音，心原性ショックなど重度な症状。NYHA（New York Heart Association）分類Ⅳ度［表6］[3]またはKillip分類クラスⅢ以上［表7］[3]。
⑤ 消化器症状
　悪心・嘔吐，下痢，黄疸（血中総ビリルビン＞3mg/dL）

4．甲状腺クリーゼの診断と検査

1）診断[2]

　甲状腺機能検査では通常の甲状腺中毒症と区別できないため，臨床的症状，徴候に基づいて診断される［表8］[2]。また，クリーゼの診断に際して明らかな他の原因疾患による症状は除く。
　たとえば明らかな精神疾患や脳血管障害による意識障害，肺炎や悪性高熱症などによる発熱，急性心筋梗塞などによる心不全，ウイルス性肝炎や急性肝不全などによる肝障害がある。しかしそのような疾患のなかにはクリーゼの誘因となるものもあるため，クリーゼによる症状か単なる併発症かの鑑別が困難な場合は，誘因により発症したクリーゼの症状とする。

[表5] Glasgow Coma Scale（GCS）

開眼機能（Eye Opening）「E」
- 4点　自発的に，または普通の呼びかけで開眼
- 3点　強く呼びかけると開眼
- 2点　痛み刺激で開眼
- 1点　痛み刺激でも開眼しない

言語機能（Verbal response）「V」
- 5点　見当識が保たれている
- 4点　会話は成立するが見当識が混乱
- 3点　発語はみられるが会話は成立しない
- 2点　意味のない発語
- 1点　発語みられず

運動機能（Motor response）「M」
- 6点　命令に従って四肢を動かす
- 5点　痛み刺激に対して手で払いのける
- 4点　指への痛み刺激に対して四肢を引っ込める
- 3点　痛み刺激に対して緩徐な屈曲運動（除皮質姿勢）
- 2点　痛み刺激に対して緩徐な伸展運動（除脳姿勢）
- 1点　運動みられず

[表6] NYHA（New York Heart Association）分類

Ⅰ度	心疾患はあるが身体活動に制限はない。日常的な身体活動では著しい疲労，動悸，呼吸困難あるいは狭心痛を生じない
Ⅱ度	軽度の身体活動の制限がある。安静時には無症状。日常的な身体活動で疲労，動悸，呼吸困難あるいは狭心痛を生じる
Ⅲ度	高度な身体活動の制限がある。安静時には無症状。日常的な身体活動以下の労作で疲労，動悸，呼吸困難あるいは狭心痛を生じる
Ⅳ度	心疾患のためいかなる身体活動も制限される。心不全症状や狭心痛が安静時にも存在する。わずかな労作でこれらの症状は増悪する

（2010年度合同研究班報告：急性心不全治療ガイドライン（2011年改訂版）より）

[表7] Killip分類：急性心筋梗塞における心機能障害の重症度分類

クラスⅠ	心不全の徴候なし
クラスⅡ	軽度～中等度心不全 ラ音聴取領域が全肺野の50％未満
クラスⅢ	重症心不全 肺水腫，ラ音聴取領域が全肺野の50％以上
クラスⅣ	心原性ショック 血圧90mmHg未満，尿量減少，チアノーゼ 冷たく湿った皮膚，意識障害を伴う

（2010年度合同研究班報告：急性心不全治療ガイドライン（2011年改訂版）より）

[表8] 甲状腺クリーゼの診断

①必須項目

甲状腺中毒症の存在（遊離トリヨードサイロニン〈FT_3〉および遊離サイロキシン〈FT_4〉の少なくともいずれか一方が高値）。

②確実例

必須項目および以下を満たす。高齢者は，高熱，多動などの典型的クリーゼ症状を呈さない場合があり（apathetic thyroid storm），診断の際注意する。
a．中枢神経症状＋他の症状項目1つ以上，または，
b．中枢神経症状以外の症状項目3つ以上

③疑い例

a．必須項目＋中枢神経症状以外の症状項目2つ，または
b．必須項目を確認できないが，甲状腺疾患の既往・眼球突出・甲状腺腫の存在があって，確実例条件のaまたはbを満たす場合。高齢者は確実例と同様に注意する。

（日本内分泌学会：甲状腺クリーゼの診断基準，第2版．2012より）

2）検査

甲状腺機能の検査②と同時に全身状態をみる検査①〜⑩を行う。

対象，症状により変わりうる。

① バイタルサイン
- 不整脈出現時は，脈拍数ではなく心拍数を測定する

② 血液検査
- 甲状腺機能（FT$_3$，FT$_4$，甲状腺刺激ホルモン〈thyroid-stimulating hormone：TSH〉など）：甲状腺中毒症の有無，程度をみる
- 末梢血一般（血算，血液像，生化学検査など）：炎症の有無，貧血やその他特徴的な状態が起こっていないかをみる
- 栄養・代謝機能（TP，Alb，Na，K，Cl，BS など）：電解質の評価
- 肝機能（ALT，AST），総ビリルビン：肝機能の評価，黄疸の有無についてみる。
- 腎機能（BUN，Cr，Ccr）：腎機能の評価
- 凝固線溶系（Plt，PT，APTT，FDP，D-ダイマーなど）：凝固系の評価，DIC の有無

③ 意識レベル
- GCS，JCS など

④ 動脈血液ガス分析
- 低酸素血症，アシドーシス，アルカローシスの有無

⑤ パルスオキシメーター
- 経皮的動脈血酸素飽和度（SpO$_2$）

⑥ 心電図モニター
- 心拍数，不整脈の有無

⑦ 12 誘導心電図
- 不整脈の診断

⑧ 心エコー
- 心不全の有無と程度

⑨ 胸部 X 線撮影
- 心拡大，胸水，肺水腫の有無

⑩ 膀胱留置カテーテル
- 水分出納モニタリング

5. 甲状腺クリーゼの治療

甲状腺クリーゼは，甲状腺ホルモンの作用過剰による全身の危機的状態であるため，甲状腺ホルモンの正常化のみでは治療・救命は困難である。また，さまざまな病態が絡み合い多様な合併症を引き起こす。そのため，治療の際には以下の4点[3]を押さえる必要がある。

1）甲状腺ホルモン産生・分泌の減弱

バセドウ病による甲状腺クリーゼの場合は，プロピルチオウラシル（PTU）やメチマゾール（MMI）などの抗甲状腺薬を大量に投与し，甲状腺ホルモンの合成を抑制する。また，抗甲状腺薬とともに，無機ヨードを投与する。これは過剰のヨウ素が摂取されると，一過性に甲状腺内のヨウ素有機化が抑制され（ウォルフ-チャイコフ〈Wolff-Chaikoff〉効果），甲状腺ホルモンの合成が低下するためである。

さらに副腎皮質ステロイド（T$_3$ から T$_4$ への変換抑制）を投与する。

2）甲状腺ホルモン作用の減弱

高アドレナリン作動性薬剤（β 遮断薬）を投与する。これは交感神経過剰刺激を抑制することと甲状腺ホルモンに対する作用を期待して使用される。ただし，心不全，心ブロック，気管支喘息，妊婦には禁忌のため注意を要する。

3）全身管理

通常の一般的緊急処置に準ずる。さまざまな病態が複雑に絡み合っているため，症状や状態によって優先事項や治療は異なる。

① 脱水

十分な輸液と電解質補正，発熱に対するクーリング，中枢神経症状が強い場合は鎮静を行う。黄疸を伴う重症肝不全例に対しては血漿交換も考慮する。ストレス下および相対的副腎不全の可能性が考えられるので，副腎皮質ステロイド薬を投与する。

② 頻脈

120 回/分を目標に，重症心不全がなければ β 遮断薬，重症心不全があればジギタリスを選択する。

③ 心房細動

抗凝固療法を行いながら必要であれば電気または薬物除細動（アミオダロン塩酸塩，ベプリジル塩酸塩水和物など）を施行する。

④ 心不全

その原因によって対応が異なる。循環血液量増加による左心不全が高度の場合は，利尿薬と強心薬の投与，低拍出状態で両心不全で右心不全が高度な場合は，利尿薬を使用せず強心薬を投与する。また，β 遮断薬を使用する場合には強心薬，昇圧薬の併用が必要となる。

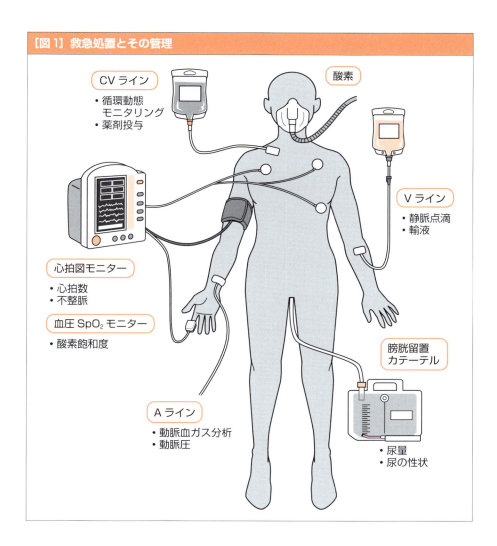

[図1] 救急処置とその管理

⑤心原性ショックに至った場合（β遮断薬は禁忌）や薬物治療が無効の場合

速やかに経皮的心肺補助装置（percutaneous cardiopulmonary support：PCPS）の使用を考慮する。循環器症状による死因が最も多いことも考慮し，血行動態の厳重なモニタリングと専門医との連携が必要となる。

4) 誘因除去

甲状腺クリーゼの誘因で対応可能な場合は，それに対する適切な処置を施す。たとえば感染による場合は抗菌薬の投与などを行う。

Ⅲ 副腎クリーゼ，甲状腺クリーゼの看護ケアとその根拠

副腎クリーゼ，甲状腺クリーゼともに生命の危機的状態であり，救命救急という点で看護ケアに関して共通する点が多い。内分泌科，救命救急科，循環器科，腎臓科などとのチーム医療とICUなどでの集中管理が必要となる。医師と協働し患者の救命にあたる。

1. 観察のポイント

会話が可能であれば，いつからどのような状況かなど問診する。特に既往歴，服薬状況について詳しく確認する。

副腎クリーゼの場合には，慢性副腎皮質機能低下症の

既往やステロイド服用といった情報を収集する。

甲状腺クリーゼの場合には，甲状腺中毒症の既往や誘因の可能性について情報収集する。

それらの情報が診療録などから把握できている場合には，医師や他の医療チームのスタッフと情報共有する

① **バイタルサイン**
- 不整脈出現時は，脈拍数ではなく心拍数を測定する

② **視診**
- 意識レベル（JCS, GCS），中枢神経症状，呼吸状態，皮膚の状態，表情，顔色，チアノーゼの有無，心電図波形，発汗の有無，悪心・嘔吐の有無，水分出納

③ **触診**
- 冷感の有無，浮腫の有無

2. 緊急度・重症度の観察およびアセスメントポイント

全身性の複数臓器の機能不全であるため緊急度，重症度ともに高い。観察した情報を即座にアセスメントし，医師と協働しながら迅速にケアにあたる。

3. 看護の目標

❶ 生命の危機的状況を脱し，全身状態が安定する [1, 2, 4)]
❷ クリーゼの再発を防ぐ [3)]

4. 生命の危機に対して，状態の把握と緊急性に合わせた対応をする [図1]

致死率11%であり，緊急度が高く，一刻を争う状態であるため，看護師（自分）ができることは何かを判断し，実行する。

リーダーへの報告，応援要請を含めて人手を集め，関係する検査部や薬剤部，集中治療室などに連絡をし迅速に対応できるようにする。

必要な検査，処置について予測を立てながら動き，救急カートを活用し速やかに治療が行えるよう準備する。

救命救急時の看護ケアについては専門書も参照されたい。

5. 全身状態のモニタリング

初期治療が終了し救命されても，状態はなお不安定なためバイタルサイン，心電図モニター，呼吸状態，水分出納，採血データなどを継続して注意深くモニタリングする。

6. 身体保清

頻回の嘔吐，下痢により不潔になりやすいため保清を行う。感染がクリーゼの誘因となることがあるため注意する。また，意識障害がある場合，誤嚥や気道閉塞に注意し，必要時口腔内吸引を行う。

7. 状態安定後のケア

生命危機を脱し，状態安定後は⓮「副甲状腺機能低下症」，⓭「甲状腺機能亢進症」を参照。

特に，患者教育を十分行い，服薬アドヒアランス向上を目指す。

（那須綾美・宇多　雅）

Ⅳ 高カルシウム血症クリーゼ

1. 高カルシウム血症クリーゼの定義

高カルシウム（Ca）血症クリーゼとは，生命に危険が及ぶような，突然の著しい高Ca血症により，意識障害，呼吸器症状，消化器症状など全身状態が悪化した状態で，副甲状腺クリーゼともいう。

2. 高カルシウム血症クリーゼが生じるメカニズム

原発性副甲状腺機能亢進症（primary hyper-parathyroidism：PHPT）や副甲状腺がん，悪性腫瘍に伴う高Ca血症，活性化ビタミンD製剤の過剰投与などが原因となる。

3. 高カルシウム血症クリーゼの症状

食欲低下や水分摂取量の低下からの脱水により，尿中のCa排泄が低下して，さらに血清Caが上昇することで腎臓での尿の濃縮力が低下し脱水が進行する悪循環が生じる。乏尿，急性腎不全や中枢神経障害をきたし死に至ることもある。

4. 高カルシウム血症クリーゼの診断と検査

血清 Ca の測定が用いられる。血清 Ca は 16 mg/dL 以上を示す。また、副甲状腺ホルモン（PTH）は、1,000 pg/mL 以上を示すことが多い。

5. 高カルシウム血症クリーゼの治療

1）脱水の改善と Ca 排泄の促進
多量の生理食塩水の輸液、そして尿中へ Ca を排泄させるためにループ利尿薬を併用する。

2）血清 Ca 値の補正
Ca を含む薬剤の使用は中止する。また、血清 Ca を低下させるために骨吸収抑制作用のあるビスホスホネート製剤を使用するが、効果出現までに 1～2 日を要する。そのため、効果出現までは、カルシトニン製剤を使用する。

3）全身管理
バイタルサインや血液データを確認し、症状に合わせた管理を行う。呼吸状態の悪化がみられる場合は、酸素吸入や気道確保をして呼吸管理を行う。乏尿や無尿を認める場合には、低 Ca の透析液を用いて透析療法を行うことがある。

4）高カルシウム血症クリーゼを起こした原因の探索と治療
PTH や PTHrP（PTH 関連ペプチド）の測定、画像診断により副甲状腺疾患を精査する。原発性副甲状腺機能亢進症では、副甲状腺腫瘍摘除術が行われる。

6. 高カルシウム血所うクリーゼの看護ケアとその根拠

高 Ca 血症により意識障害や急性腎不全が生じ、生命に危険が及ぶ状態であり、緊急対応が必要である。

1）看護の目標
❶生命の危機的状況を脱し、全身状態が安定する
❷クリーゼの再発を防ぐ

2）観察のポイント
● 意識レベルの確認
● モニタリング
　・バイタルサイン（体温、脈拍、呼吸の状態）、心拍数、不整脈、
　・水分出納（輸液量、尿量）、採血データ

3）看護ケア
① 輸液管理および薬剤投与
脱水に対する多量の輸液や Ca の補正、全身状態に応じた薬剤の投与が行われる。

② 尿道カテーテルの管理
水分出納のモニタリングのため、頻回の尿量の測定が必要となるため、尿道カテーテルの操作や尿路感染対策を実施する。

③ 栄養管理
食欲低下や、全身状態の悪化から摂取困難な状況となりやすい。患者の食事摂取状況や状態に合わせて、栄養サポートチームなど他職種とも連携して栄養の管理に努める

④ 緊急時の対応
意識の低下や呼吸状態、循環状態の悪化がみられた際は、気管挿管や蘇生が必要となることがある。そのため、緊急時に備えて救急薬品や物品はすぐに使用できるように準備しておく。

⑤ 精神面へのケア
急激な身体症状の悪化や状況の変化に、本人や家族が不安を抱くことが考えられる。患者・家族が思いを表出できるような環境をつくり、不安の軽減が図れるようケアを検討する。

⑥ 再発予防のケア
状態が安定したら、高 Ca 血症クリーゼの再発予防のために、必要な薬物療法や定期受診について伝える。高 Ca 血症の症状である口渇や多尿、疲労感、嘔気・嘔吐など、いつもと違った症状がみられたときは、受診するように伝える。

（村内千代）

《引用文献》
1) 曽根正勝・他：急性副腎不全（副腎クリーゼ）、中尾一和編集主幹、最新内分泌代謝学、p366、診断と治療社、2013.
2) 日本内分泌学会：甲状腺クリーゼの診断基準 第 2 版、2012. http://square.umin.ac.jp/endocrine/rinsho_juyo/pdf/koujo-sen01.pdf
3) 2010 年度合同研究班報告：急性心不全治療ガイドライン（2011

年改訂版). http://www.j-circ.or.jp/guideline/pdf/JCS2011_izumi_h.pdf
4) 成瀬光栄・他編：内分泌代謝専門医ガイドブック，改訂第3版. 診断と治療社，2012.

《参考文献》
1) 板垣英二監，高橋茂樹：STEP 内科3 代謝・内分泌. 第2版. 海馬書房，2003.
2) 諏訪哲也，宗友厚：副腎クリーゼの病態. 日内会誌 97(4)：756-760，2008.
3) 寺澤秀一：治療の実際. 日内会誌 97(4)：761-765，2008.
4) 森昌朋：甲状腺診療のガイドライン. 日内会誌 100(3)：712-716，2011.
5) 森昌朋：甲状腺疾患の診断と治療 現状と展望. 日内会誌 99(4)：683-685，2010.
6) 赤水尚史・他：甲状腺クリーゼの診断，発症実態，治療. 日甲状腺会誌 3(2)：115-117，2012.
7) 坪井久美子，大谷肇：甲状腺クリーゼの治療. ホルモンと臨床 58(8)：693-699，2010.
8) 飯降直男・他：甲状腺クリーゼの合併症. ホルモンと臨床 58(8)：685-692. 2010.
9) 鈴木敦詞，坪井久美子：甲状腺クリーゼにおける消化器症状. ホルモンと臨床 58(8)：679-684，2010.
10) 幸喜毅，大谷肇：甲状腺クリーゼにおける循環器症状. ホルモンと臨床 58(8)：671-678, 2010.
11) 幸喜毅：甲状腺クリーゼの循環器的特徴. 日甲状腺会誌 3(2)：109-114，2012.
12) 門傳剛，飯降直男：甲状腺クリーゼにおける中枢神経症状. ホルモンと臨床 58(8)：665-669，2010.
13) 佐藤哲郎，赤水尚史：甲状腺クリーゼの発症病態と実態. ホルモンと臨床 58(8)：659-663，2010.
14) 中尾一和編集主幹：最新内分泌代謝学，p226，920，診断と治療社，2013.
15) 吉岡成人：系統看護学講座 専門分野Ⅱ 内分泌・代謝成人看護学 6. p115，131，216，医学書院，2012.
16) 医療情報科学研究所編：病気がみえる vol3 糖尿病・代謝・内分泌. p191，メディックメディア，2009.

NOTE

13 甲状腺機能亢進症：バセドウ病（グレーブス病）

第Ⅰ部 疾患別看護ケア関連図　B　内分泌疾患

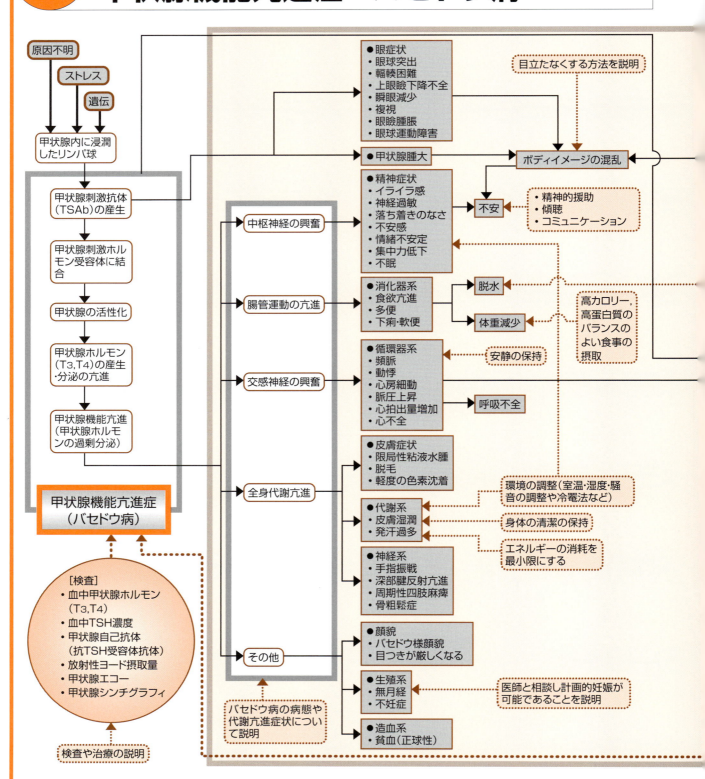

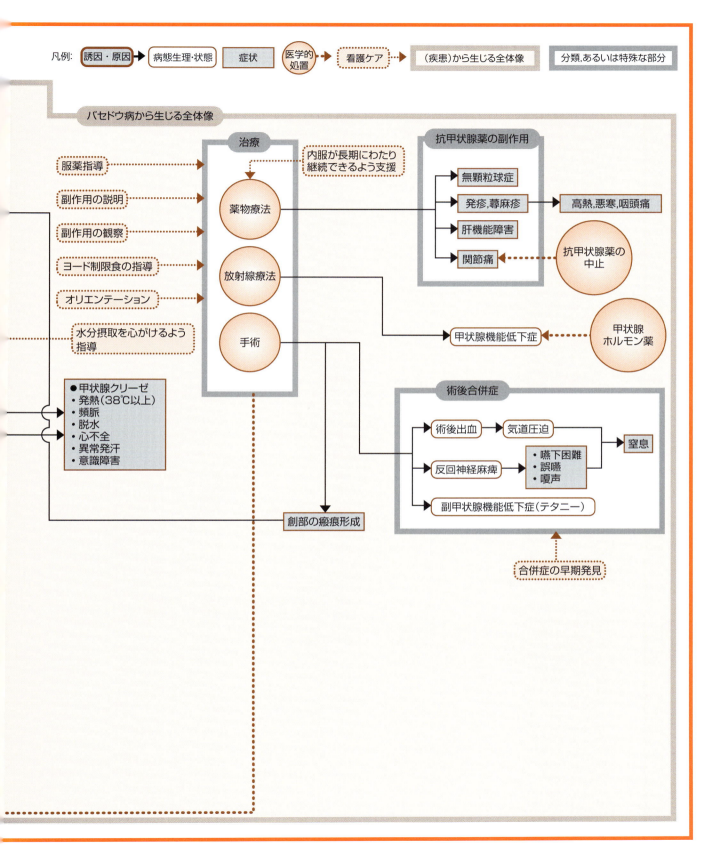

第Ⅰ部　疾患別看護ケア関連図　　B　内分泌疾患

13　甲状腺機能亢進症：バセドウ病（グレーブス病）

Ⅰ　バセドウ病が生じる病態生理

1．バセドウ病の定義

　代表的な甲状腺機能亢進症（hypotherodism）で，甲状腺ホルモンの合成・分泌が高まっている疾患である。バセドウ病は甲状腺刺激ホルモン（thyroid-stimulating hormone：TSH）受容体に対する自己抗体によって甲状腺が過剰刺激され，甲状腺中毒症が発生する疾患である[1]と定義されている。

　バセドウ病は全甲状腺疾患の40％を占め，甲状腺中毒症を呈する疾患のうちもっとも多い（90％を占める）。**甲状腺中毒症**とは甲状腺ホルモンの増加により，過剰にホルモン作用が出現している状態で，全身の代謝や各臓器の働きが亢進する。甲状腺の機能が高まっている状態（甲状腺機能亢進症）と高まっていない状態（破壊性甲状腺炎）を合わせて甲状腺中毒症という。

　[表1]に甲状腺中毒症の病態と代表的な疾患を示した。

2．バセドウ病のメカニズム

　甲状腺のTSH受容体（レセプター）に対する自己抗体（TRAb）ができる臓器特異的な自己免疫疾患である。甲状腺刺激物質であるTRAbがTSH受容体に付着すると甲状腺細胞が刺激される。甲状腺が下垂体から分泌されたTSHと勘違いし，甲状腺ホルモンを過剰に産生する[図1]。

　わが国の有病率は，1,000人に対し0.4～1人であり，男女比は1：2～3で女性に多い。好発年齢は20～40歳代である。

　バセドウ病の原因として以下のものがあげられる。
- 遺伝的要因
- 環境要因：感染，妊娠，出産，食事（ヨードなど），ストレスなど
- 喫煙，精神的ストレスは増悪因子である

3．バセドウ病の分類と症状

　甲状腺ホルモンの過剰による熱産生の増加，組織の交感神経感受性の亢進によりさまざまな症状を呈する[図2]。

　特徴的な症状は，びまん性の甲状腺腫，頻脈（甲状腺中毒症状），眼球突出で，メルセブルグ（Merseburg）の3徴候（この呼称は現在あまり使用されなくなってきている）とよばれる。

　甲状腺中毒症として，頻脈，発汗過多，体重減少，手指振戦などの症状がみられる。また，甲状腺中毒症状の急激な増悪で甲状腺クリーゼとよばれる危機的な状態があらわれる（⑫「副腎クリーゼ・甲状腺クリーゼ・高Ca血症クリーゼ」参照）。

4．バセドウ病の診断・検査

1）診断

　日本甲状腺学会のバセドウ病治療ガイドライン2011より，診断ガイドライン[図2][1]とバセドウ病の診断フローチャート[図3][2]を次に示す。

2）検査

① **身体所見**（問診，視診，触診）

　びまん性甲状腺腫，眼球突出，甲状腺中毒症状（頻脈，発汗過多，体重減少，手指振戦など）などのほか，バセドウ病を疑う症状の有無や状態がないか。

[表1] 甲状腺中毒症の病態と代表的な疾患

	甲状腺機能亢進症	破壊性甲状腺中毒症
病態	甲状腺ホルモンの合成・分泌が亢進した状態（ホルモン産生の増加）	甲状腺濾胞の破壊によって一時的に甲状腺ホルモンが増加した状態であり，甲状腺の機能自体は低下している。 →狭義の甲状腺中毒症
代表的な疾患	・バセドウ病 ・プランマー病 ・続発性甲状腺機能亢進症	・無痛性甲状腺炎 ・亜急性甲状腺炎 ・甲状腺炎 ・橋本病急性増悪 ・化膿性甲状腺炎など

② 血液検査
- 生化学的検査

ALP（骨型）上昇，AST・ALT 上昇，血中コレステロール低下，耐糖能異常を認める。

- 甲状腺機能検査

血中の甲状腺ホルモン濃度（遊離トリヨードサイロニン〈FT_3〉，遊離サイロキシン〈T_4〉），TSH 測定：FT_3 および FT_4 のどちらかまたは両方高値，TSH 低値（0.1μU/mL 以下）となる。

- 免疫学的検査

抗 TSH 受容体抗体（TRAb，TSH 結合阻止抗体：TBⅡ）：TRAb，TBⅡが陽性となる。治療の効果や再発の指標として有効な検査である。

③ 画像検査
- 甲状腺シンチグラフィ

放射性同位元素（RI）である放射性ヨードを体外から投与して，ヨードの甲状腺での摂取率を測定する。バセドウ病の場合，放射性ヨード（^{123}I）またはテクネチウム（^{99m}Tc）で摂取率高値（^{123}I 摂取量＞35〜40%，^{99m}Tc 摂取量＞3〜5%）となる。

- 頸部超音波検査（甲状腺エコー）

びまん性甲状腺腫を認め，表面は平滑で，カラードプラーにより血流増加が認められる。

5．バセドウ病の治療

❸⓪「バセドウ病の治療」の項目を参照。

Ⅱ　バセドウ病の看護とその根拠

治療が開始されると甲状腺機能は徐々にコントロールされ正常化していく。その間は，甲状腺機能亢進に伴って全身の代謝機能が亢進し，甲状腺機能亢進症状が出現する。心臓などの組織への負担となっていることからも，代謝によるエネルギーの消耗を最小限にすることが重要である。身体的・精神的ストレスの増強により症状が悪化する可能性があることから不安や症状による苦痛を緩和する必要がある。

また，疾患や治療が日常生活に及ぼす影響を確認し，治療やセルフケアを継続し自己管理できるよう支援することが重要である。

女性に多い疾患であり，甲状腺腫大，眼球突出，るい痩などの外観の変化からボディイメージの混乱が生じる可能性がある。また，妊娠・出産，仕事の影響への不安が生じる可能性があることからも，心理面への援助は重要である。

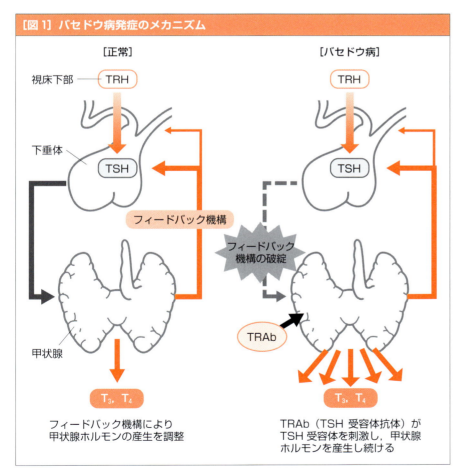

[図1] バセドウ病発症のメカニズム

TRH：甲状腺刺激ホルモン放出ホルモン，TSH：甲状腺刺激ホルモン，T_3：トリヨードサイロニン，T_4：サイロキシン

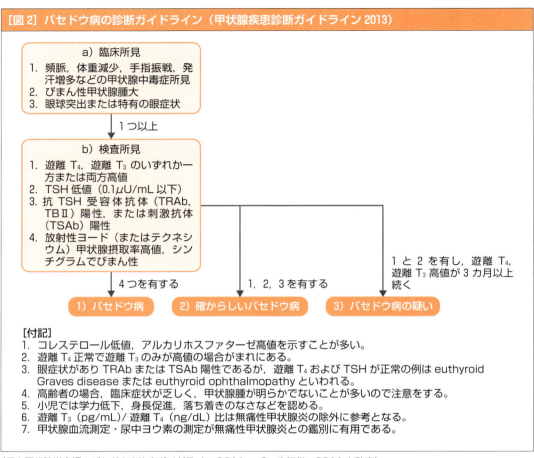

（日本甲状腺学会編：バセドウ病治療ガイドライン 2011．p3，南江堂，2011 を改定）

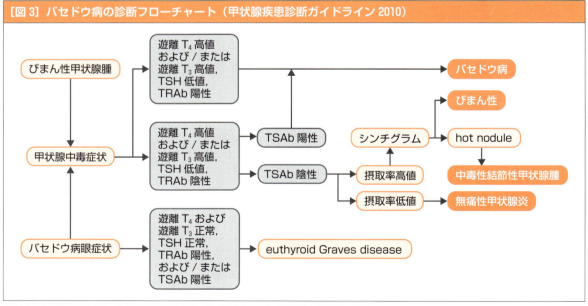

（日本甲状腺学会編：バセドウ病治療ガイドライン 2011．p4，南江堂，2011 より）

1. バセドウ病の観察ポイント

1）身体状態

甲状腺機能亢進症状［図4］，および症状に伴って生じる苦痛の観察を行う。甲状腺ホルモンの過剰による熱産生の増加，組織の交感神経感受性の亢進により全身の代謝や各臓器の働きが亢進する。血流の需要の増大に伴い，循環血液量は増加し，心拍出量が増加し，頻脈，血圧上昇，動悸が生じ，さらにひどくなると不整脈や心不全をきたすおそれもある。

酸素消費量の増加に伴い，呼吸数の増加，息切れ，全身倦怠感，疲労感が生じる。その他，暑がりや，イライラ感などの諸症状が生じる。

甲状腺クリーゼは，甲状腺中毒症の原因となる未治療ないしコントロール不良の甲状腺基礎疾患に強いストレスが加わったときに生じ，甲状腺機能亢進症状が急速に悪化する。生命の危機的状況を招き，緊急治療を要する。

バセドウ病の観察ポイントは以下のとおり。

❶バイタルサイン：頻脈，不整脈，脈圧増大，高熱
❷甲状腺中毒症状：頻脈，発汗過多，体重減少，手指振戦など
❸びまん性の甲状腺腫
❹眼所見：眼球突出，眼裂開大，瞬目減少，上眼瞼の浮腫
❺精神症状：イライラ感，落ち着きのなさ，情緒不安定，不眠
❻皮膚の状態：あたたかく湿潤，発汗過多，限局性粘液

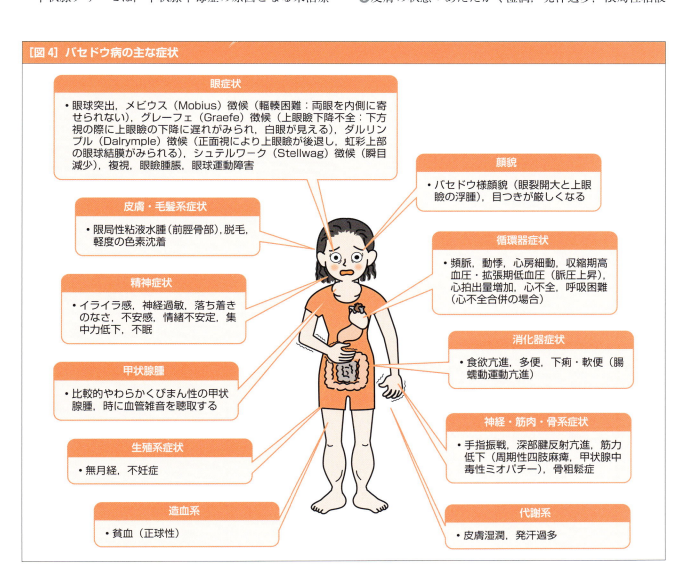

［図4］バセドウ病の主な症状

眼症状
- 眼球突出，メビウス（Mobius）徴候（輻輳困難：両眼を内側に寄せられない），グレーフェ（Graefe）徴候（上眼瞼下降不全：下方視の際に上眼瞼の下降に遅れがみられ，白眼が見える），ダルリンプル（Dalrymple）徴候（正面視により上眼瞼が後退し，虹彩上部の眼球結膜がみられる），シュテルワーク（Stellwag）徴候（瞬目減少），複視，眼瞼腫脹，眼球運動障害

皮膚・毛髪系症状
- 限局性粘液水腫（前脛骨部），脱毛，軽度の色素沈着

精神症状
- イライラ感，神経過敏，落ち着きのなさ，不安感，情緒不安定，集中力低下，不眠

甲状腺腫
- 比較的やわらかくびまん性の甲状腺腫，時に血管雑音を聴取する

生殖系症状
- 無月経，不妊症

造血系
- 貧血（正球性）

顔貌
- バセドウ様顔貌（眼裂開大と上眼瞼の浮腫），目つきが厳しくなる

循環器症状
- 頻脈，動悸，心房細動，収縮期高血圧・拡張期低血圧（脈圧上昇），心拍出量増加，心不全，呼吸困難（心不全合併の場合）

消化器症状
- 食欲亢進，多便，下痢・軟便（腸蠕動運動亢進）

神経・筋肉・骨系症状
- 手指振戦，深部腱反射亢進，筋力低下（周期性四肢麻痺，甲状腺中毒性ミオパチー），骨粗鬆症

代謝系
- 皮膚湿潤，発汗過多

水腫（前脛骨部），暑がり
❼神経・筋肉症状：手指の振戦，筋力低下
❽消化器症状：食欲亢進，軟便，下痢
❾易疲労感，全身倦怠感，食欲があるのに体重が減る
❿甲状腺クリーゼ：高熱，頻脈，循環不全，意識障害など

2）検査データ

治療の効果や病気のコントロール状況を把握する上で重要である。
❶ T_3，T_4，TSH，抗TSH受容体抗体
❷甲状腺エコー
❸放射性ヨード摂取量
❹甲状腺シンチグラフィ

3）栄養状態

甲状腺機能亢進によって代謝が亢進することで基礎代謝が上昇し，消費エネルギーが増大する。また，食べているのに体重が減少したり栄養状態が低下しやすい。食事摂取状況から必要な栄養摂取ができているか観察する。

また，代謝亢進による発汗や下痢などにより電解質バランスの不良が生じる可能性があることから，水分摂取状況や水分出納バランスを観察する。
❶食事内容，食欲，食事摂取量，栄養状態，体重（BMI）
❷水分摂取量，電解質バランス

4）飲酒，喫煙の有無および程度

アルコールやコーヒーなどは代謝を亢進させ，頻脈・熱感などの症状を悪化させる。また，喫煙は呼吸・循環器系症状を悪化させることから，これら嗜好品の摂取状況やそれに伴う症状の出現がないかを観察する。

5）エネルギー消耗をきたす要因の有無・程度

代謝によるエネルギー消耗を最小限に抑えるために，エネルギー消耗の要因や程度を把握する。疲労などの身体的な症状だけでなく，職場や家庭など周囲の人との人間関係も精神的ストレスとなる。

また，甲状腺機能亢進症状や症状に伴い生じる苦痛，エネルギー消耗を抑えるための安静によりセルフケアの不足やADLの低下をきたす可能性がある。
① エネルギー消耗の原因や誘因となる因子
●活動状況（仕事，家事の内容や程度），ADLの程度，休息状況
●睡眠状況（不眠の有無および程度，熟睡感）
●精神的ストレス（家庭，職場，地域での役割，職場や家族との人間関係）
② 甲状腺機能亢進による症状が日常生活へ及ぼす影響
●ADLの低下やセルフケアへの影響の有無・程度

6）外観の変化に対するボディイメージや自己概念の低下

外観上の変化は，ボディイメージの障害をきたしやすく，心理面へも影響する。甲状腺腫大，眼球突出，るい痩などの外観の変化に対する患者の言動，受容の程度や対処行動などを知り患者のボディイメージを把握する。

7）自己管理する上でのポイント

●キーパーソン，家族の状況，サポート体制
●患者・家族のセルフケア能力
●患者・家族の疾患・治療・検査についての知識や認識，理解度，受け止め方
●患者・家族の疾患や治療，今後の生活に対する思い
●疾患により生じる日常生活上の困難
●疾患や治療が仕事や家族役割に及ぼす影響
●疾患をコントロールする上での困難

8）妊娠・出産の予定や希望

母体が甲状腺機能亢進状態を持続すると，妊娠高血圧症候群，低出生体重児，流産・早産・死産，甲状腺クリーゼのリスクが高くなることから甲状腺機能を正常に保つ必要があるが，患者は，妊娠中の内服による催奇形への不安から内服を中断することがある。不安の有無などの心理状態，服薬状況や甲状腺機能が良好に保てているかの観察が重要である。

出産後はバセドウ病が増悪することがあることから，経過観察が必要である。

2．バセドウ病の看護の目標

❶代謝によるエネルギー消耗を最小限にする
❷症状の程度に応じて活動量を調整し，代謝亢進に伴う症状や症状に伴う苦痛を緩和する
❸ボディイメージに対する思いを表出し対処行動がとれるよう支援する
❹病気，症状，治療について理解した上で治療を継続し自己管理できるよう支援する

3．バセドウ病の看護ケア

1）安静を保ちエネルギーの消耗を最小限にする

　甲状腺ホルモンが過剰の間は精神的に不安定で，身体的には疲れやすいことから安静を図ることが大切である。甲状腺機能がコントロールされるまでは激しい運動や手術などは避け，症状の悪化や体力の消耗を防ぎ，代謝亢進によるエネルギーの消耗を最小限にするため安静の必要性を説明する。

　また，代謝亢進による栄養状態の低下や体重減少に対しては，高カロリー，高蛋白質のバランスのよい食事摂取を行い，発汗や下痢などによる電解質バランスの不良に対しては水分やスポーツドリンクなどの摂取を心がけるよう説明する。

　甲状腺ホルモンにはヨードが多く含まれていることから，ヨードを含む食品はできるだけ控えるよう説明する（放射性ヨードを内服して行う放射線療法を受ける場合以外は，神経質になりすぎる必要はなく普通に食べてよいこともある）。

　代謝を亢進させるアルコールやコーヒーなどは頻脈，熱感などの症状を悪化させ，喫煙は呼吸・循環器系症状を悪化させる。甲状腺機能亢進症状が強い場合は症状悪化の要因となるため，これらを避けることが望ましい。

2）心身の安楽が保てるよう環境の調整を行う

　患者は，甲状腺ホルモンの過剰分泌で全身の代謝機能が亢進している。エネルギーの消費が大きく暑がりになることから，室温・湿度の調整や冷罨法などを行う。発汗量も増えるため清潔を保持する。心身の安静が保てるよう騒音を避け静かでリラックスできる環境を整えることや不眠に対する援助などが必要である。このように，日常生活で患者に合わせて症状に伴う苦痛を緩和することが大切である。

　甲状腺機能亢進症状により活動量やADLが低下している場合には日常生活の援助を行う。精神的ストレスもエネルギーの消耗や疾患による症状を悪化させる。傾聴的態度で接し，精神的安定を図る。

3）ボディイメージの変化を目立たなくする方法を提案する

　眼球突出はサングラスの使用，甲状腺腫は頸部を襟やスカーフで覆うなどの工夫により目立ちにくくなることを提案する。自分の身体の変化を受け入れられるように傾聴的態度で接して患者の思いを受け止めながら病状や治療についての説明を行う。治療により疾患がコントロールできれば症状も改善してくることを伝える。

4）疾患，症状，治療を理解し，セルフモニタリングと治療の継続ができるよう支援する

　身体的・精神的ストレスが症状の悪化や再燃を招く可能性があるため，患者や家族の思いを傾聴し，不安や困難を把握する。過度な負荷となる家事や仕事を調整したり，ストレスを避けるよう説明する。

　また，セルフモニタリングと治療の継続に向けて，家族のサポート体制，患者・家族の病気・治療への知識や理解度を確認し，理解度に応じて疾患，治療，症状，対処方法について繰り返し説明する。必要時には家族の協力を得るため，説明は患者だけでなく家族にも行う。

5）バセドウ病があっても妊娠は可能であるが，医師と相談し計画的に行うよう指導する

　甲状腺機能亢進状態では，流産，早産，低出生体重児のリスクが高いことから，抗甲状腺薬でコントロールが良好であることを確認してから計画的に妊娠することが望ましい。妊娠中～分娩数カ月後は甲状腺ホルモン値が変動することが多く，出産後にバセドウ病が増悪することもあることを説明し，必要に応じ受診し経過観察が必要であることを伝える。

（宇多　雅）

《引用文献》
1) 日本甲状腺学会編：バセドウ病治療ガイドライン2011．p3．南江堂，2011．
2) 前掲1, p4.

《参考文献》
1) 医療情報科学研究所編：病気がみえる vol3 糖尿病・代謝・内分泌，第3版．pp204-215，メディックメディア，2012．
2) 中尾一和編集主幹：最新内分泌代謝学．p188，診断と治療社，2013．
3) 赤水尚史・他：甲状腺疾患の診療ガイドラインUpdate．日内会誌 101(4)：935-940，2012．
4) 吉岡成人・他：系統看護学講座専門分野Ⅱ 成人看護学6 内分泌・代謝，第13版．医学書院，2012．
5) 北村聖総編：臨床病態学2巻，第2版．ヌーヴェルヒロカワ，2013．
6) 山口瑞穂子・他監：疾患別病態関連マップ，第3版．学習研究社，2011．
7) 関口恵子監：経過別看護過程の展開．学習研究社，2010．
8) 日高洋：適切なバセドウ病の妊娠・授乳中の管理．日本甲状腺学会雑誌 1(1)：31-34，2010．

14 甲状腺機能低下症：橋本病

第Ⅰ部 疾患別看護ケア関連図　B 内分泌疾患

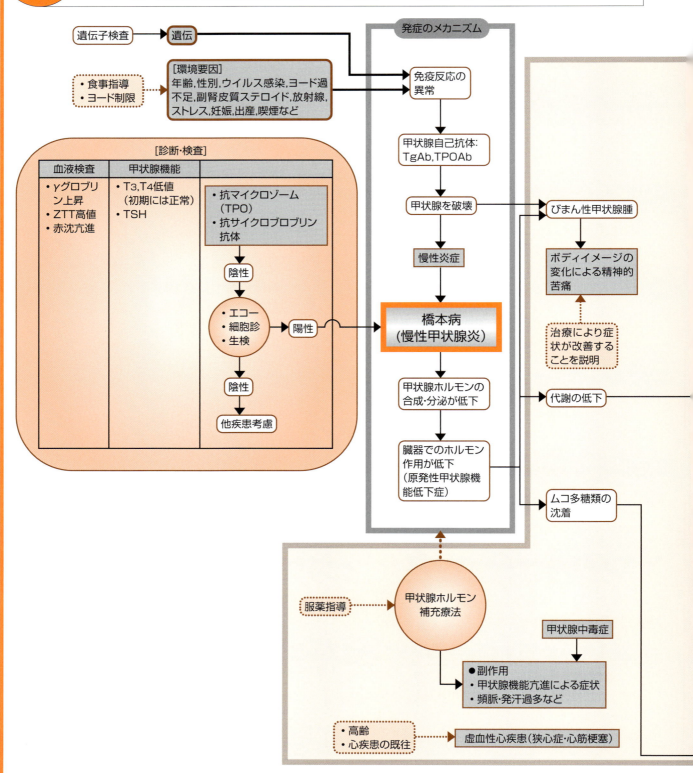

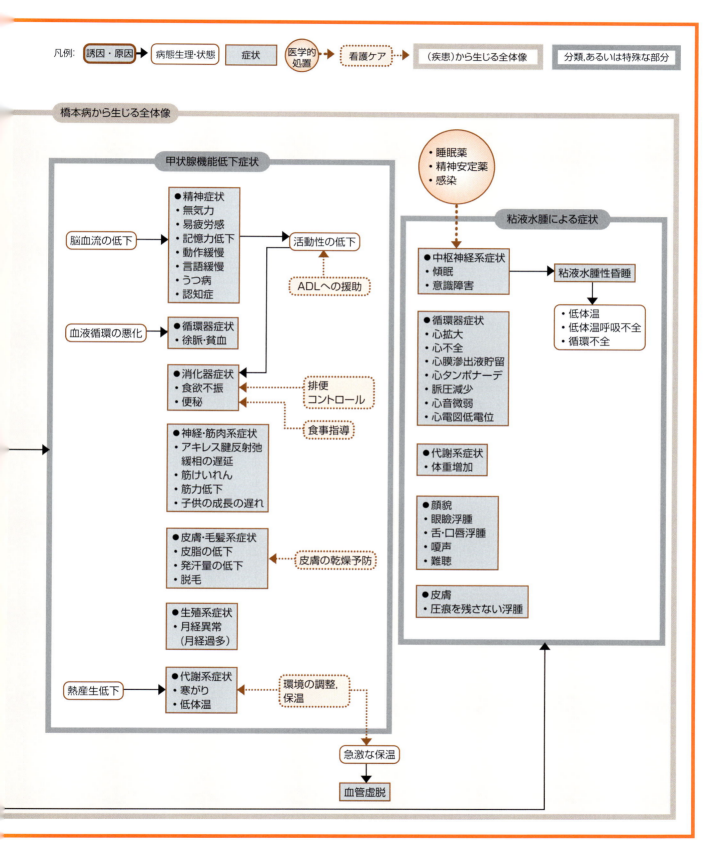

14 甲状腺機能低下症：橋本病

I 甲状腺機能低下症が生じる病態生理

1．甲状腺機能低下症の定義

甲状腺機能低下症（hypotheroidism）とは，何らかの原因で甲状腺からの甲状腺ホルモンの合成・分泌が低下した病態である。

男女比は1：3〜7で，30〜60歳代の女性に多く，加齢とともに増加する。

先天性あるいは幼少時発症のものは発達上の障害が大きな問題となる（クレチン病）。

2．甲状腺機能低下症のメカニズム

末梢組織に甲状腺ホルモンが作用しないことによって，標的臓器・組織への甲状腺ホルモン供給が低下し機能不全が生じる。

主な病因の分類を [表1][1] に示す。

3．甲状腺機能低下症の分類と症状

- 原発性：甲状腺自体に原因があり甲状腺ホルモンの合成・分泌が低下している

[表1] 甲状腺機能低下症の病因分類

甲状腺ホルモンの合成・分泌の低下		
I 原発性甲状腺機能低下症	後天性	①甲状腺の破壊 　1）自己免疫性：橋本病（慢性甲状腺炎），萎縮性甲状腺炎（突発性粘液水腫） 　2）手術による：甲状腺摘出術，頸部手術 　　　　放射線による：放射性ヨウ素治療（バセドウ病，甲状腺がん），頸部放射線照射 　3）破壊性甲状腺炎：無痛性甲状腺炎，亜急性甲状腺炎 ②外因性の機能抑制 　1）ヨウ素欠乏：日本ではまれ，低ヨウ素含有の経腸栄養剤 　2）ヨウ素過剰 　3）薬剤：抗甲状腺薬，アミオダロン，インターフェロン，リチウム，リファンピシンなど
	先天性	①甲状腺の発生異常：甲状腺無形成，低形成，異所性甲状腺 ②甲状腺ホルモン合成障害：ヨウ素濃縮障害，ヨウ素有機化障害，ペンドレッド（Pendered）症候群，サイログロブリン異常症，クレチン病（1，2が原因） ③TSH受容体異常症 ④ヨハンソン-ブリザード（Johanson-Blizzard）症候群 ⑤新生児一過性甲状腺機能低下症：胎児期における母体からの影響（母体TSBAbの移行，抗甲状腺薬，ヨウ素過剰摂取）
II 中枢性甲状腺機能低下症	下垂体性	①下垂体腫瘍 ②下垂体の手術，放射線照射 ③下垂体機能低下症：リンパ球性下垂体炎，シーハン（Sheehan）症候群，突発性 ④肉芽腫病変：サルコイドーシス，ヒスチオサイトーシスX ⑤薬剤性：副腎皮質ホルモン，ドパミン ⑥先天性・遺伝性：複合性下垂体ホルモン欠損症，TSH単独欠損症，TRH受容体異常症
	視床下部性	1．視床下部腫瘍：下垂体腫瘍の視床下部浸潤，頭蓋咽頭腫 2．その他：放射線照射，外傷，特発性
甲状腺ホルモンの作用不足		
その他		甲状腺ホルモン不応症，アラン-ハーンドン-ダドリー（Allan-Herndon-Dudley）症候群，SBP2異常症

TSH：甲状腺刺激ホルモン，TSBAb：甲状腺刺激阻害抗体，TRH：甲状腺刺激ホルモン放出ホルモン
（佐々木茂和：甲状腺機能低下症．中尾一和編集主幹，最新内分泌代謝学．p188，診断と治療社，2013より一部改変）

- 中枢性：甲状腺を調整する下垂体や視床下部に原因があり甲状腺刺激ホルモンの分泌が抑制される
- 甲状腺ホルモン不応症：まれであるが，組織で甲状腺ホルモンが作用しない
- 特殊な場合として，破壊性甲状腺炎*により，甲状腺機能低下症があらわれることがある。
  - ＊：破壊性甲状腺炎とは，甲状腺ホルモンをつくる甲状腺濾胞細胞の破壊により，蓄えられていた甲状腺ホルモンが血液中に多量に漏れ出し，一過性の甲状腺ホルモン過剰症状が起こる。続いて，甲状腺ホルモンが十分に産生されるまで，一時的に甲状腺ホルモンの不足状態が起こることで生じる

II 橋本病が生じる病態生理

原発性甲状腺機能低下症が多く，成人の甲状腺機能低下症のほとんど（90％）は橋本病が原因であることから，ここでは橋本病による甲状腺機能低下症について述べる。

1. 橋本病の定義

自己免疫疾患であり，甲状腺自己抗体が甲状腺に慢性の炎症を引き起こす。

男女比では女性に多く，軽症例は成人女性の30人に1人，潜在性自己免疫性甲状腺炎（橋本病の初期で甲状腺ホルモン値は正常でTSHのみが上昇する極軽度のもの）は10人に1人存在する。

甲状腺原発の悪性リンパ腫は橋本病を背景にすることが多い。

他の自己免疫疾患と合併することがある。

2. 橋本病のメカニズム

1）橋本病の原因
- 遺伝
- 環境要因：年齢，性別，ウイルス感染，ヨード過不足，副腎皮質ステロイド，放射線，ストレス，妊娠，出産，喫煙など

2）橋本病の病態

橋本病は免疫反応の異常により，自分の甲状腺に対す

[表2] 橋本病の病態分類

	潜在性自己免疫性甲状腺炎	慢性自己免疫性甲状腺炎	古典的橋本病	萎縮性甲状腺炎
病態	初期	中期	後期	終末期
抗甲状腺抗体	陽性	陽性	陽性	陽性
甲状腺腫大度	なし	軽度〜中等度 軟〜硬 正常	大，硬 正常	なし
甲状腺機能	正常	機能低下 破壊性甲状腺中毒症	機能低下 破壊性甲状腺中毒症	機能低下

(Amino N, Hidaka Y：Chronic (Hashimoto's) thyroiditis. DeGroot LJ, Jameson JL eds, Endocrinology, 5th ed, pp2055-2067, Elsevier saunders, Philadelphia, 2006より)

る抗体（抗サイログロブリン抗体：TgAb，抗甲状腺ペルオキシダーゼ抗体：TPOAb）ができ，この抗体が甲状腺（甲状腺濾法細胞）を破壊して慢性炎症を引き起こす臓器特異的自己免疫疾患である [図1][2]。慢性甲状腺炎ともよばれる。

その結果，甲状腺ホルモンの産生能力が不十分になり，臓器でのホルモン作用が低下する（原発性甲状腺機能低下症）。

3. 橋本病の分類と症状

1）橋本病の分類

病態から，疾病の進展時期により，❶潜在性自己免疫性甲状腺炎，❷慢性自己免疫性甲状腺炎，❸古典的橋本病，❹萎縮性甲状腺炎の4つに分類される [表2][3]。

橋本病の75％は甲状腺機能が正常であるが，進展すると甲状腺機能低下症（20％），急性増悪すると無痛性甲状腺炎（破壊性甲状腺炎：一過性の破壊性甲状腺中毒症）をきたす。

2）橋本病の症状

①びまん性甲状腺腫大

甲状腺は全体に硬めのことが多い。

②甲状腺機能低下症

甲状腺機能低下症の特徴的な症状と身体所見は，無気力，易疲労感，眼瞼浮腫，寒がりなどである [図2]。

重度の甲状腺機能低下症により粘液水腫とよばれる皮下組織にムコ多糖類が蓄積する状態が生じる。圧迫して

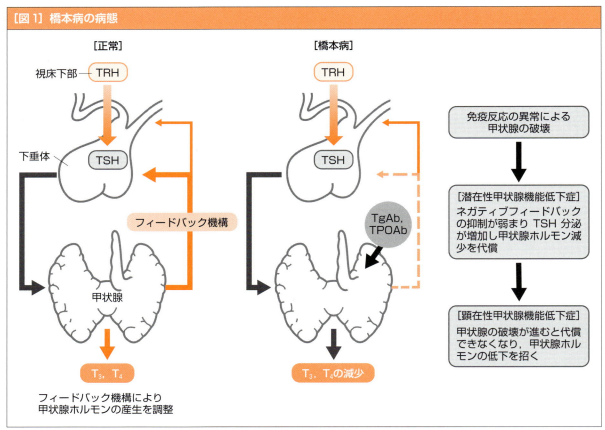

[図1] 橋本病の病態

TRH：甲状腺刺激ホルモン放出ホルモン，TSH：甲状腺刺激ホルモン，T_3：トリヨードサイロニン，T_4：サイロキシン
(阿部好文監：慢性甲状腺炎（橋本病）．医療情報科学研究所編，病気がみえる vol3 糖尿病・代謝・内分泌，第3版．p223，メディックメディア，2012を参考に改変)

も圧痕を残さない浮腫や，舌・声帯・中耳への沈着による巨大舌，嗄声，難聴を生じる．

重度の甲状腺機能低下症の場合は中枢神経系の機能障害をきたし，意識障害から昏睡に至ることもある（粘液水腫性昏睡）．高齢女性に多く死亡率が25〜60％と高く，緊急な診断・治療が必要である．

粘液水腫性昏睡では，意識障害のほかに呼吸不全，浮腫，低体温，徐脈，低血圧などを認める．

③ **甲状腺中毒症**

慢性甲状腺炎で甲状腺の炎症が急速に進行し，一過性に甲状腺濾胞が破壊され，甲状腺から甲状腺ホルモンが血中に漏出することで生じる．

症状は，頻脈，発汗過多など，バセドウ病の全身症状と同じ甲状腺機能亢進症状を呈するが，程度は軽く1〜3ヵ月で自然に回復する．

バセドウ病との鑑別が重要である（橋本病による一過性の甲状腺中毒症とバセドウ病の甲状腺中毒症を鑑別する）．

誘因としては，分娩，インターフェロン治療，副腎皮質ステロイド減量などがある．

4．橋本病の診断と検査

1）橋本病の診断

診断の基本は，血中抗甲状腺自己抗体陽性を確認することである．

[図3][4]に日本甲状腺学会による橋本病の診断ガイドライン2013と，[図4][5]に診断フローチャートを示した．

2）橋本病の検査

① **身体所見（問診，視診，触診）**
- 軽度のものでは甲状腺機能低下症による症状が欠如するものも多く，症状が欠如している場合，血液検査により発見されることもある
- 成人で発症する甲状腺機能低下症の大部分は橋本病に

[図2] 甲状腺機能低下症の主な症状

代謝低下による症状

皮膚・毛髪系症状
皮脂分泌の低下（皮膚の乾燥）, 発汗量の低下, 黄色味のかかった皮膚, 脱毛, 眉毛の外側1/3の減少

精神症状・中枢神経系症状
無気力, 記憶力低下, 思考力低下, 動作緩慢, 言語緩慢, 精神鈍麻, うつ病, 認知症

甲状腺腫
びまん性甲状腺腫大（硬いことが多い）, 触知しないこともある

循環器症状
徐脈, 貧血

代謝系症状
耐寒性低下（寒がり）, 低体温

消化器症状
食欲不振, 便秘

生殖系症状
月経異常（月経過多）, 乳汁分泌

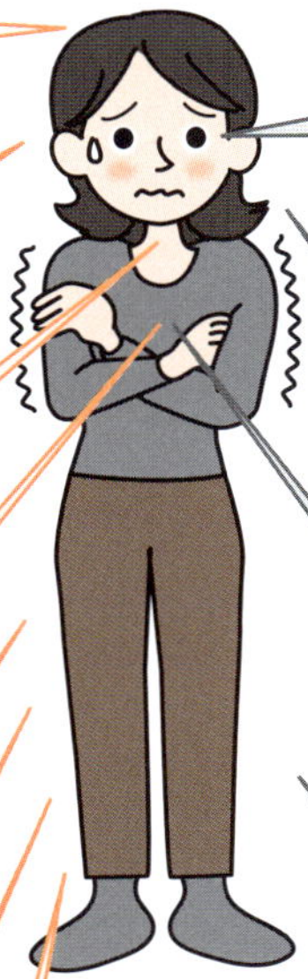

粘液水腫による症状

顔貌，その他
non-pitting edema：全身, 特に眼瞼, 顔面, 前脛骨面にみられる圧痕を残さない浮腫／口唇の肥厚, 言葉のもつれ（巨大舌）, 嗄声（声帯の浮腫）, 難聴（中耳の浮腫）を生じる

精神症状・中枢神経系症状
傾眠

循環器症状
心拡大, 心不全, 心膜滲出液貯留, 心タンポナーデ, 脈圧減少, 心音微弱, 心電図低電位

代謝系症状
体重増加

神経・筋肉系症状
アキレス腱反射弛緩相の遅延, 筋けいれん, 筋力低下, 子どもの成長の遅れ（身長が伸びない）

[図3] 慢性甲状腺炎（橋本病）の診断ガイドライン

[臨床所見]
1. びまん性甲状腺腫大。ただしバセドウ病など他の原因が認められないもの

↓ 有する

[検査所見]
1. 抗甲状腺マイクロゾーム（またはTPO）抗体陽性
2. 抗サイログロブリン抗体陽性
3. 細胞診でリンパ球浸潤を認める

↓ 1つ以上有する

慢性甲状腺炎（橋本病）

（日本甲状腺学会：甲状腺疾患診断ガイドライン2013（2013年6月24日改定）より作成）

よるものであり, 多くはびまん性甲状腺腫を認めることから, 甲状腺の触診で甲状腺機能の異常を発見できる可能性もある

② 血液検査

● **抗甲状腺ペルオキシダーゼ（TPOAb）抗体, 抗サイログロブリン（TgAb）抗体**

高率に陽性。どちらか一方が陽性になれば, 橋本病と診断。トリヨードサイロニン（T_3）, サイロキシン（T_4）は低下（T_4低下が先行）するが, 初期は半数以上が甲状腺機能（T_3, T_4, 甲状腺刺激ホルモン〈thyroid stimulating hormon：TSH〉）正常。

● **血液・生化学検査**

γ-グロブリン上昇, ZTT高値, 赤沈亢進となる。

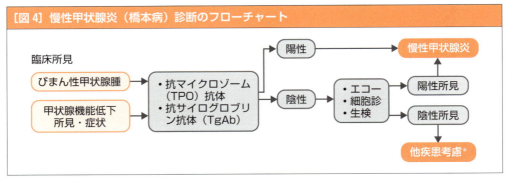

[図4] 慢性甲状腺炎（橋本病）診断のフローチャート

＊単純性甲状腺腫や腫瘍様甲状腺腫など
（網野信行，窪田純久：甲状腺疾患の診断ガイドライン．内科 100：801-805, 2007 より）

③ 画像検査
- 甲状腺エコー検査

  初期には粗雑なエコー像，進行したものでは著明な内部エコーの低下を認める。

- 穿刺吸引細胞診

  多数のリンパ球を認める。線維化の進んだ例ではあまり細胞が採取できないことも多い。びまん性甲状腺腫大ではバセドウ病を除外することが必要である。

- シンチグラフィ

  不均一な放射性ヨードの集積をみることが多い。

- 甲状腺放射性ヨード摂取率

  橋本病では低値を，バセドウ病では高値を示す。また，上昇しているときは，ホルモン合成障害を疑う。

- 遺伝の場合

  自己免疫性甲状腺疾患は遺伝因子，環境因子，および内因性因子の複雑な関連によって発症し，遺伝因子が約80％，環境因子が約20％を占めると考えられている。6個の遺伝子が自己免疫性甲状腺疾患の感受性遺伝子として発見されている [図5][6,7]。

  ・免疫応答に関与する分子：HLA-DR, CD40, cytotoxic T lymphocyte-associated factor-4（CTLA-4），protein tyrosine phosphatase 22（PTPN22）

  ・甲状腺特異的な分子であるサイログロブリン（Tg），TSH 受容体

  また，近年，ヒト白血球抗原（human leucocyte antigen：HLA）分子が結合する抗原ペプチドを構成するアミノ酸の変化（HLA ポケットのアミノ酸変異）が注目されている（Tyr-26, Tyr-30, Gln-70, Lys-71, Arg-74 が発症に関連する）。

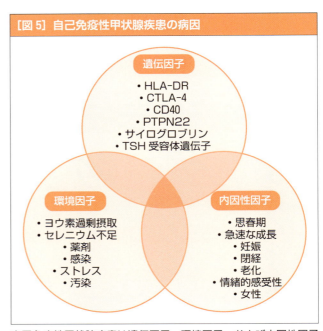

[図5] 自己免疫性甲状腺疾患の病因

自己免疫性甲状腺疾患は遺伝因子，環境因子，および内因性因子の複雑な関連によって発症する。
（杉原茂孝：小児期橋本病の最近の話題．日本甲状腺学会誌 3(2)：84-87, 2012. より抜粋）(Saranac L, et al：Horm Res paediatr 2011：75：157-165 より一部改変)

5．橋本病の治療

1）経過観察

多くは甲状腺機能正常であり，数カ月以内に自然治癒するため治療の必要はない。びまん性甲状腺腫大のみがあり，血中 TSH を含め，甲状腺機能が正常の場合は，年に1〜2回程度，エコーや血液検査を行い，甲状腺の大きさ，甲状腺ホルモンをチェックし様子をみる。

2）ホルモン補充療法

甲状腺機能低下症のときは，甲状腺ホルモン製剤が投与される。

最初は少量で開始し漸減する。TSHの正常化が投与量の目安とされる。

多量の甲状腺ホルモン薬の使用は，急激に代謝が亢進することによって心負荷が増大するため，狭心症などの増悪に注意が必要である。主なホルモン薬は以下のとおり。

❶ T_4 製剤：レボチロキシンナトリウム水和物（チラーヂン®S）など
❷ T_3 製剤：リオチロニンナトリウム（チロナミン®）など
❸ 動物甲状腺抽出物：乾燥甲状腺

3）ヨード過剰摂取の回避

ヨードを過剰摂取すると，甲状腺内のヨード有機化が抑制され，甲状腺ホルモン合成が低下する（ウォルフ-チャイコフ効果〈Wolff-Chaikoff effect〉）。通常は，この現象は長く続かず，エスケープとよばれる適応現象のために甲状腺機能低下症にはならない。橋本病では，ヨードの過剰摂取により，一時的に甲状腺機能低下をきたすことがある。橋本病では，刺激された甲状腺において，過剰ヨードが組織の壊死とリンパ球浸潤を誘発する（組織の障害と炎症）。また，好酸化防御機構が十分働かないと酸化ストレスによって甲状腺細胞の障害が生じ，甲状腺自己免疫を誘導する可能性がある（自己免疫甲状腺炎の誘導と持続）。甲状腺機能低下時はすぐに補充療法を開始せずに，ヨードの過剰摂取がないか確認する。過剰摂取をやめることにより，甲状腺機能は回復する。

Ⅲ　橋本病の看護とその根拠

軽度のものでは甲状腺機能低下症による症状が欠如するものも多い。代謝機能が低下することで精神機能も低下し，症状の訴えがないこともある。特に高齢者では，認知症，うつ病などと誤診されることがあることなどからも，丁寧に問診や観察を行う。

甲状腺機能低下時は，甲状腺ホルモン製剤によるホルモン補充療法の治療を行う。服薬が適切に行われれば，通常と同じ日常生活を送ることができる。甲状腺機能低下症の症状は自覚されることが少ないことから，患者が自己判断で服薬を中止してしまうことがある。そのため，患者が甲状腺ホルモン製剤の内服治療の必要性を理解し，長期的に服薬を継続できるよう支援することが重要である。

1. 橋本病の観察ポイント

1）身体面

① 甲状腺機能低下症状・亢進症状

- びまん性甲状腺腫，全身の代謝低下による症状：無気力，易疲労感，眼瞼浮腫，寒がり，食欲が減退しているのに体重減少があるなど［図2参照］。粘液水腫による症状［図2参照］。甲状腺中毒症状（頻脈，発汗過多などの甲状腺機能亢進症状）
- 甲状腺機能低下による症状の観察が重要である。また，内服治療により症状は改善するが，逆に機能亢進症状が起こっていないかについて観察が必要である
- 橋本病による一過性の甲状腺中毒症は，バセドウ病と同じ甲状腺機能亢進症状（頻脈，発汗過多など）を呈するため，鑑別が重要である

② 検査所見とデータの推移

- 血液検査：TPOAb，TgAb，TSH，T_3，T_4
- 甲状腺エコー検査
- 胸部X線撮影：心陰影の拡大

③ 薬物療法の副作用

- 甲状腺機能亢進症，狭心症，心筋梗塞などの出現
- 甲状腺ホルモンの補充により酸素消費量が急激に増大すると，酸素供給が間に合わず心筋梗塞や狭心症を起こす可能性があることから脈拍の観察は重要である

④ 食生活

海藻類の摂取状況：ヨードの過剰摂取がないかを確認する。大量のヨードは甲状腺機能を低下させる。

⑤ 甲状腺機能低下症状の日常生活への影響

ADLの低下や日常生活への影響の有無・程度：自覚症状は乏しいが，代謝の低下により，倦怠感や活動性の低下，筋力の低下が生じることがある。転倒のリスクや日常生活への影響についてのアセスメントは重要である。

2）精神面

① 患者・家族の病気・治療・検査についての知識，認識・受け止め方

予後や経過に対する不安，甲状腺機能低下によってあらわれている苦痛などの情報は，服薬指導や生活指導を

行う上でも重要である。

3）社会面

悪化や再発予防に向けて，日常生活の調整状況の観察を行う。
- 家族やキーパーソン，サポート体制
- 病気をコントロールする上での障害や困難：仕事や家庭での役割，社会生活への治療の影響

2．橋本病の看護の目標

❶服薬の必要性や副作用が理解でき，内服治療の正しい継続が長期的に行えるよう支援する
❷甲状腺機能低下症による症状を緩和する
❸ADLが自立でき生活に支障がないよう支援する

3．橋本病の看護ケア

1）内服治療の自己管理が継続するよう支援する

ホルモン補充療法は生涯続くことが多いが，適切に内服治療を継続すれば疾患のコントロールが可能で，回復も望める病気であることを理解してもらい，自己判断で中止や増量をせず，継続した維持量の内服を行えるよう支援する。必要時には，家族へも十分な説明を行い，理解と協力を求める。

副作用として甲状腺機能亢進症，心筋梗塞，狭心症などがあらわれることがあることを説明し，甲状腺中毒症状や胸痛などの症状があれば受診をするよう指導する。

初期から顕著な症状がみられない場合がある。症状の説明をして，患者の理解が進むように支援する。

2）病気や治療に対する正しい知識を得て病気を受容できるよう支援する

病気，治療の経過や見通しに対する不安がある場合は，ホルモン補充療法に対する正しい知識を得ることで病気や治療を受け入れ，病気とともに前向きな人生が過ごせるよう支援する。

また，内服コントロールにより，多くの症状は消失し，運動，仕事，妊娠，授乳などの日常生活が可能となる。ボディイメージの変化や自己概念の低下により精神的苦痛を抱いている場合は，治療により症状が改善することを説明する。

3）検査の説明をする

甲状腺シンチグラフィは，ヨードを含む放射線薬剤を用いて行う検査である。検査前1～2週間はヨードを含む食品を禁止する。

4）代謝の低下による症状の緩和に向けた指導を行う

便秘になりやすいことから，排便コントロールを行う。

倦怠感や活動性の低下，筋力の低下に対し，歩行時の転倒や事故に留意し，可能な限り自立した日常生活ができるよう支援する。

低体温が生じる。環境の調整や保温を行い，周囲の人には，患者が寒さに対して敏感であることを説明して理解を求める。

皮膚の乾燥を予防する。

5）食生活では海草類（ヨード）の過剰摂取を避けるよう指導する

ヨードが原因で一時的な機能低下になる場合もあるので，ヨードを多く含む昆布など海藻類を毎日摂取することは避ける。

6）妊娠や出産について指導を行う

妊娠や出産は可能であること，計画的に行い医師と相談することを説明する。

7）退院後の生活について指導を行う

退院後も継続した受診により経過観察が必要であることを説明する。内服の継続が必要な場合は中断せず確実に行うことや甲状腺機能の悪化を招くことがあるためストレスや過労を避けるよう指導する。

（宇多　雅）

《引用文献》
1) 佐々木茂和：甲状腺機能低下症．中尾一和編集主幹，最新内分泌代謝学．p188，診断と治療社，2013．
2) 医療情報科学研究所編：病気がみえる vol3 糖尿病・代謝・内分泌，第3版．p223，メディックメディア，2012．
3) Amino N, Hidaka Y: Chronic (Hashimoto's) thyroiditis. DeGroot LJ, Jameson JL eds, Endocrinology, 5th ed, pp2055-2067, Elsevier Saunders, Philadelphia, USA, 2006.
4) 日本甲状腺学会：甲状腺疾患診断ガイドライン2013．http://www.japanthyroid.jp/doctor/guideline/japanese.html．
5) 網野信行，窪田純久：甲状腺疾患の診断ガイドライン．内科 100：801-805，2007．
6) 杉原茂孝：小児期橋本病の最近の話題．日本甲状腺学会雑誌 3（2）：

84-87, 2012.
7) Saranac L, et al：Horm Res paediatr 2011；75：157-165.

《参考文献》
1) 中尾一和編集主幹：最新内分泌代謝学．p188，診断と治療社，2013.
2) 赤水尚史・他：甲状腺疾患の診療ガイドライン Update．日内会誌 101（4）：935-940, 2012.
3) 厚生労働省：重篤副作用疾患別対応マニュアル 甲状腺機能低下．2010. http://www.info.pmda.go.jp/juutoku/file/jfm0905006.pdf.
4) 中尾一和編：代謝疾患・内分泌疾患，第2版．看護のための最新医学講座，第7巻，中山書店，2009.
5) 井上智子・他編：病期・病態・重症度からみた疾患別看護過程＋病態関連図，第2版．医学書院，2012.
6) 網野信行，玉井秀一：橋本病の臨床像と診断・治療．日本甲状腺学会雑誌 4（1）：19-22, 2013.
7) 岡村健，萬代幸子，北園孝成：橋本病とヨード代謝．日本甲状腺学会雑誌 4(1)：32-34, 2013.

NOTE

15 甲状腺腫瘍

第Ⅰ部 疾患別看護ケア関連図　B　内分泌疾患

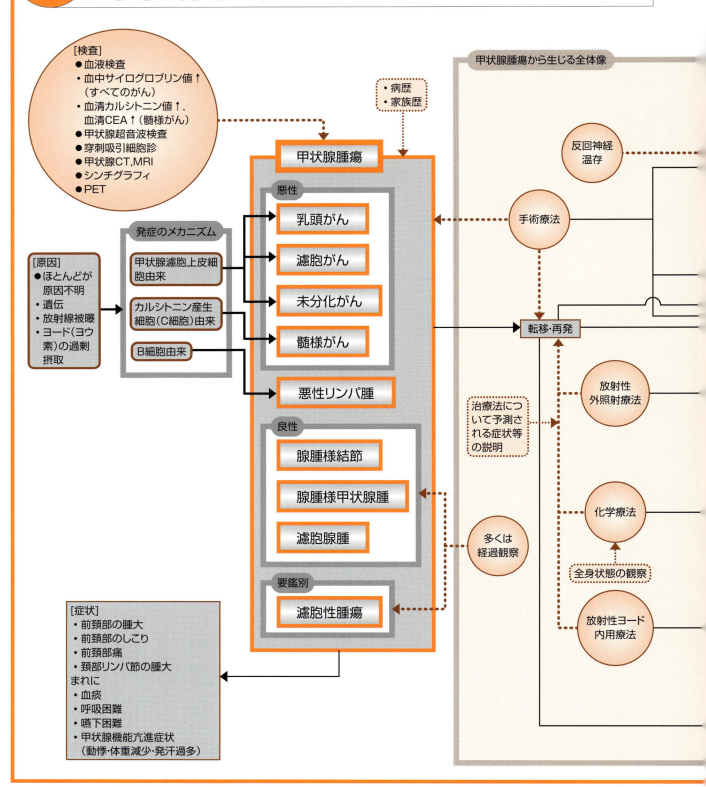

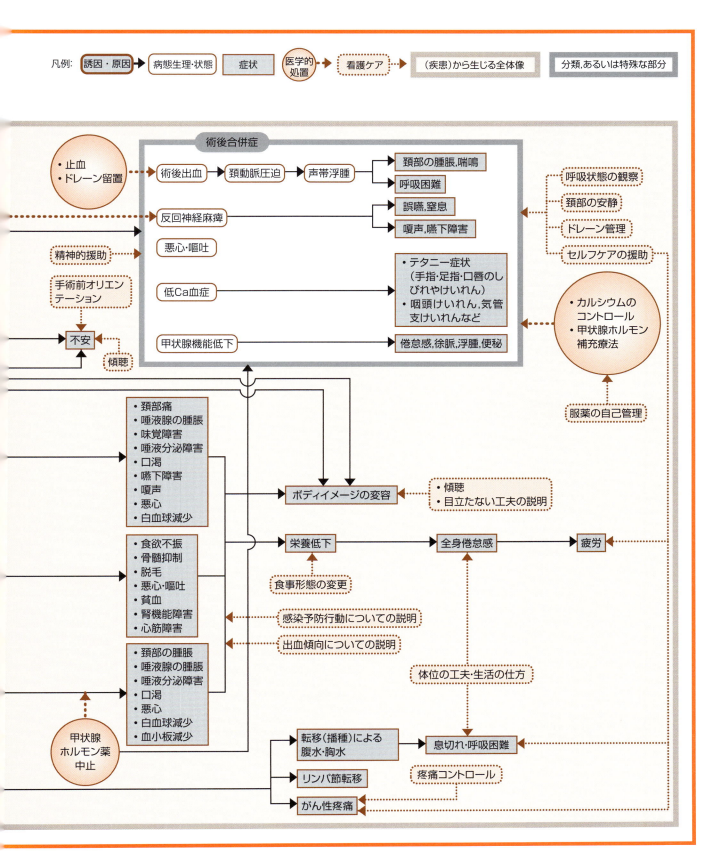

⓯ 甲状腺腫瘍 第Ⅰ部 疾患別看護ケア関連図

第Ⅰ部　疾患別看護ケア関連図　　B　内分泌疾患

15　甲状腺腫瘍

Ⅰ　甲状腺腫瘍が生じる病態生理

1．甲状腺腫瘍の定義

　甲状腺腫瘍は，甲状腺のある一部分が腫瘤状になった病変である[1]。
　わが国の2003年における甲状腺がん推定罹患数は8,069例（男性2,023例，女性6,046例），人口10万人当たりの罹患率は男性3.25，女性9.26，甲状腺がんの有病率は，人口1,000人当たり1.3（男性0.6，女性1.9）と推定され，人口10万人当たりの死亡率は男性0.84，女性1.61であった。

2．甲状腺腫瘍の病因と分類

　甲状腺腫瘍は病理学的に，良性腫瘍（良性結節）と悪性腫瘍に分けられる。
　良性腫瘍は，腫瘍性病変と非腫瘍性病変に分けられる。腫瘍性病変には濾胞腺腫，非腫瘍性病変には腺腫様結節と腺腫様甲状腺腫がある。良性腫瘍では腺腫様結節（複数個であれば腺腫様甲状腺腫）がもっとも多く，次に濾胞腺腫が多い。
　悪性腫瘍は，甲状腺がんと悪性リンパ腫に分けられる。甲状腺がんは，乳頭がん，濾胞がん，未分化がん，髄様がんに大別され，各々に特異的な病態を示す［図1][2]。悪性腫瘍では，乳頭がんがもっとも多く，約90％を占める。
　甲状腺腫瘍診療ガイドラインにおける甲状腺腫瘍の診断と管理のアルゴリズムを［図2][3]に示す。

3．甲状腺腫瘍の症状

　甲状腺腫瘍では，腫瘤の自覚症状（前頸部の腫大や前頸部のしこり）以外に症状がないことが多い。
　他の症状では，前頸部痛，頸部リンパ節の腫大などがあり，まれに急激に増大した腫瘤の急激増大に伴う血痰，呼吸困難，嚥下困難がある。動悸，体重減少，発汗過多などの甲状腺機能亢進症状を伴うこともある。
　以前は，前頸部の腫瘤に気づき来院することが多かったが，最近は検診で甲状腺エコー検査（US）や頸動脈エ

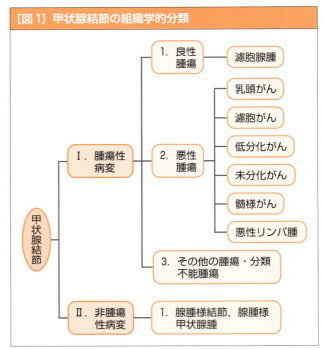

（中村浩淑：甲状腺結節取扱い診療ガイドライン，日本甲状腺学会誌 1(2)：91-95，2010 より作成）

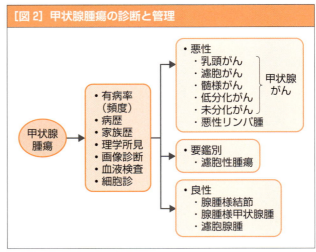

（日本内分泌外科学会，日本甲状腺外科学会編：甲状腺腫瘍診療ガイドライン2010年版．p7，金原出版，2010 より）

コーを行い発見される頻度が増えている［表1］。

4. 甲状腺腫瘍の診断・検査

1）診断
良性・悪性の区別のみではなく，組織型診断を行う。さらに，悪性であれば進行度を判定する［表1］。

甲状腺がんの予後，取り扱いを考える上で病期分類が大切である。種々のものが提唱されているが，AJCC（American Joint Commitee on Cancer）による TNM 分類法［表2］[4]が広く用いられる。

2）検査
① 身体所見（問診，視診，触診）
触診では，腫瘤の硬さ，境界の鮮明さ，大きさの変化，局所のリンパ節腫脹などを観察する。

嗄声を認める場合は声帯麻痺の有無を調べる。

② 血液検査
- 血中サイログロブリン値
  どの甲状腺腫瘍でも上昇する。甲状腺全摘術後の病勢判断のための腫瘍マーカーとして使用する。がんの再発，進展がわかる。
- 血清カルシトニン値
  髄様がんでは上昇する。
- 血清 CEA
  髄様がんでは上昇する。
- 甲状腺ホルモン
  大部分の症例では甲状腺ホルモンの値は正常範囲にある。

③ 画像検査
良性，悪性の鑑別を行う。鑑別診断にはエコー検査，細胞診は非常に重要である。
- 甲状腺エコー検査（US）
  正常甲状腺と腫瘍との境界の明瞭さ，腫瘤陰影の形，縦横比，囊胞性，充実性，腫瘍内部の均一性，石

［表1］甲状腺悪性腫瘍の病理組織型分類と特徴

組織型	乳頭がん	濾胞がん	髄様がん	未分化がん	悪性リンパ腫
由来	甲状腺濾胞上皮細胞	甲状腺濾胞上皮細胞	カルシトニン産生細胞（C 細胞）	甲状腺濾胞上皮細胞	甲状腺に浸潤したリンパ球
頻度	90%	5%	1～2%	1～2%	2～5%
好発年齢	30～50 歳	30～50 歳	30～50 歳	60～70 歳	60～70 歳代
男女比	1：6.3	1：6.5	1：2.7	1：2.5	1：1.8
増殖速度	遅い	遅い	遅い～やや遅い	速い	やや速い～速い
転移・浸潤など	・リンパ行性に，頚部リンパ節，肺へ転移 ・周囲浸潤することも多い ・遠隔転移はまれ	・血行性で遠隔転移の頻度がやや高い ・血行性に肺や骨，肝臓に遠隔転移する頻度が乳頭がんより高い	・リンパ節転移	・急速に増大し周辺臓器へ直接浸潤する ・転移リンパ節，周囲組織へ浸潤する（気管，食道，反回神経などに早期に浸潤） ・リンパ節触知が容易なリンパ節に転移 ・局所浸潤，全身への転移のいずれも起こしやすい	・リンパ行性のほとんどが B 細胞リンパ腫 ・急性腫大する ・橋本病患者に多い
予後（10 年生存率）	良好（95%）	良好（85%）	比較的良好（80%）	極めて不良（0%） ・6 カ月生存率は 50%，1 年生存率は 10%	比較的不良（50～70%）
病因	・環境要因 ・医原性放射線被曝の晩発性に発症	・甲状腺濾胞細胞由来のがん	・散発性 ・家族性（30% が遺伝子の変異）	・古い乳頭がん，濾胞がんからの転化が多い	・橋本病の合併（もともと慢性甲状腺炎が存在し，甲状腺に浸潤した成熟リンパ球が腫瘍化）

[表1] つづき

組織型	乳頭がん	濾胞がん	髄様がん	未分化がん	悪性リンパ腫
症状	・無症状 ・頸部腫瘤（可動性に乏しい） ・時に嗄声，喉の違和感	・無症状 ・頸部腫瘤（可動性に乏しい）	・硬い甲状腺腫 ・家族性のものはRET遺伝子変異により発生する多発性内分泌腺腫瘍（MEN）2型（副甲状腺腺腫，褐色細胞腫などと合併）の部分症としてあらわれることが多く，両側性に発生する	・急速増大する頸部腫瘤（可動性不良） ・頸部痛，咽頭痛，疼痛，嗄声，呼吸困難，嚥下障害	・急速な甲状腺腫大 ・嗄声，嚥下困難，発熱 ・橋本病患者の甲状腺が急に腫大してきたときは要注意
診断	・甲状腺エコー検査（US）で境界不明瞭，形状不整の低エコー，内部に砂粒状石灰化など特徴的所見 ・穿刺吸引細胞診（FNA）で比較的容易に診断	・診断は腫瘍細胞の被膜浸潤あるいは血管侵襲ないし甲状腺外への転移のいずれかが確認されること ・触診でやや硬く表面はやや不整 ・血中サイログロブリン値 1,000 ng/mL以上 ・エコー（内部パターン：充実性で囊胞変性が少ない。内部エコーレベル：低。境界性状：少し粗雑，境界やや不整。内部血流はドプラー法で腺腫瘍結節よりも多い） ・FNA（Class Ⅲ以上） ・病理組織で最終的診断（甲状腺USでは不可能） ・肉眼的な浸潤様式により微少浸潤型と広汎浸潤型に分けられる	・エコーは内部低エコーの充実性で石灰化を伴う ・髄様がん特有のUS所見はない ・USで悪性を疑わす所見を示すことが多い ・細胞診所見が参考になる。血清カルシトニン値と血清CEA値の上昇（カルシトニン，CEAを産生・分泌するので，これらを腫瘍マーカーとして用いる） ・診断されればRET遺伝子の変異を検索し，診断されなければ突発性，あれば遺伝性 ・家族性はRET遺伝子変異を伴うMENであるか否かの検索，副腎などの精査必要 ・多くはFNAで診断可能	・エコー上，内部不均一な低エコーの大きな腫瘤 ・FNA所見で診断される ・著明な炎症所見（白血球数増加，CRP上昇，赤沈亢進）	・エコーでは，周囲を圧排して増殖する低エコー域や一見囊胞様の低エコー域を呈し，細胞診で多数の異型リンパ球が認められる。 ・診断にはFNAが有用 ・他に免疫学的検査，遺伝子・染色体検査，血液学的検査，骨髄穿刺，画像検査，ガリウムシンチグラフィ，FDG-PETでステージを決定し予後判定
治療	[表3] 参照				

灰化像，辺縁の所見などから良性・悪性を推測する。

●**穿刺吸引細胞診（FNA）**

結節性病変の診断に必要である。甲状腺腫瘍に細い針を刺して，陰圧をかけて腫瘍細胞を採取し，細胞診から悪性度を決めるので良性・悪性の鑑別に非常に有用である。手技の簡便性と感度・特異度の高さから強く推奨されており，良性・悪性の鑑別だけでなく，組織型の診断まで可能であり，重要な検査である。

適切な細胞を採取するためにはエコー下で腫瘍のどの部分を採取すると適切かを確認してから穿刺する。

●**甲状腺 CT，MRI**

甲状腺腫瘍と周辺組織の関係を知る。

●**シンチグラフィ**（^{123}I シンチグラフィ，^{201}Tl シンチグラフィ）

甲状腺ホルモンを産生する機能性結節の診断に有用である。

甲状腺中毒症があれば放射性ヨードでシンチグラフィや摂取率を調べる。

[表2] AJCCによるTNM分類〔甲状腺分化がん（乳頭がん，濾胞がん）〕

TNMステージ	45歳未満	45歳以上
ステージⅠ	anyT, anyN, M0	T1, N0, M0
ステージⅡ	anyT, anyN, M1	T2, N0, M0
ステージⅢ		T3, N0, M0 or T1〜3, N1a, M0
ステージⅣA		T1〜3, N1a, M0 or T4a, anyN, M0
ステージⅣB		T4a, anyN, M0
ステージⅣC		anyT, anyN, M1

【Tumor分類】
　T1：甲状腺に限局し2cm以下の腫瘍
　T2：甲状腺に限局し2cmを超え4cm以下の腫瘍
　T3：甲状腺に限局し4cmを超える腫瘍
　T4a：大きさを問わず甲状腺被膜を越えて進展する腫瘍
　T4b：切除不能な進展を示す腫瘍
【Nodal分類】
　N0：所属リンパ節転移なし
　N1a：頸部中央区域リンパ節に転移あり
　N1b：頸部外側区域リンパ節に転移あり
【Metastasis分類】
　M0：遠隔転移を認めず
　M1：遠隔転移を認める

（中村浩淑：甲状腺腫および甲状腺腫瘍. 中尾一和編集主幹，最新内分泌代謝学. p198, 診断と治療社，2013より）

- PET検査（FDG-PET）

良性甲状腺腫瘍にも強い集積を示すことがあるので，良悪性の鑑別はPETではできない。

6．甲状腺腫瘍の治療

甲状腺腫瘍は組織型によって生物学的性質，悪性度が異なるので，適切に鑑別診断を行い治療法の選択をする必要がある。特徴を理解した上で，悪性の場合だけでなく良性の場合でも，外科的治療の適応が検討される。

手術により，片側の反回神経麻痺による嗄声（両側の場合は窒息の危険性），4つの副甲状腺すべての摘出により副甲状腺機能低下症をきたす可能性があるため，頸部リンパ節郭清を行う際には注意が必要である。

1）良性腫瘍

多くは経過観察となるが，①大きい腫瘤，②増大傾向がある，③圧迫症状がある（特に気管などの周囲の臓器），④整容性に問題がある，⑤縦隔内へ進展する場合は手術の適応となる。

わが国はヨード過剰摂取地域であり，腫瘍縮小に対してTSH抑制療法の有効性は少ないので積極的には推奨されていない。

2）要鑑別と診断された腫瘍

濾胞性腫瘍には濾胞腺腫，濾胞がんあるいは細胞成分が多い腺腫様結節との鑑別が困難なものがある。

濾胞がんの術前診断は困難で，腫瘍細胞の被膜浸潤，脈管侵襲，転移形成のいずれかを伴うことで濾胞がんと診断される。濾胞がんを疑う臨床所見がある場合に手術が勧められている。

3）悪性腫瘍

組織型によって治療法が異なる。[表3]に悪性腫瘍の治療について示す。

Ⅱ　甲状腺腫瘍の看護とその根拠

1．甲状腺腫瘍の観察ポイント

甲状腺は血管が多い組織である。手術後の出血，血腫，浮腫などにより気道の圧迫・閉塞を起こしやすく，反回神経麻痺による嗄声，誤嚥，副甲状腺摘出による低カルシウム（Ca）血症・テタニー，甲状腺クリーゼの出現に注意が必要である。

1）全身状態
①手術後合併症［表4］の早期発見

甲状腺術後は，出血による頸動脈の圧迫による声帯浮腫（術後24時間以内に生じる可能性がある）により頸部の腫脹や喘鳴，呼吸困難や窒息などの症状を招くおそれがある。ドレーン抜去まで，継続的に観察する。

また，反回神経麻痺によっても嗄声，嚥下障害，呼吸困難，誤嚥，窒息などをきたすことがあり，呼吸状態の観察が重要である。

[表3] 悪性腫瘍の治療

	治療法	備考
乳頭がん [図3]	・手術 　・全摘術（+郭清）：ハイリスク 　・葉切除（+郭清）：低リスク ・遠隔転移例には 　・放射性ヨード内用療法	・増殖が遅く根治術が可能な場合が多い。がん死した症例はなく，がんが増大・進行する徴候が認められた時点で手術を行う ・TNM分類に応じてリスクを評価し甲状腺の切除範囲，リンパ節郭清の範囲を決める ・全摘のメリットは，血中サイログロブリン値が再発の指標になる。デメリットは副甲状腺機能低下症や反回神経麻痺の増加である
濾胞がん [図4]	・手術 　・片葉切除：ほとんどの症例 　・全摘術：肺や骨などの遠隔転移 ・放射性ヨード（^{131}I）内用療法：広汎浸潤型や低分化成分を多く含む場合	・術前診断が困難である ・遠隔転移をしている場合は最初から全摘術を行うが，ほとんどが片葉切除を行い，病理組織検査の結果に応じて追加治療の検討する ・病理組織型による分類では，広汎浸潤型は微少浸潤型に比較して予後は不良。特に脈管侵襲の程度が優位に予後と相関。広汎浸潤型や低分化成分を多く含む場合は，甲状腺補完全摘を行い，放射性ヨードを用いた遠隔転移巣の検索や放射性ヨード内用療法を行う
未分化がん [図5]	・放射性外照射療法 ・化学療法 ・手術	・放射線療法，化学療法，外科療法を組み合わせた治療が行われる ・いまだ確立した治療法はない。診断時にはすでに遠隔転移，周辺臓器への浸潤をきたしていることが多く，通常の甲状腺がんの標準治療である。手術，^{131}I内用療法が無効である。放射線外照射にある程度の感受性が期待できる。新しい化学療法の試みもされているが，まだ十分なものはない
髄様がん [図6]	・手術 　・全摘＋気管周囲郭清（+側頸部郭清） ・放射性ヨード内用療法は効果がなく外科的切除以外に有効な治療がない	・術前に遺伝性と散発性を鑑別する ・術前にRET遺伝子の検査を行い，遺伝子の有無に応じて甲状腺の切除範囲を決める ・家族性髄様がんは両葉に発生するので必ず甲状腺全摘術を行う ・両側性，多発性に髄様がんが発生するため甲状腺全摘術が必要 ・片葉切除の場合でも対側気管傍リンパ節は郭清する必要がある ・気管周囲郭清は必須である ・患側あるいは両側の側頸部郭清の追加については，髄様がんの予後因子を踏まえ状況に応じて決定する ・予後不良因子は，高齢，男性，リンパ節転移，甲状腺被膜外進展，遠隔転移，全摘に満たない手術，非根治手術である
悪性リンパ腫	・放射性外照射療法 ・化学療法（CHOP療法）	・放射線照射療法（コバルト照射などが有効）と化学療法を組み合わせた治療。なかには放射線治療が極めて有効な例がある ・CHOP療法は悪性リンパ腫の代表的な化学療法で，3種類の抗がん薬：シクロホスファミド（エンドキサン®），ドキソルビシン（アドリアシン®），ビンクリスチン（オンコビン®）に副腎皮質ステロイド（プレドニン®）を組み合わせた治療。最近では，悪性リンパ腫のタイプのうちB細胞由来の腫瘍の場合，抗体薬であるリツキシマブ（リツキサン®）を含んだ治療（R-CHOP療法）がよく行われる

　嗄声や嚥下障害は通常術後4日までには消失する。術後初めての水分摂取時には，誤嚥に注意し水分摂取は少量ずつ行う。

　副甲状腺の摘出や血流障害により，術後24〜48時間以内に副甲状腺機能の低下が起こることがある。

　テタニー症状は術後2日までに起こりやすい。

　合併症の早期発見のため，以下の点に注意する。
- バイタルサイン
- 呼吸状態（呼吸困難感，喘鳴の有無，呼吸パターン，呼吸回数，呼吸音，SpO_2，チアノーゼ，血液ガス分析，X線）
- 咳嗽の有無，痰の性状・量
- 嗄声の有無，嚥下障害の有無，誤嚥の有無：甲状腺の手術が両側に行われる場合，両側の反回神経麻痺により声帯麻痺や窒息のおそれがあり注意が必要である。
- 疼痛の有無
- 創部の状態（出血，頸部の腫脹や圧迫感）
- ドレーンの状態（出血量，性状，刺入部の状態）：血管が多い組織であることから，術後出血のリスクがありドレナージの管理が重要である。術後2日間程度は術後出血予防の目的で頸部の安静を保つが，2日目以降は

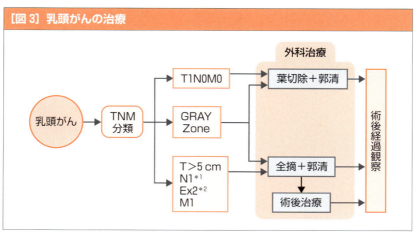

[図3] 乳頭がんの治療

＊1：3cm以上，内頚静脈・頚動脈・主要な神経（反回神経など），椎前筋膜へ浸潤する。あるいは，累々と腫れているリンパ節転移。
＊2：気管および食道粘膜面を越える。
（日本内分泌外科学会，日本甲状腺外科学会編：甲状腺腫瘍診療ガイドライン（2010年版）．p8，金原出版，2010より一部改変）

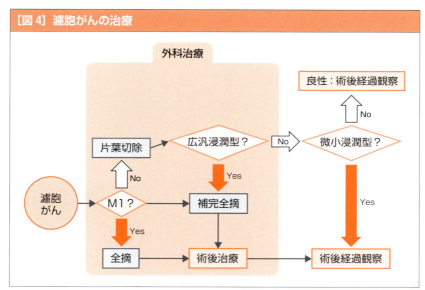

[図4] 濾胞がんの治療

（日本内分泌外科学会，日本甲状腺外科学会編：甲状腺腫瘍診療ガイドライン（2010年版）．p8，金原出版，2010より一部改変）

安静度の拡大に伴い出血のおそれがあるので注意が必要となる
- 頸部の安静に対する理解の程度と安静保持状況
- 低Ca血症：テタニー症状（手指・足指・口唇のしびれやけいれん，クヴォステック徴候，トルソー徴候），咽頭けいれん，気管支けいれんなど
- 検査データ（Ca, P, T_3, T_4）

2）その他のアセスメントのポイント
- 患者・家族の疾患・治療・検査・手術についての知識，認識・受け止め方
- 疾患・治療による仕事や家庭への支障
- 家族のサポート体制
- 身体症状や精神的苦痛の程度，心理状況
- 病気や手術による外観上の変化は，ボディイメージの混乱や自己概念の低下をきたしやすく，心理面へも影響する。患者の言動，受容の程度や対処行動などか

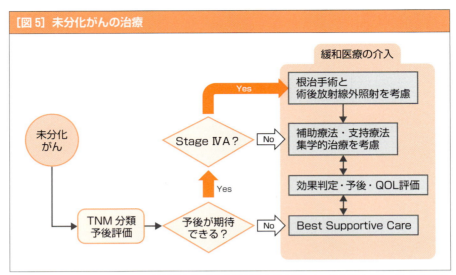

(日本内分泌外科学会,日本甲状腺外科学会編:甲状腺腫瘍診療ガイドライン(2010年版).p9,金原出版,2010より一部改変)

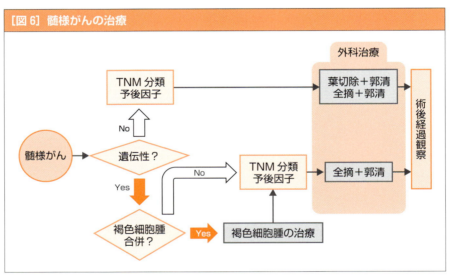

(日本内分泌外科学会,日本甲状腺外科学会編:甲状腺腫瘍診療ガイドライン(2010年版).p9,金原出版,2010より一部改変)

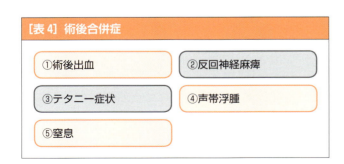

ら,患者のボディイメージを把握する

2．甲状腺腫瘍の看護の目標

❶疾患や手術の必要性を理解し,手術に向けて精神的な準備をする
❷甲状腺機能を正常にコントロールし,安全に手術を受けられるよう支援する
❸術後は合併症を起こさず身体症状が安定するよう支援する

❹治療の継続が長期にわたることからセルフケアを行えるよう支援する
❺ボディイメージに対する思いが表出できるよう傾聴的態度で接し，適切な対処行動がとれるよう支援する

3．甲状腺腫瘍の看護ケア

　術前は手術への不安を傾聴し心身の準備ができるよう支援する。術後は合併症が生じる可能性があることから，合併症の早期発見・早期対処，早期離床に努め，自己管理できるように援助する。疼痛やボディイメージの変容などが生じる可能性があることから，自立への妨げとならないよう苦痛の緩和や精神的支援に努める。甲状腺がんの患者は，さらに疾患や予後に対する不安などの精神的問題も抱えている。

1）心理的状況の把握，不安の傾聴

　疾患や手術，手術に伴うボディイメージの変容に対する不安などが生じる可能性があることから，心理的状況を把握する。甲状腺がんの患者に対しては，疾患や予後に対する不安，治療や治療に伴う身体的痛に対する不安，退院後の治療継続や社会生活への不安などの心理的状況を把握することも大切である。

2）術前オリエンテーション

- 手術の必要性，目的，方法などについてわかりやすく説明をする
- 術後の状態をイメージできるよう説明する。特に嗄声やテタニー症状の出現についての説明，症状出現時には看護師に知らせるよう指導する

3）術後合併症の早期発見と予防

- 身体症状の把握
- ドレナージの管理
- 頸部の安静を保持する
  ▶安静の必要性を説明し，頸部の過伸展を防ぐ
- 術後の疼痛管理
- 痰喀出の援助
  ▶咳嗽により術後出血を招くおそれがあり，効果的な痰の喀出の援助が必要である
- 初回の飲水時には少量ずつ飲水し，誤嚥の有無を確認する。

4）服薬の自己管理

- テタニー症状に対するCa製剤やビタミンD製剤，甲状腺ホルモン製剤の内服治療が行われる
- 確実に内服するように説明する
- 副作用（心悸亢進，不整脈，神経過敏，振戦，脱力感，体重減少，便秘）について説明し出現時には報告する

5）ボディイメージの変容に対する支援

　頸部に瘢痕が残りボディイメージの変容や美容上の不安が生じた場合，自分の身体を直視し変化を受け入れられるように傾聴的態度で接し，病状や治療についての説明を行う。また可能な限りボディイメージの変化を目立たなくする方法を説明する。

- ハイネックの衣類，マフラー，スカーフなどを襟元に利用し傷を目立たなくする
- 瘢痕化・ケロイド化予防のため創部をテープ固定する必要性とテープを無理に剥がさないように説明する

（宇多　雅）

《引用文献》
1）中村浩淑：甲状腺機能と甲状腺ホルモン総論．中尾一和編集主幹，最新内分泌代謝学．pp174-179，診断と治療社，2013．
2）中村浩淑：甲状腺結節取扱い診療ガイドライン．日本甲状腺学会誌 1(2)：91-95，2010．
3）日本内分泌外科学会・日本甲状腺外科学会編：甲状腺腫瘍診療ガイドライン2010年版．pp7-9，金原出版，2010．
4）前掲1，p198．
5）日本内分泌外科学会・日本甲状腺外科学会ホームページ：http://www.jsco-cpg.jp/item/20/intro_02.html
6）前掲1，pp197-198．

《参考文献》
1）今井常夫：甲状腺腫瘍の診療ガイドライン―世界の動向．日本甲状腺学会誌 1(2)：100-104，2010．
2）伊藤充：甲状腺腫瘍の診断・治療―内科医としてのアプローチ．日本甲状腺学会誌 1(2)：114-117，2010．
3）鈴木眞一：甲状腺未分化癌．外科治療 96：733-739，2007(NR)．
4）宮章博：甲状腺腫瘍の外科．日本内分泌・甲状腺外科学会雑誌 29(1)：8-12，2012．
5）日本癌治療学会：がん診療ガイドライン甲状腺腫瘍．http://www.jsco-cpg.jp/item/20/index.html
6）医療情報科学研究所編：病気がみえる vol3 糖尿病・代謝・内分泌，第3版．メディックメディア，2012．
7）中尾一和編：看護のための最新医学講座，第2版，7代謝疾患・内分泌疾患．pp335-338，中山書店，2009．
8）井上智子・他編：病期・病態・重症度からみた疾患別看護過程＋病態関連図，第2版．医学書院，2012．
9）新見明子編：根拠がわかる疾患別看護過程―病態生理と実践がみえる関連図と事例展開 第3版．南江堂，2011．
10）金原出版編集部編：肺癌，頭頸部癌，甲状腺癌取扱い規約抜粋，4版．金原出版，2012．

第Ⅰ部 疾患別看護ケア関連図　B　内分泌疾患

16 副甲状腺疾患

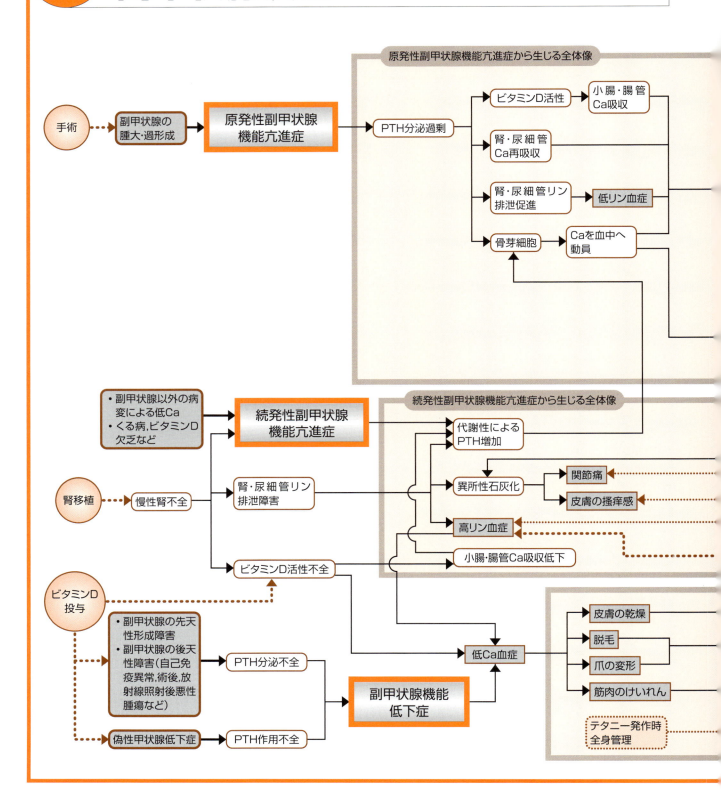

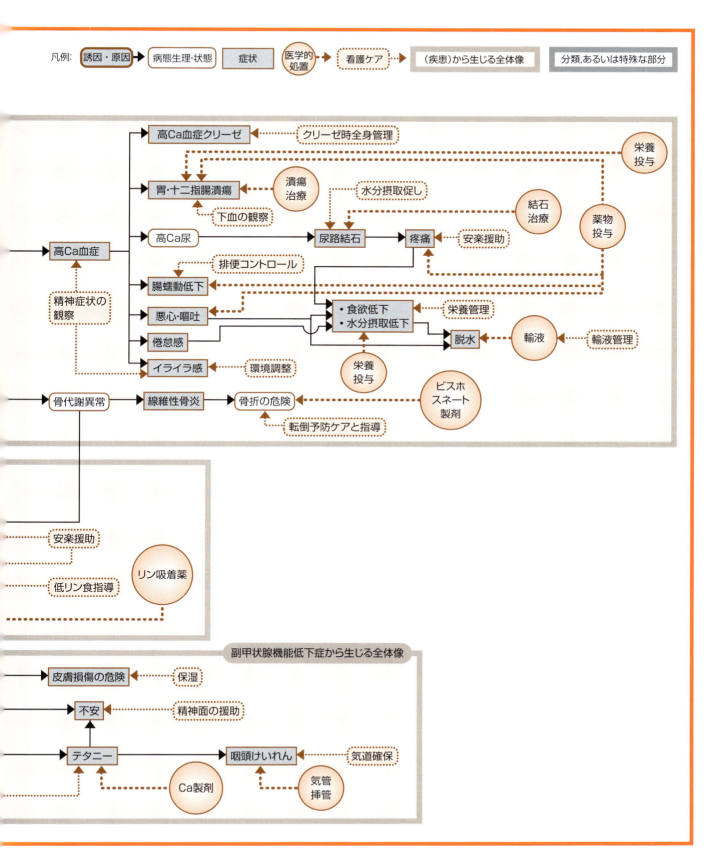

16 副甲状腺疾患

I 副甲状腺疾患が生じる病態生理

1. 副甲状腺疾患の定義

副甲状腺ホルモン（parathyroid hormone：PTH）の産生が亢進する主な疾患で，副甲状腺機能亢進症とホルモンの産生が低下して起こる副甲状腺機能低下症がある。

2. 副甲状腺疾患のメカニズム

1）副甲状腺機能亢進症

PTH の過剰分泌により，血液中のカルシウム（Ca）値上昇と低リン（P）血症の症状が起こる。原因は副甲状腺腫が最も多く，ほかは過形成やがんなどが占める。

高 Ca 血症になると，倦怠感から食欲低下や水分摂取の低下となり脱水から全身状態は悪化する。およそ Ca が≧ 16 mg/dL になると意識障害や急性腎不全，呼吸器症状などにより生命に危険が及ぶことがある（高 Ca 血症クリーゼ）。

PTH は，P の代謝に影響する。血中の P は尿細管での再吸収が抑制されて尿への排泄が増える。これにより低 P 血症につながる。

現在，原発性副甲状腺機能亢進症のうち，80％は無症候で血液検査にて偶然見つかる化学型であり，古典的な腎型（17％），骨型（14％）は少なくなっている[1]。高 Ca 尿症による尿路結石や健診で指摘された骨密度低下をきっかけに本症と診断される場合もある。高 Ca 血症にもかかわらず血中 PTH が抑制されていないことから容易に診断できるが，軽症例では血清 Ca と血中 PTH が正常上限を超えない症例もあり，両者を同時に測定し，相対的にデータを評価する必要がある。

① 原発性副甲状腺機能亢進症

原発性副甲状腺亢進症は副甲状腺腫瘍または過形成により PTH が過剰に産生されて血液中の Ca が増加する。

② 続発性副甲状腺機能亢進症

くる病やビタミン D 欠乏，慢性腎不全などの副甲状腺以外の病気が原因で起こる。

もっとも多い原疾患は慢性腎不全である。慢性腎不全では腎臓での P の排泄が障害される。また，ビタミン D の活性化ができなくなり，腸管での Ca 吸収が低下する。そのため，副甲状腺機能が亢進して PTH の分泌が促進される病態である。

慢性腎不全の治療では人工透析が広く行われているが，人工透析でビタミン D の活性化はできないため，人工透析を行う患者は PTH の過剰分泌により骨代謝障害をきたし，骨痛，病的骨折，筋力低下が起こる。長期透析患者の重大な合併症の 1 つである。

2）副甲状腺機能低下症

PTH の作用が低下することにより，低 Ca・高 P 血症が起こる。PTH の作用低下には，PTH の分泌不全によるものと，PTH への反応性が低下した偽性副甲状腺機能低下症がある。近年，遺伝子異常の発見により，副甲状腺機能低下症をきたす成因が明らかになってきた[図1][2]。

3. 副甲状腺疾患の分類と症状

1）副甲状腺機能亢進症
① 原発性副甲状腺機能亢進症

- PTH 分泌過剰による症状
  - 骨痛・病的骨折：骨からの脱灰（Ca が血液中に動員される）により，骨代謝異常，線維性骨炎が起こる

- Ca 増加による症状
  - 腎・尿路結石：腎尿細管での Ca の再吸収は亢進するが，血液中の Ca 濃度が高いので，正常と比較すると Ca を多く含む尿が排泄される。そのため，Ca の沈着により結石が生じる
  - 精神症状：血中 Ca 濃度が上昇すると神経や筋肉への障害により筋力が低下し，易疲労感や脱力感，不眠，イライラ感が生じ，精神疾患を疑うようなさまざまな症状が出ることがある
  - 多尿・口渇・脱水：高 Ca 血症による腎間質の障害（石灰化など）に起因する濃縮力障害が生じるために生じる
  - 消化管症状（便秘，膵炎，胃・十二指腸潰瘍，悪心・嘔

吐）：高Ca血症では胃酸の分泌が促進され，蠕動は低下する。また，高Ca血症に伴うCa沈着による膵管の閉塞からの急性膵炎や，胃・十二指腸潰瘍を合併することがある

② 続発性副甲状腺機能亢進症
- PTH増加による症状
  - 骨痛・病的骨折：骨からの脱灰（Caが血液中に遊離）により，骨代謝異常が起こる
- 血中のPとCaが結合して生じる症状
  - 異所性石灰化：軟部組織（関節周囲・皮膚・結膜・血管壁など）への石灰沈着から関節痛や皮膚の搔痒感が起こる

2）副甲状腺機能低下症

① 分類

- 先天性副甲状腺形成不全
  - 家族性単発性副甲状腺機能低下症：副甲状腺に単独で発症する。多くが散発的に発症するが，一部家族性がある
  - 22q11.2欠失症候群：22q11.2染色体領域の欠失が原因。第3・第4鰓弓に由来する臓器の発生異常や奇形を認め，本症候群の50〜70％に副甲状腺機能低下症を認める。合併する心血管奇形の状況が予後に影響する。精神発達遅延，精神疾患を合併することが多い。多くが散発的に発症するが，一部家族性がある
  - HDR症候群：副甲状腺機能低下症，感音性難聴，腎形成異常の3主徴が知られている。副甲状腺機

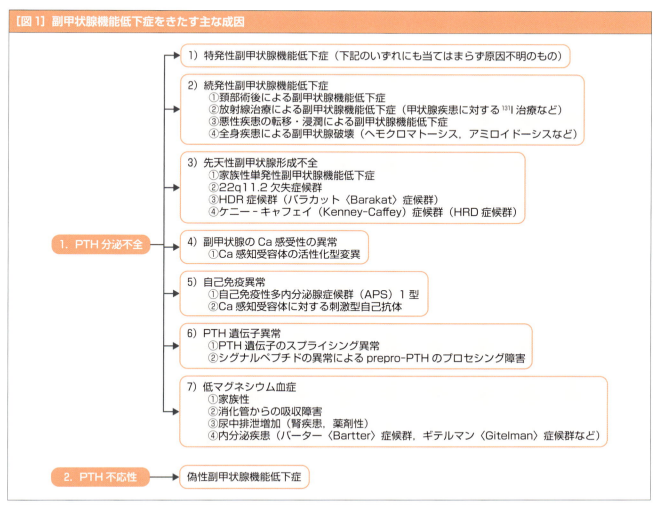

[図1] 副甲状腺機能低下症をきたす主な成因

1. PTH分泌不全
   1) 特発性副甲状腺機能低下症（下記のいずれにも当てはまらず原因不明のもの）
   2) 続発性副甲状腺機能低下症
      ①頚部術後による副甲状腺機能低下症
      ②放射線治療による副甲状腺機能低下症（甲状腺疾患に対する^{131}I治療など）
      ③悪性疾患の転移・浸潤による副甲状腺機能低下症
      ④全身疾患による副甲状腺破壊（ヘモクロマトーシス，アミロイドーシスなど）
   3) 先天性副甲状腺形成不全
      ①家族性単発性副甲状腺機能低下症
      ②22q11.2欠失症候群
      ③HDR症候群（バラカット〈Barakat〉症候群）
      ④ケニー-キャフェイ（Kenney-Caffey）症候群（HRD症候群）
   4) 副甲状腺のCa感受性の異常
      ①Ca感知受容体の活性化型変異
   5) 自己免疫異常
      ①自己免疫性多内分泌腺症候群（APS）1型
      ②Ca感知受容体に対する刺激型自己抗体
   6) PTH遺伝子異常
      ①PTH遺伝子のスプライシング異常
      ②シグナルペプチドの異常によるprepro-PTHのプロセシング障害
   7) 低マグネシウム血症
      ①家族性
      ②消化管からの吸収障害
      ③尿中排泄増加（腎疾患，薬剤性）
      ④内分泌疾患（バーター〈Bartter〉症候群，ギテルマン〈Gitelman〉症候群など）

2. PTH不応性 → 偽性副甲状腺機能低下症

（三浦晶子：副甲状腺機能低下症．中尾一和編集主幹，最新内分泌代謝学．p229，診断と治療社，2013より）

[図2] クボスティック徴候とトルソー徴候

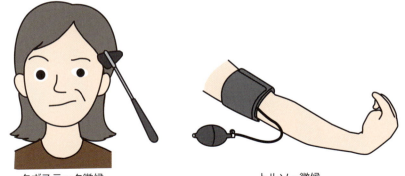

クボスティック徴候　　トルソー徴候

- 神経・筋の潜在的な興奮性の亢進を検出する方法として，クボステック徴候とトルソー徴候がある
- クボステック徴候は，外耳孔前部の顔面神経幹を叩打し顔面筋の収縮をみる
- トルソー徴候は，血圧測定用のマンシェットを上腕に巻き，収縮期血圧以上の圧で3分以上カフに圧をかけ続けると，上肢の筋肉がけいれんを起こし，手首と親指が内側に屈曲する。この形から，「助産師の手」と表現される

能低下症を認めるのは，全体の3/4程度であり，3主徴をすべて保有しているのは半数程度である。その他，甲状腺機能障害，糖尿病，生腺機障害が伴う場合もある。腎形成異常による腎障害の程度が予後に影響する。

- ケニー-キャフェイ（Kenney-Caffey）症候群（HRD症候群）：染色体1q42-43に存在する遺伝子の変異が原因。低Ca血症によるけいれん，精神発達遅滞，小頭症，手足が小さい，低身長などの形態異常を認める。骨の肥厚，骨髄腔の狭小化，易感染性を認めることもある

● Ca感知受容体の異常

Ca感知受容体の細胞外Caに対する感受性が亢進しているため，血清Caが低下していても正常だと細胞が誤認しCaを上昇させる機構が働かない。

● 自己免疫異常

自己免疫性多内分泌腺症候群（autoimmune polyglandular syndrome：APS）の1型で，副甲状腺機能低下症を認める。APS1型は，副甲状腺機能低下症，アジソン病，皮膚粘膜カンジダ症のうち少なくとも2疾患を合併する。家族性（常染色体劣性）および散発性に生じる。

● PTH遺伝子の異常

ごく少数であるがPTH遺伝子の異常が知られている。

● 低マグネシウム（Mg）血症

低マグネシウム血症により，PTHの分泌低下やPTHに対する組織の感受性の低下が生じて，低Ca血症をきたすと考えられている。

② 症状

● 低Ca血症による症状とテタニー発作

皮膚乾燥・脱毛・爪の変形などがあらわれることがある。

また，一般的に血清Ca値が5〜6mg/dL台になるとテタニー発作や全身けいれんなど，低Ca血症に伴う重篤な急性期症状を生じる。咽頭けいれんが進むと気管挿管を要することもある。特徴的なテタニー症状にトルソー徴候（助産師の手）やクボステック徴候［図2］がある。

低Ca血症が進行するとクリーゼが生じる。輸液によるCa補正が行われるため，心電図の変化をモニタリングしながら投与し，急変対応に備える必要がある。

4．副甲状腺疾患の診断・検査

1）副甲状腺機能亢進症

① 原発性副甲状腺機能亢進症

● 血清Ca値の上昇

基準は4.3〜5.2mEq/L（8.6〜10.4mg/dL）。血清Caの約半分は血清アルブミン（ALB）と結合するため，ALBの量によりCaの測定値も影響を受ける。そのため血清Ca値を測定するときは，血清ALBも測定して補正された値で評価される。

● 血清P値の低下

基準は2.8〜4.4mg/dL。尿細管でのP排泄が促進されるため，低P血症となる。

● PTHの上昇

PTHの測定方法は多様であるがもっとも信頼性の

高い intact PTH を用いる。最近では whole PTH もよく使用される。PTH の基準値は使用する測定キットにより異なる。これは測定キットが PTH のどの部位を認識して測定しているかによるためである。基準値は測定キットに表示されているものが参考にされる。

- **腎原性 cAMP，％TRP（尿細管リン再吸収率）**

PTH 作用亢進確認のための検査。腎原性 cAMP（PTH 作用を特異的に反映する）は亢進し，％TRP は低下する。

- **画像検査**

甲状腺後面にある副甲状腺腫は超音波検査で確認されやすいが，甲状腺や縦隔内にある場合はシンチグラフィが行われる。^{99m}Tc-MIBI シンチグラフィがよく使用されている。

② 続発性副甲状腺機能亢進症

PTH の上昇を確認する。

2）副甲状腺機能低下症の診断・検査

低 Ca 血症，高 P 血症，腎機能（糸球体濾過率），ALB を測定。血清 Ca 値は ALB を補正して評価する。

PTH 分泌不全による副甲状腺機能低下症は，糸球体濾過率が 30 mL/分/1.73 m^2 ≦で，intact PTH が＜30 pg/mL と低下を認める。

偽性副甲状腺機能低下症は，糸球体濾過率が 30 mL/分/1.73 m^2 ≦で，intact PTH が 30 pg/mL ≧と上昇している。さらに偽性副甲状腺機能低下症は，エルスワース-ハワード（Ellsworth-Howard）試験で cAMP の排泄亢進がなければⅠ型，あればⅡ型に分かれる。

5．副甲状腺疾患の治療

1）副甲状腺機能亢進症

① 原発性副甲状腺機能亢進症

副甲状腺腫の腫大があり，血清 Ca の高値や骨病変を認める症例では，腺腫の切除術が行われる。術後に血清 Ca 値や骨症状の改善が得られることや，手術をしないで経過観察の場合では，骨折の危険もあることから積極的に手術が勧められている。

経過観察となる場合は，骨病変の悪化を招くことがあるため骨折予防目的で，骨塩量の低下を抑制するビスホスホネート製剤が使用される。

② 続発性副甲状腺機能亢進症

腎不全のため腎移植が考えられる。これによりビタミン D の活性化や P の排泄が改善して，血中の Ca 濃度が安定して PTH が低下していく。

腎移植が行われない場合は，慢性腎不全に伴い高 P 血症の治療，活性型ビタミン D の投与を行い，Ca 代謝を維持することで副甲状腺機能亢進を抑制する。

腎移植が困難で活性型ビタミン D の投与でも改善がみられない場合は，原発性と同様に，腫大した副甲状腺を摘出する。また近年，手術ではなく，腺腫にエタノールを注入する方法（percutaneous ethanol injection therapy：PEIT）が行われるようになった。

2）副甲状腺機能低下症

血清 Ca の正常化を目指して治療が行われる。テタニー発作時は，グルコン酸 Ca 薬の点滴を行い，状態が安定したら Ca 薬と活性化ビタミン D 製剤を投与する。テタニー発作時の徴候と緊急対応は [表1][3] に示す。

[表1] テタニー発作時の徴候と緊急対応

徴候	緊急対応
・手指や足指のけいれん ・過呼吸，喘鳴，咽頭けいれん ・チアノーゼ，頻脈，発汗 ・クボステック徴候 ・トルソー徴候	・気道の確保：誤嚥防止（側臥位），咬舌防止 ・Ca 製剤の血管内与薬 ・外傷の防止：転倒防止，危険物の除去 ・患者・家族の不安への対応

（吉岡成人・他：内分泌・代謝 第13版．系統看護学講座 専門分野Ⅱ 成人看護学6．医学書院，2011 より）

Ⅱ 副甲状腺機能亢進症の看護ケアとその根拠

1．副甲状腺機能亢進症の観察ポイント

- 血清 Ca 値の変動（高 Ca クリーゼ）
- 脱力感，筋力低下，意識障害，イライラ感
- 骨痛：関節痛
- 排尿状況：多尿，口渇，脱水
- 消化器症状：便秘，痛み，悪心・嘔吐
- 患者の言動

2．副甲状腺機能亢進症の看護の目標

❶高 Ca 血症による増悪症状やクリーゼを予防し，安

全・安楽に日常生活を送ることができる

3. 副甲状腺機能亢進症の看護ケア

1）高Ca血症による合併症の予防
Ca排泄の促進：適切な水分摂取により尿量を確保して尿路結石を予防する。

2）薬物療法
骨折予防目的で，骨塩量の低下を抑制するビスホスホネート製剤が使用される場合，消化管からの吸収率が低いため，水以外の飲食物は服用後30分以上たってから摂取しなければならず，なかでもCaはなるべく間隔を空けてから摂取する必要がある。

服用の際，水道水は問題ないが，Caの多いミネラルウォーターで服用するとビスホスホネート製剤の吸収が阻害されるため，避ける。

本薬は食道狭窄またはアカラシア（食道弛緩不能症），服用時に立位または座位を30分以上保てない患者，ビスホスホネート製剤に対する過敏症既往例では使用できない。

脊椎の多発性骨折を有する骨粗鬆症例では，30分間の立位・座位保持が困難な症例があるので注意が必要である。

嚥下障害，嚥下困難，食道炎，胃炎，十二指腸炎または潰瘍などの上部消化管障害を有する例では慎重な投与が必要である。骨粗鬆症例では脊椎圧迫骨折による円背のために逆流性食道炎を合併する例があるので，注意が必要である[4]。

3）転倒予防と骨折予防への援助
高Ca血症による倦怠感・筋力低下・意識障害により転倒の危険が高い上に，骨代謝異常により骨に外力が加わると骨折しやすいため，環境整備，移動の援助，患者教育が必要である。

4）ストレスの低減（中枢神経症状，痛み）
高Ca血症により，イライラ感や倦怠感が生じる。ストレスがかからない安心できる環境を提供する。

5）疼痛緩和
関節痛や尿路結石でも痛みの苦痛が生じる。安楽な体位変換，セルフケア援助，医師の指示のもと疼痛緩和のための薬物療法を実施する。

6）排便コントロール
高Ca血症により，便秘が生じることがある。消化器症状の変化を観察し，食事や水分の摂取への援助，腹部マッサージや医師の指示による下剤の投与などの援助を実施する。

7）睡眠の援助
疼痛や悪心や嘔吐，イライラ感により不眠を生じることがある。静かに休めるように部屋の環境を整え医師の指示のもと，睡眠導入薬の使用を実施することもある。

8）精神面へのケア
外科的療法が選択される場合は手術への不安，痛みや今後予定される治療について，他にも社会生活や経済的なことなど患者によりさまざまな不安が生じる。

患者の不安に寄り添い，また介入できる内容については他職種とも連携して患者の不安軽減に努める。

III 副甲状腺機能低下症の看護ケアとその根拠

1. 副甲状腺機能低下症の観察のポイント

- 血清Ca値の変動。テタニー症状
- 皮膚の乾燥，脱毛，爪の変形
- 患者の言動

2. 副甲状腺機能低下症の看護の目標

❶血清Caが維持されてテタニー発作を生じることなく，日常生活が送れるよう援助する

3. 副甲状腺機能低下症の看護ケア

1）低Ca血症によるテタニー発作の予防
手指のしびれ感，筋肉痛，こわばり症状はテタニー発作の徴候である場合がある。患者へテタニー症状について伝え，症状出現時は医療者へ知らせるよう早期発見と早期対応につなげる。

2）皮膚の乾燥，脱毛，爪の変形

乾燥は皮膚のバリア機能を低下させる。皮膚を清潔に保ち，保湿を行い外傷を予防する。

脱毛による外観が気になる場合，キャップやバンダナの利用など，患者が利用可能なものを情報提供する。

3）薬物療法の教育

Ca吸収を促進する活性化ビタミンD製剤の使用では，血漿Ca濃度のモニタリングが必要である。投与量は血清Ca値と尿中Caの排泄量によって調整されるため，定期受診の必要性を伝える。また，高Caおよび低Ca血症の症状について，患者の理解を確認して，補足が必要であれば知識を伝える。

薬物療法中に高Caおよび低Ca血症の症状が出現したときは，診察を受けるよう勧め，安全に薬物療法が継続できるよう支援する。

4）食生活の援助

Pは魚介や乳製品などの身近な食品に多く含まれる。Pの蓄積は低Ca血症を引き起こすことがあり，Pの摂取過剰に注意が必要である。患者が好む食品にPが多く含まれているかどうか，患者が生活の場で気づいて行動できるよう支援する。

5）精神面へのケア

今後の治療について，他にも社会生活についてや経済的なことなど患者によりさまざまな不安が生じる。患者の不安に寄り添い，また介入できる内容については多職種とも連携して患者の不安軽減に努める。

（村内千代）

〈引用文献〉
1) 小松弥郷：副甲状腺機能亢進症．中尾一和編集主幹，最新内分泌代謝学，pp224-227，診断と治療社，2013．
2) 三浦晶子：副甲状腺機能低下症．中尾一和編集主幹，最新内分泌代謝学，p229，診断と治療社，2013．
3) 吉岡成人・他：内分泌・代謝 第13版．系統看護学講座 専門分野Ⅱ 成人看護学6，医学書院，2011．
4) 骨粗鬆症の予防と治療ガイドライン作成委員会編：骨粗鬆症の予防と治療ガイドライン2011年版．www.josteo.com/ja/guideline/doc/11_2.pdf

---

NOTE

第Ⅰ部　疾患別看護ケア関連図　B　内分泌疾患

17 下垂体腺腫

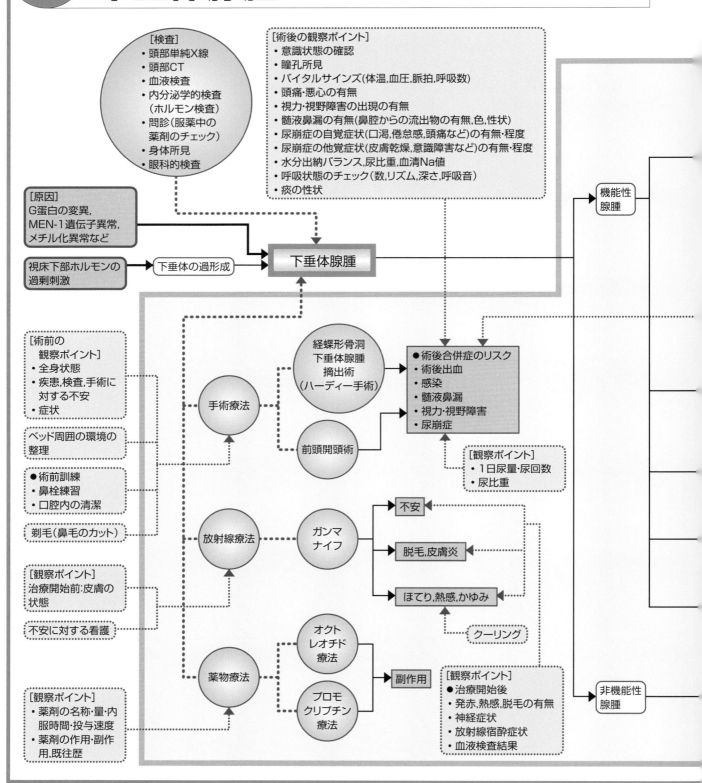

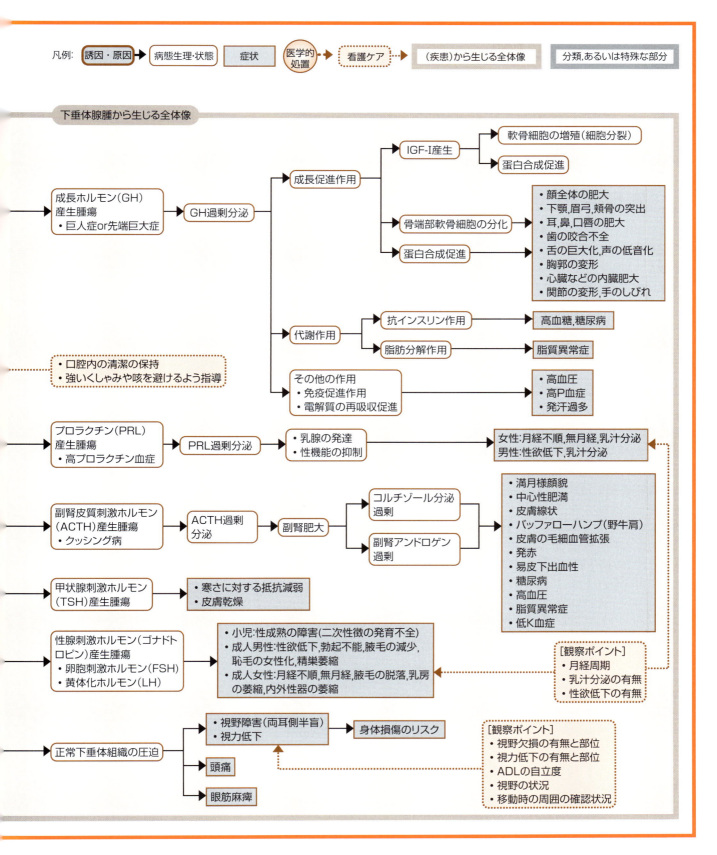

第Ⅰ部　疾患別看護ケア関連図　　B　内分泌疾患

17　下垂体腺腫

I　下垂体腺腫の病態生理

1．下垂体腺腫の定義

下垂体腺腫は，下垂体前葉細胞から発生する良性腫瘍病変である。多くは良性で，増大すると周囲への圧迫症状が出る。過剰産生されたホルモンの症状が出る機能性が60％，ホルモンの症状が出ない非機能性が40％を占める。全脳腫瘍の約17％を占め，成人に多い。

下垂体腺腫とは，下垂体部に発生する良性腫瘍病変として最も一般的なものである。

2．下垂体腺腫の分類と症状

1）分類

下垂体腺腫は，下垂体の前葉から発生し，ホルモンを分泌するもの（機能性腺腫）とホルモンを分泌しないもの（非機能性腺腫）に大きく分類される[1]。

機能性腺腫には，成長ホルモン（growth hormone：GH）産生腺腫，プロラクチン（prolactin：PRL）産生腺腫，副腎皮質刺激ホルモン（adrenocorticotropic hormone：ACTH）産生腺腫，甲状腺刺激ホルモン（thyroid-stimulating hormone：TSH）産生腺腫，性腺刺激ホルモン（黄体化ホルモン〈luteinizing hormone：LH〉，卵胞刺激ホルモン〈follicle-stimulating hormone：FSH〉）産生腺腫がある。

2）症状

症状には，局所圧迫症状と内分泌症状がある。

① 局所圧迫症状 ［図1］

局所圧迫症状としては，腫瘍が大きくなると直上の視神経・視交差を圧迫し，視野障害・視力低下がみられる。典型的には両側の耳側の視野が障害される両耳側半盲を呈する。また，頭痛，眼筋麻痺による複視がみられる。

② 内分泌症状

内分泌症状としては，腺腫が下垂体前葉ホルモンを過剰に分泌する症状（クッシング〈Cushing〉病，末端肥大症，

乳汁分泌・無月経症候群など）と，正常下垂体が圧迫されて正常の分泌が障害される下垂体機能低下症（副腎皮質機能低下症，甲状腺機能低下症，性腺機能低下症）がある。

機能性腺腫のホルモン欠落症状を［表1］[2]にあげる。

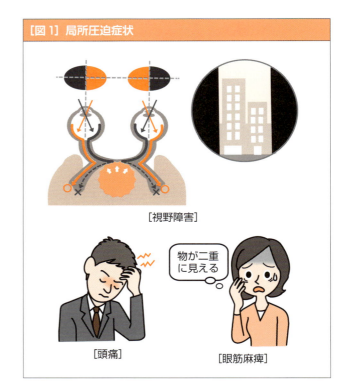

[図1] 局所圧迫症状

[視野障害]
[頭痛]
[眼筋麻痺]
物が二重に見える

[表1] 機能性腺腫の欠落症状

	欠落症状
GH産生腺腫	小児：発達障害，低血糖 成人：特に症状なし
PRL産生腺腫	乳汁分泌障害
ACTH産生腺腫	全身倦怠感，易疲労性，筋力低下，低血圧，低血糖，皮膚色素の減少
TSH産生腺腫	寒さに対する抵抗減弱，皮膚乾燥
LH，FSH産生腺腫	小児：性成熟の障害（二次性徴の発育不全） 成人男性：性欲低下，勃起不能，腋毛の減少，恥毛の女性化，精巣萎縮 成人女性：月経不順，無月経，腋毛の脱落，乳房の萎縮，内外性器の萎縮

[表2] 下垂体前葉機能検査

検査	内容
成長ホルモン（GH）分泌機能検査	・成長ホルモン放出ホルモン（GHRH）負荷試験 ・成長ホルモン放出ペプチド（GHRP-2）負荷試験 ・インスリン低血糖試験 ・アルギニン負荷試験 ・グルカゴン負荷試験 ・クロニジン負荷試験 ・L-DOPA負荷試験 ・75g経口ブドウ糖負荷試験（OGTT） ・オクトレオチド負荷試験 ・ブロモクリプチン負荷試験
副腎皮質刺激ホルモン（ACTH）分泌機能検査	・副腎皮質刺激ホルモン放出ホルモン（CRH）負荷試験 ・デスモプレシン（DDAVP）負荷試験 ・低用量デキサメタゾン抑制試験 ・高用量デキサメタゾン抑制試験
甲状腺刺激ホルモン（TSH）分泌機能検査	・甲状腺刺激ホルモン放出ホルモン（TRH）負荷試験
プロラクチン（PRL）分泌機能検査	・TRH負荷試験 ・ブロモクリプチン負荷試験
ゴナドトロピン（LH, FSH）分泌機能検査	・ゴナドトロピン放出ホルモン（LH, FSH）負荷試験 ・GnRH（LHRH）連続負荷試験

[表3] 薬物療法

PRL産生腺腫	・ドパミン作動薬（ブロモクリプチンメチル酸塩，テルグリド，カベルゴリン）
GH産生腺腫	・ソマトスタチンアナログ（オクレオチドやその長期作用のある徐放製剤） ・ドパミン作動薬（腫瘍縮小効果は期待できないが低率ながらGH抑制効果がある） ・GH受容体拮抗薬（ペグビソマント）

3．下垂体腺腫の診断・検査

主に，厚生労働省特定疾患対策研究事業間脳下垂体機能障害調査研究班報告書の診断の手引きに基づく[3]。
- 頭部単純X線撮影でトルコ鞍の変化（拡大）を確認する
- 頭部MRIがもっとも診断上重要である
- 頭部CTでは術前検査としてトルコ鞍や鼻腔・副鼻腔の状態を確認する
- 下垂体ホルモンの基礎値測定や負荷試験などの内分泌学的検査を行い，下垂体機能を評価する。また，視力・視野障害を眼科的検査で評価する

下垂体機能低下症の有無を診断する検査を［表2][2]に記す。

4．下垂体腺腫の治療

下垂体腺腫の治療は原則として摘出術を行うほか，放射線療法と薬物療法がある。

1）手術療法

腫瘍が小さく，鞍上部への進展が乏しい場合，経蝶形骨洞腫瘍摘出術（ハーディ手術）を行うことが多い。

鞍上部への進展が著しい場合は開頭術を実施する。

ハーディ手術は鼻粘膜下の経蝶骨洞およびトルコ鞍底を開放し，腫瘍を摘出する方法であり，下方の鼻腔からアプローチし，内視鏡下に行うのが一般的である。侵襲が少ないため，術後の疼痛や違和感が少ないなどの利点がある。合併症として，クモ膜の損傷に伴う髄液漏が生じることがある。

2）放射線療法（定位放射線照射）

手術困難事例においては放射線療法を第1選択とする。再発腫瘍や薬物治療困難例のほか，術後残存腫瘍に用いることもある。定位放射線照射には，^{60}Coを用いたガンマナイフがある。これは，半円球状かつ同心円状に配置し，それぞれからガンマ線を放出させ，一点に集中させる照射法であり，これにより，周囲の正常脳組織に影響を与えることなく，病変部位に高線量を照射することが可能となる[4]。

放射線療法の副作用として，脱毛，皮膚障害，放射線宿酔症状（照射後開始後に胃部不快感，悪心，嘔吐などがあらわれる），視力障害などがある。

3）薬物療法［表3］

腫瘍縮小やホルモン産生の抑制が期待できる。プロラクチン（PRL）を産生する下垂体腺腫では，内服薬のブロモクリプチンメシル酸塩（パーロデル®）で腫瘍が縮小するため，内科的治療のみを行う場合もある。また，下垂体機能不全があれば，内分泌補充療法を行う。

Ⅱ 下垂体腺腫の看護ケアとその根拠

1. 手術療法における看護ケア

1) アセスメントのポイント

術前では，全身麻酔で手術が行われるため，術前の全身状態の評価が重要である。ホルモン検査や脳動脈瘤の合併や周囲の血管との関係を把握しておくために脳血管造影検査をする必要がある。また，術前より，両鼻腔にタンポンを挿入するなど術後のイメージができるような術前オリエンテーションが重要である。

術後では，術後合併症（後出血，肺合併症，ショック，感染）に注意しながら観察を行う。さらに，術後は尿崩症，電解質異常，下垂体機能不全を起こす可能性があるので，水分出納，電解質バランスに注意する。また，髄液鼻漏を起こす可能性も高いため，鼻水の有無の確認も行う。

2) 看護の目標
① 術前
❶ 疾患，検査，手術に対する不安が軽減されるよう援助する
❷ 手術・術後のイメージがつくように術前オリエンテーションを実施する
❸ 危険なく入院生活が送ることができるように入院環境を整える
② 術後
❶ 合併症を早期発見できる
❷ 退院に向けて準備ができるよう援助する

3) 看護ケア
① 術前の観察と看護のポイント

- **疾患，検査，手術に対する不安への対応**

  疾患，検査，手術に対して，理解不足からくる不安が強いと考えられる。また，社会的役割の変化，家族からの分離，入院生活という慣れない環境に対する不安も出現すると考えられる。

  そこで，治療の必要性を理解し，術前・術後のイメージがつくように十分なオリエンテーションを行うことが重要である。また，不安を表出しやすい環境の提供に努める。

- **症状の観察**
  - 視力・視野欠損がある場合：視野欠損の有無と部位，視力低下の有無と程度，ADLの自立度などを観察する必要がある。すでに，視野欠損などの症状が出現している場合には，視野の状況を確認し，患者が移動時の周囲の確認状況を観察する。また，ベッド周囲の環境を整える
  - 性機能障害がある場合：腫瘍の圧迫による下垂体機能不全（性腺刺激ホルモンの低下），PRL産生腫瘍の場合は，月経周期，乳汁分泌の有無，性欲低下の有無，不妊・妊娠に関する患者・家族の受け止め方，血液中ホルモン濃度，負荷テストの結果などを確認しておく。また，内服薬は確実に服用するよう説明する
  - 尿崩症などの症状がある場合：1日尿量や尿回数，尿比重なども確認する

- **術前訓練**
  - 鼻栓練習：術後，両鼻腔にタンポンを挿入することから，鼻呼吸が抑制されるため，術前から口呼吸の練習を行っておく
  - 口腔内の清潔：口腔内の清潔を保つとともに，仰臥位での含漱方法についても説明し，練習しておく

- **剃毛**
  術前には鼻毛をカットしておく。

② 術後の観察と看護のポイント
- 意識状態の確認
- 瞳孔所見
- バイタルサイン（体温，血圧，脈拍，呼吸数）のチェック
- 頭痛・悪心の有無
- 視力・視野障害の出現の有無
- 髄液鼻漏の有無（鼻腔からの流出物の有無・色・性状）
- 尿崩症の自覚症状（口渇，倦怠感，頭痛など）の有無・程度
- 尿崩症の他覚症状（皮膚乾燥，意識障害など）の有無・程度
- 水分出納バランス，尿比重，血清Na値
- 呼吸状態のチェック（数，リズム，深さ，呼吸音）
- 痰の性状
- 口腔内の清潔の保持
- 強いくしゃみや咳を避ける

2．放射線療法（定位照射：ガンマナイフ）における看護ケア

1）アセスメントのポイント
　治療開始前から皮膚の状態を観察し，発疹などの皮膚トラブルがないか確認する。照射後も照射部位の発赤，熱感，脱毛の有無を確認する。

　照射により腫瘍細胞が傷害を受けるとともに，周辺の脳組織の脳浮腫と梗塞が起こり，一過性に神経症状が増悪することがある。そのため，バイタルサイン，意識状態，眼症状，けいれん，頭痛，嘔吐などの有無を観察する必要がある。

　また，放射線宿酔症状（食欲不振，悪心・嘔吐，全身倦怠感の有無など）の有無や血液検査結果（骨髄抑制状態：白血球，血小板など）を確認する。

2）看護目標
❶治療の意義・経過を理解し，治療に臨むことができるように援助する
❷副作用による苦痛を最小限に抑えることができるよう援助する

3）看護ケア
① 不安に対する看護
- 放射線治療に対して，どのような不安を抱いているかを観察し，適切に介入する
- 放射線治療を受ける患者の不安としては，放射線治療に対する知識不足がもたらす不安，治療装置に対する不安，副作用についての不安などがある

② 治療中の注意事項
- 照射部位のズレや治療台からの転落防止のため，照射中は大きく動かない
- 定位照射のため，シェルで頭部を固定する必要がある

③ 副作用に対する看護
- 脱毛・皮膚炎：どの部位に照射されるか，脱毛や皮膚炎が出現する可能性を説明する。定位照射では，部位により脱毛が起こらない場合もある
- 頭皮や髪は清潔に保つことが望ましいが，皮膚炎症状の出現を最小限にするために，刺激は最小限にする
- ほてりや熱感，かゆみが出現した際は，クーリングを施行してもよいが，保冷剤が物理的刺激にならないように注意する。症状が軽減しない場合は，放射線療法担当の医師や看護師に相談する

3．薬物療法における看護ケア

1）アセスメントのポイント
　薬剤の名称，量，内服時間，投与速度を確実に確認する。また，投与時間が決まっている薬剤は時間を厳守する。

　薬剤の作用や副作用について十分理解し，観察する。副作用を確認する際には，患者の既往歴も把握しておく必要がある。

2）看護目標
❶正確に薬物の輸液や内服が行われるよう援助する
❷副作用を早期発見し，対処する

3）看護ケア
　長期にわたる治療が必要なため，疾患に対する理解と治療効果についての説明，症状の観察を適宜行う。内服薬を確実に服用するよう指導する。

（田村葉子）

《引用文献》
1) 医療情報科学研究所編：病気がみえる vol7 脳・神経．p434，メディックメディア，2011．
2) 井村裕夫：下垂体機能低下症．別冊日本臨牀 内分泌症候群上巻．p66，日本臨牀社，1993．
3) 北村聖総編，菅野健太郎・他編：臨床病態学２巻，第２版．p318，ヌーヴェルヒロカワ，2013．
4) 医療情報科学研究所編：病気がみえる vol3 糖尿病・代謝・内分泌，第３版．p139，メディックメディア，2012．

《参考文献》
1) 田村綾子編：ナーシング・グラフィカ 健康の回復と看護④ 脳神経・感覚機能障害．メディカ出版，2013．
2) 野町和弘監，渋井壮一郎・他編：がん看護実践シリーズ 脳腫瘍．メヂカルフレンド社，2007．
3) 荒井宏司：下垂体前葉機能低下症．中尾一和編集主幹，最新内分泌代謝学，pp97-101，診断と治療社，2003．
4) 有安宏之：視床下部・下垂体機能検査．中尾一和編集主幹，最新内分泌代謝学，pp831-838，診断と治療社，2003．

第Ⅰ部　疾患別看護ケア関連図　　B　内分泌疾患

18 下垂体前葉機能低下症

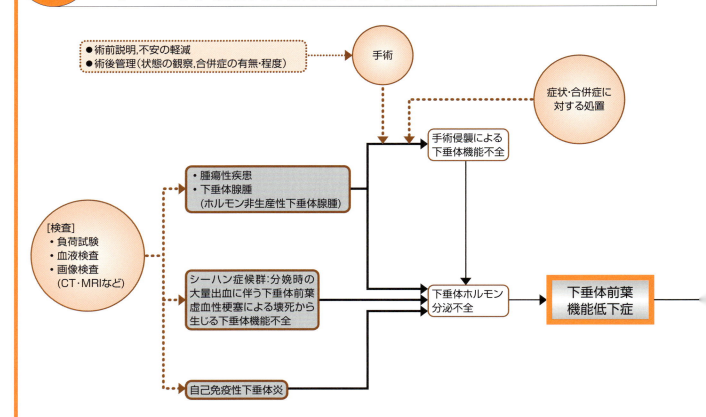

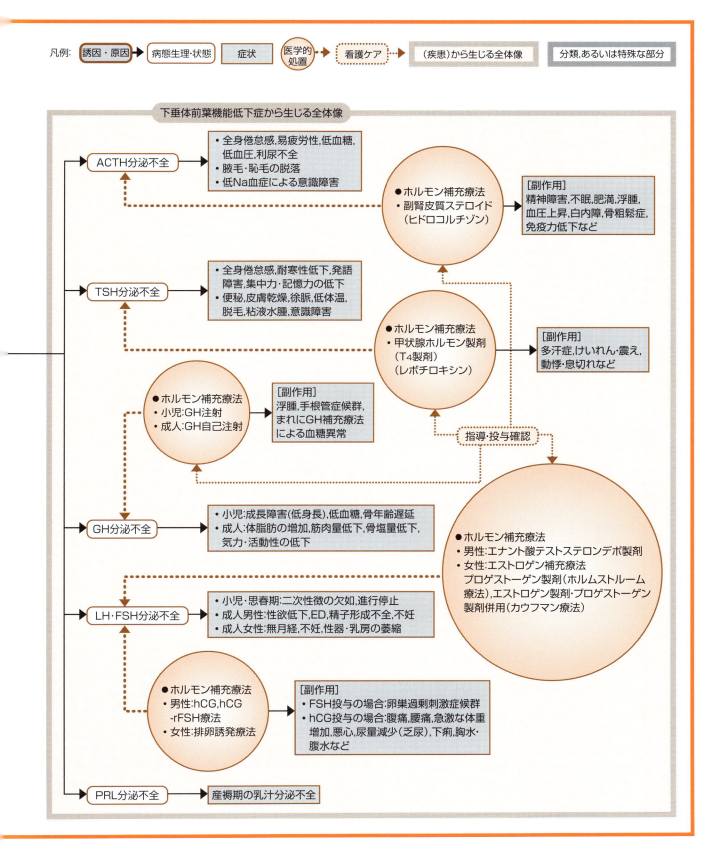

18 下垂体前葉機能低下症

I 下垂体前葉機能低下症が生じる病態生理

1. 下垂体前葉機能低下症の定義

　何らかの原因で下垂体前葉から分泌されるホルモン（副腎皮質刺激ホルモン〈adrenocorticotropic hormone：ACTH〉，甲状腺刺激ホルモン〈thyroid-stimulating hormone：TSH〉，成長ホルモン〈growth hormone：GH〉，性腺刺激ホルモンの黄体化ホルモン〈luteinizing hormone：LH〉や卵胞刺激ホルモン〈follicle-stimulating hormone：FSH〉，プロラクチン〈prolactin：PRL〉）のすべてまたは一部の分泌が障害された結果，生じる疾患である。すべてのホルモンが低下した場合を汎下垂体機能低下症，一部のホルモンが欠損した場合を部分的下垂体機能低下症とよぶ[1]。

2. 下垂体前葉機能低下症のメカニズム

　全体では下垂体腫瘍，頭蓋咽頭腫，胚細胞腫瘍など腫瘍性疾患によるものが50〜60%を占める。男性では約80%が腫瘍であり，女性では分娩後の下垂体壊死（シーハン〈Sheehan〉症候群）の頻度が高く腫瘍と同程度でみられる。ほかに自己免疫性下垂体炎，外傷，術後など原因の明らかなものと，原因不明の特発性のものがある[1]。

3. 下垂体前葉機能低下症の分類と症状

1）分類

　下垂体前葉ホルモンの分泌障害は，下垂体自身の障害によっても，また視床下部の障害によっても起こり，前者を下垂体性下垂体前葉機能低下症，後者を視床下部性下垂体前葉機能低下症とよぶ。
　また下垂体前葉ホルモンのうち1つのみが障害される単独ホルモン欠損症と2つ以上のホルモン分泌が障害される多種ホルモン欠損症がある。

2）症状

　下垂体機能低下症の症状には，ホルモン分泌低下に基づく欠落症状と，原疾患に起因する症状がある。[図1][1]に個々の下垂体ホルモン分泌低下時に起こる症状を示した。分泌が障害されるホルモンによって症状が異なり，種々の組み合わせで症状が出現する。
　複数のホルモン分泌低下に基づく症状としては，低血糖，低体温，精神的な活動性の低下，中程度の貧血などがある。重度の障害では意識障害（下垂体性昏睡）をきたす[図2]。

4. 下垂体前葉機能低下症の診断・検査

1）下垂体ホルモンおよび末梢ホルモン基礎値の測定

　血中ACTH，GH，TSH，LH，FSH，PRLおよびコルチゾール，インスリン様成長因子（insulin-like growth factor：IGF）-I，性ホルモンの測定を行う。しかしこれらは必ずしも診断の決め手にならないことが多い。
　IGF-Iおよび性ホルモン値は年齢・性を考慮した基準値を参照して判断する。

2）下垂体前葉機能検査

　通常，副腎皮質刺激ホルモン放出ホルモン（CRH）負荷試験，甲状腺刺激ホルモン放出ホルモン（TRH）負荷試験，性腺刺激ホルモン放出ホルモン（GnRH）負荷試験，成長ホルモン放出ホルモン（GHRH）負荷試験，成長ホルモン放出ペプチド（GHRP-2）負荷試験（最近ではGHRH負荷試験よりも重症型成人GH分泌不全の診断にはGHRP-2負荷試験が行われる），グルカゴン負荷試験，4者負荷試験などを施行し，下垂体ホルモン分泌予備能を評価する。通常コルチゾールも同時に測定する。

3）視床下部・下垂体領域の画像検査

　MRIないしCT検査により，基礎疾患の有無を検索する。

5. 下垂体前葉機能低下症の治療

1）ホルモン欠乏に対する治療：ホルモン補充療法

　下垂体機能低下症に対しては，欠乏するホルモンの種

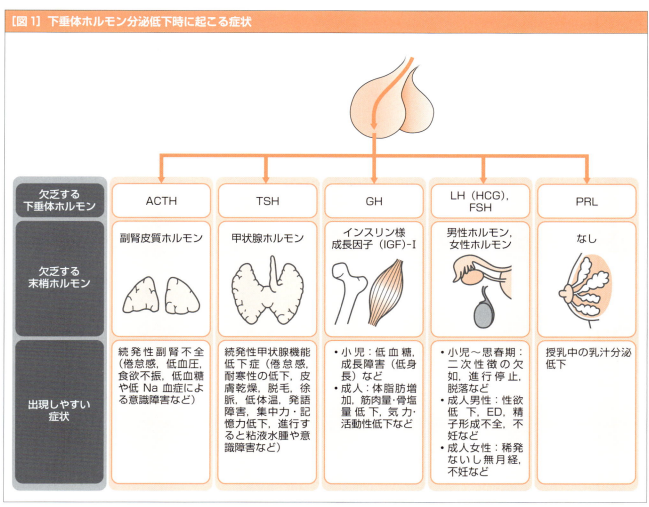

[図1] 下垂体ホルモン分泌低下時に起こる症状

（厚生労働科学研究費補助金難治性疾患克服研究事業 間脳下垂体機能障害に関する調査研究班：下垂体機能低下症. http://rhhd.info/about/pituitary，（2015/07/21アクセス）より一部改変）

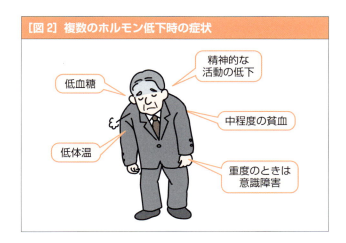

[図2] 複数のホルモン低下時の症状

類や程度に応じたホルモン補充療法が行われる。下垂体ホルモンはペプチドないし糖蛋白ホルモンのため，経口で投与しても無効である。このため通常，各ホルモンの制御下にある末梢ホルモンを投与する。GHのみは，それ自体を注射で投与する。

以下に，各ホルモンの補充療法の概略を示す（年齢や検査データなどを考慮し患者ごとに投与量は増減する）。

① ACTH分泌不全

入院の上，通常ヒドロコルチゾン15〜20 mg/日を，朝10〜15 mg，昼または夕5 mg

補充し効果判定のため日内変動試験の結果で投与量・タイミングを決定する。感染症, 発熱, 外傷などのストレス時は頓用で2〜3倍量の内服を行う。治療上, 副作用（感染症の増悪, 続発性副腎皮質機能不全, 糖尿病, 消化性潰瘍, 骨頭無菌性壊死, 緑内障・白内障, 血栓症など）が生じる可能性があるためそれらについても観察を行い, 必要時は対処・治療を行う。

② TSH 分泌不全

ACTH 分泌不全と合併する場合は, ヒドロコルチゾン補充開始 5〜7日後に開始する。通常, 少量（12.5〜50 μg/日）から開始し, 2〜4週間ごとに徐々に増量, 末梢血甲状腺ホルモン値が FT_4 基準範囲上限, FT_3 基準範囲となる量を維持量とする。これについても補充療法によって生じる可能性がある副作用に対する観察を行い, 必要時は対処・治療を行う。

③ GH 分泌不全

小児に対しては早期から GH 注射を開始し, 最終身長の正常化を目標とする。成人に対しては, 重症型 GH 不全症であることを GHRP-2 試験で確認の上, 3 μg/kg/日から GH の自己注射を開始し, 血中 IGF-I 値を目安として維持量を決定する。成人の場合, 治療費が高いため治療を断念する例もある。診断がついた時点で特定疾患治療研究事業の公的助成が受けられるので手続きについて説明する。

④ LH, FSH 分泌不全

男性では男性機能の維持を目的としてエナント酸テストステロンデポ剤の注射による補充（2〜4週に1回）を, 女性では無月経の程度によりプロゲストーゲン製剤（ホルムストルーム療法）やエストロゲン製剤・プロゲストーゲン製剤併用（カウフマン療法）を行う。一方, 妊孕性獲得を目的とする男性では hCG 単独もしくは hCG-rFSH 療法を, 挙児希望を目的とする女性では排卵誘発療法（第1度無月経ではクロミフェン療法, 第2度無月経では hCG-rFSH 療法や LHRH 間欠投与法）を行う。

⑤ プロラクチン分泌不全

補充療法は通常行われない。

2）基礎疾患に対する治療

原因となっている腫瘍性ないし炎症性疾患が存在する場合は, 正確な診断のもとに, 各々の疾患に対する適切な治療法を選択する。腫瘍の場合は外科的治療, 放射線治療, 抗腫瘍薬治療を疾患のグレードや患部の状態, 患者の年齢や体力・基礎疾患などを考慮し選択する。

Ⅱ 下垂体前葉機能低下症の看護ケアとその根拠

下垂体疾患の多くは生涯にわたって定期的な検査や治療を続けなければならない。検査や薬剤調整のための入院を除き, 腫瘍などで外科的治療が必要となる場合以外はほとんど入院を必要とせず, 通常の生活を送ることができる。

しかし治療上, 生活面で規制を受けることがある。このため本人の病気の受け止め方, 理解度（治療の方法, 内容, 継続の必要性について）, 知識の有無（副作用による症状・異常の見分け方, 対処の方法, 予防法について）など, 本人のセルフケア能力のアセスメントが必要となる。

さらに本人のみでなく, 家族の受け止め方や知識の有無, サポート体制についてのアセスメントも大切である。その上で患者1人ひとりに合った療養法を患者・家族とともに模索していくことが必要となる。

1. 下垂体前葉機能低下症のホルモン補充療法時の看護ケア

1）観察ポイント

下垂体前葉機能低下症では, 視床下部または下垂体の障害によって下垂体前葉ホルモンの分泌が低下し, 下垂体前葉ホルモンの作用する標的臓器からのホルモン欠乏症状が出現する。観察のポイントとしては欠乏しているホルモンの種類によって違うが, それぞれに応じた観察が必要となる。

下垂体前葉機能低下症をきたすのはホルモン非産生性下垂体腺腫, 頭蓋咽頭腫, 胚細胞腫瘍, 機能性下垂体腫瘍などがあるが, 症状がほとんどないため腫瘍が大きくなるまで見つからないことが多い。腫瘍が上方に進展し, 視神経を圧迫することにより, 視野障害（両耳側半盲）や視力低下を発症する。観察のポイントとしては視野の変化をみる。

① ACTH 分泌不全

- 症状

全身倦怠感, 易疲労性, 食欲不振, 意識障害（低血糖や低 Na 血症による）, 低血圧など

- 検査所見

ホルモン値, 画像検査

- 副作用

精神障害, 不眠, 肥満, 浮腫, 血圧上昇, 白内障,

骨粗鬆症，免疫力低下など
- **疾患・治療に対する受け止め**
  生涯にわたりホルモン補充療法が必要であるため，疾患の理解度や内服の必要性について確認し支援する

② TSH 分泌不全
- **症状**
  先天性の中枢性甲状腺機能低下症の場合，知能低下や発育不全など。成人発症のものでは，無気力，易疲労感，眼瞼浮腫，寒がり，体重増加，動作緩慢，嗜眠，記憶力低下，便秘，嗄声など
- **検査所見**
  ホルモン値，画像検査
- **副作用**
  ホルモン療法による多汗症，けいれん・震え，動悸・息切れなど
- **疾患・治療に対する受け止め**
  効果が薄くなってきたと感じた場合などに大量に摂取してしまうケースなどがあり，そのような場合に薬の副作用・副反応が出るケースがあるため指示量を自己判断することなく服用するよう指導する

③ 成長ホルモン分泌不全症
- **身体的所見**
  成長曲線・年齢別平均身長と標準偏差値の比較・二次成長の障害の有無
- **低血糖**
  糖尿病との判別
  ▶成長ホルモンの不足が続くと，耐糖能異常が起こりやすくなる
- **検査所見**
  GH 分泌刺激試験，画像検査（腫瘍の可能性）
- **副作用**
  浮腫，手根管症候群，まれに GH 補充療法による血糖異常
- **疾患・治療に対する受け止め**
  長期にわたる侵襲的治療を必要とする。また，思春期には外観による精神的な影響が生じやすいため患者・家族に対して受け入れられるよう支援することが大切である

④ LH, FSH 分泌不全
- **症状**
  月経不順，無月経，性欲低下，腋毛・恥毛の脱落，性器・乳房の萎縮など。小児に生じた場合は二次性徴の発現の遅れ

- **検査所見**
  ホルモン値
- **副作用**
  FSH 投与の場合は卵巣過剰刺激症候群，hCG 投与による腹痛，腰痛，急激な体重増加，嘔気，尿量減少（乏尿），下痢，胸水・腹水など
- **疾患・治療に対する受け止め**
  主に生殖や出産にかかわるため精神的な支援が必要となる

⑤ PRL 分泌不全
- **症状**
  産褥期の乳汁分泌状況
- **検査所見**
  ホルモン値，TRH 負荷試験
- **疾患・治療に対する受け止め**
  現在のところ特別な治療がないため直接授乳できない産婦に対する精神的な支援を行う

2）看護の目標
看護の目標もホルモン欠乏により生じる疾患によって変わる。

① ACTH 分泌不全
- 患者が疾患を理解し，治療を継続する
  ▶副腎皮質ホルモンの経口投与を行う。一生内服を続ける必要がある。また，内服による副腎皮質ホルモンの血中濃度を継続的に観察しながら内服量を調整する必要があるため，定期的に血液検査を行う

② TSH 分泌不全
- 患者が疾患を理解し，治療を継続する
  ▶甲状腺ホルモンの経口投与を一生続ける必要がある。内服による甲状腺ホルモンの血中濃度を継続的に観察しながら内服量を調整する必要があるため，定期的に血液検査を行う必要がある

③ 成長ホルモン分泌不全症
- 外観の変化により自己に対する否定的な感情や無力感・絶望感などを生じることも少なくないため，精神的なフォローを行い，自発的に治療を継続する
  ▶長期にわたる GH 補充療法が必要となる。対象が小児の場合，補充療法は身体的苦痛を伴う治療であるため患児が疾患や治療についての理解が難しい場合は保護者に治療の必要性を十分説明し子どもに説明してもらって継続していく
  　成人の場合も，ホルモン補充療法の苦痛や手技への不安についても指導や相談できる体制を整える。

④ LH, FSH 分泌不全
- 性ホルモンの補充を行い，治療を継続する

⑤ PRL 分泌不全
- 悲観的にならないよう支援する
  ▶ 分娩後の乳汁分泌が認められないが補充療法は行われないため，出産後に授乳できないことにより親としての責任感や無力感を生じることがあるため，精神的なフォローを行い悲観的にならないようかかわる

3）検査の援助
① 下垂体前葉機能低下症の診断のための検査
正しいホルモン量を測定する必要がある。正しく検査が受けられるように患者の状態を踏まえて検査の方法・目的などを十分に説明・指導を行い，不安や恐怖なく円滑に検査を終了できるようかかわる。

ホルモン値を正確に測定するために負荷試験が行われる。負荷試験は絶食や安静などが必要となる。検査30分前から床上安静が必要となるので排泄の有無を確認し安静開始の声かけをする。検査自体は2時間程度で終了するが，その間数回採血を行うため静脈ルートを確保すると複数回の穿刺による負担を軽減できる。
  ▶ ルートの確保だけは前日から行うとルート確保困難などのトラブルを回避できる。

認知機能に問題がある患者などの場合，安静が保持できないことがある。頻回に訪室し正しく検査が受けられるよう援助する。

4）患者教育
下垂体ホルモン分泌が低下した場合，治療としてホルモン補充療法を行うが，適切な量のホルモン製剤を一生飲み続けなければならない。定期的にホルモンバランスを調べるため通院，もしくは入院して検査を行う必要がある。

ホルモン補充のための内服薬には副作用がある。副作用についての教育を行い，症状出現時の対処法についての指導が必要となる。副作用のなかには血糖値の変動を伴うものもあり，血糖測定の必要性の説明や手技を指導しなければならないこともある。

GH補充療法は注射での投与となるため患者が学童期以前の場合，患児の理解が得られない場合がある。治療が幼少期より始まることもあり，自己注射ができない場合は保護者に対する教育が必要となる。身体的侵襲を伴うため，子どもが眠ってから投与するなどの工夫も指導していく。

また，同じ疾患で悩む本人や家族の心の支えとなり当事者の自立を目指すために設立されている家族会の情報を提供し，積極的に持続して治療に取り組めるようかかわる。

2．手術適応患者への看護：原疾患として腫瘍により下垂体前葉機能低下症を生じた場合の周術期の看護

1）看護の目標
❶ 疾患・現在の状態を踏まえて術前検査や手術の必要性を理解し，治療を受けることができるよう支援する
❷ 精神的・社会的に準備をした上で手術を受けることができるよう支援する
❸ 術侵襲に耐えられるよう術前から合併症の知識をもち手術を迎えることができるよう支援する
❹ 術後の状況を理解し安静・ドレーン類の管理に協力できるよう支援する
❺ 早期離床を行い，術後合併症の予防を積極的に行えるよう支援する
❻ 不安・ストレスを表出でき，軽減できるよう環境を整え傾聴・共感しながら支援する

2）術前の看護
画像検査，ホルモン値などをもとに手術適応が検討され，インフォームドコンセントが行われる。看護師は医師からの説明に対してどの程度理解できたか，受容できているかを確認し不安の軽減に努める。

また，手術までに留置物や術後の安静度拡大，術後合併症について少しずつ説明し術式や術後の状態を受容できるようかかわる。

3）術前日〜当日の看護
手術についての理解度を最終確認し，問題点があれば医師と連携し解決にあたるための調整を行う。

4）術直後の看護
術後は床上安静となるが点滴・酸素チューブなどルートトラブルの原因が存在する。ルート類は援助しやすいようにまとめる。スキントラブル防止のためにマットレスの変更や医師の許可がある範囲で定期的な体位変換や安楽な体位の介助を行う。術後はできるだけ面会を近親者のみに制限し落ち着いた環境で療養できるよう配慮する。

術後の看護としては一般的な出血や疼痛・感染に対する観察が必要である。特に下垂体腺腫の場合，経蝶形骨洞手術が選択されることがほとんどであるが，尿崩症の症状や髄液鼻漏，低 Na 血症，下垂体不全，髄膜炎をきたすことがあり，それらに対しても症状の有無や尿量，検査データなどを観察する。

① 循環器系のポイント
循環器系の状態に関する情報（バイタルサイン，心電図モニターなど）を収集し継時的に記録する。末梢循環の観察を行い記録する。

② 呼吸器系のポイント
気道を確保し呼吸状態を観察する（SpO_2 モニター）。呼吸音・肺雑音を聴取し継時的に記録する。分泌物があれば吸引を行う。酸素を投与し良好な呼吸状態が保てるよう援助する。

③ 意識状態のポイント
Japan Coma Scale（JCS），Glasgow Coma Scale（GCS）で評価し継時的に記録に残す。瞳孔の反応を確認し記録する。四肢の動きや感覚の有無を評価し記録に残す。麻酔の覚醒状況についても評価し記録する。

④ 腎・消化器系のポイント
排尿状態，水分出納バランスを確認し継時的に記録に残す。腸蠕動音，悪心・嘔吐の有無を確認し記録に残す。悪心・嘔吐の確認を行い記録する。

⑤ 術後合併症に対するポイント
疼痛の有無や程度を確認し記録に残す。疼痛に対しては医師の指示に基づいて疼痛コントロールを行い，部位・程度の変化を継時的に記録する。

創部からの出血や排液（ドレーン量やガーゼ汚染の量・性状など）を確認し継時的に記録する。必要時は医師に処置を依頼する。

5）回復期の看護
医師の指示のもと留置物が除去され，徐々に安静度が拡大するが，出血や疼痛・感染などの術後合併症により離床が進まない場合がある。術後管理を適切に行い，回復が遅延しないよう治療・看護を行う。

患者の状態や社会的立場をアセスメントし，早期に社会生活に復帰できるようかかわる。

3．社会資源の活用

下垂体機能低下症は平成 22（2010）年度より厚生労働省難治性疾患克服研究事業の対象疾患として，公費医療助成の対象疾患に指定された。この情報を患者に提供し，患者から認定の依頼があった場合は，申請用紙に医学的な必要事項を医師に記入してもらった上で，患者から各都道府県に申請してもらう[1]。

（百浦幹弥）

《引用文献》
1) 厚生労働科学研究費補助金難治性疾患克服研究事業 間脳下垂体機能障害に関する調査研究班：間脳下垂体機能低下症．http://rhhd.info/about/pituitary（2015/07/21 アクセス）．

《参考文献》
1) 紫芝啓昌編集代表：新体系看護学全集 成人看護学 8 内分泌／栄養・代謝，第 3 版．pp187-188，メヂカルフレンド社，2010．
2) 中尾一和編集主幹：最新内分泌代謝学．pp84-106，831-837，診断と治療社，2013．
3) 井村裕夫編：わかりやすい内科学，第 3 版．pp855-860，文光堂，2008．
4) 医療情報科学研究所編：病気がみえる vol3 内分泌・代謝疾患．pp130-145，154-159，メディックメディア，2012．
5) 出月康夫編：全科術前・術後マニュアル，改訂版．pp9-15，照林社，1998．
6) 吉岡成人・他著：系統看護学講座 専門 10 成人看護学 6 内分泌・代謝疾患患者の看護，第 11 版．pp146-150，医学書院，2003．

第Ⅰ部 疾患別看護ケア関連図　B　内分泌疾患

19-AB 成長ホルモン分泌過剰症・低下症

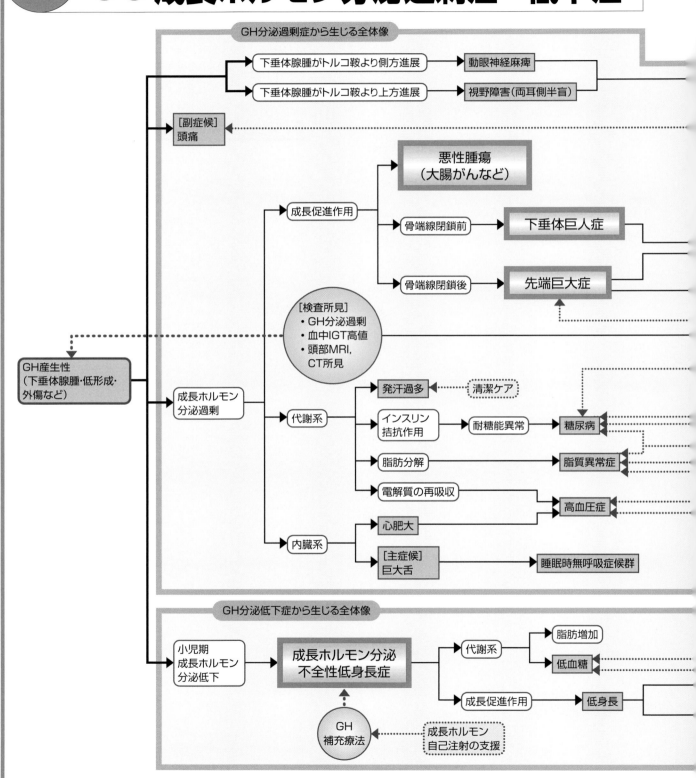

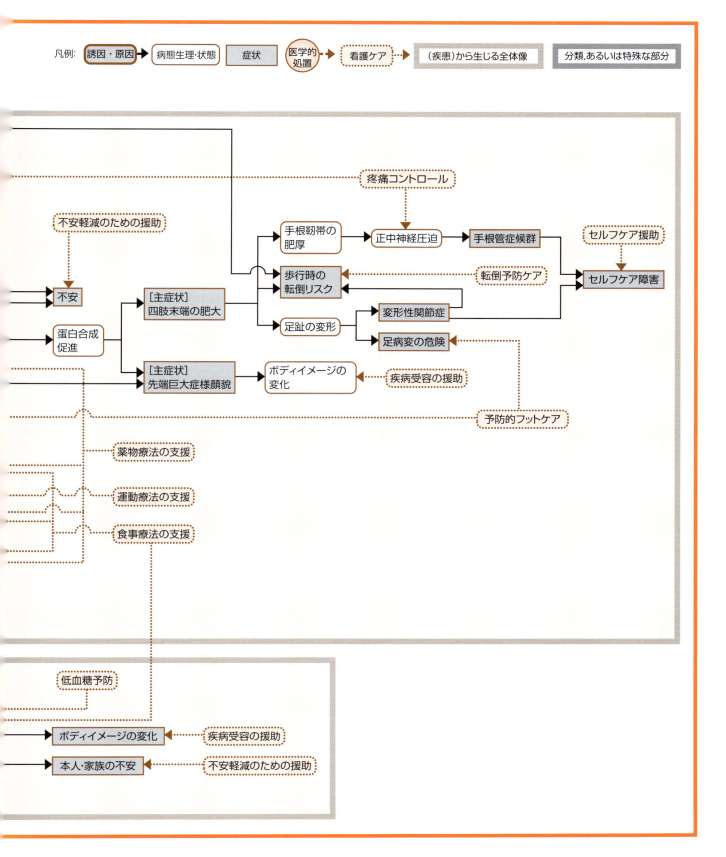

19-C 成人成長ホルモン分泌不全症

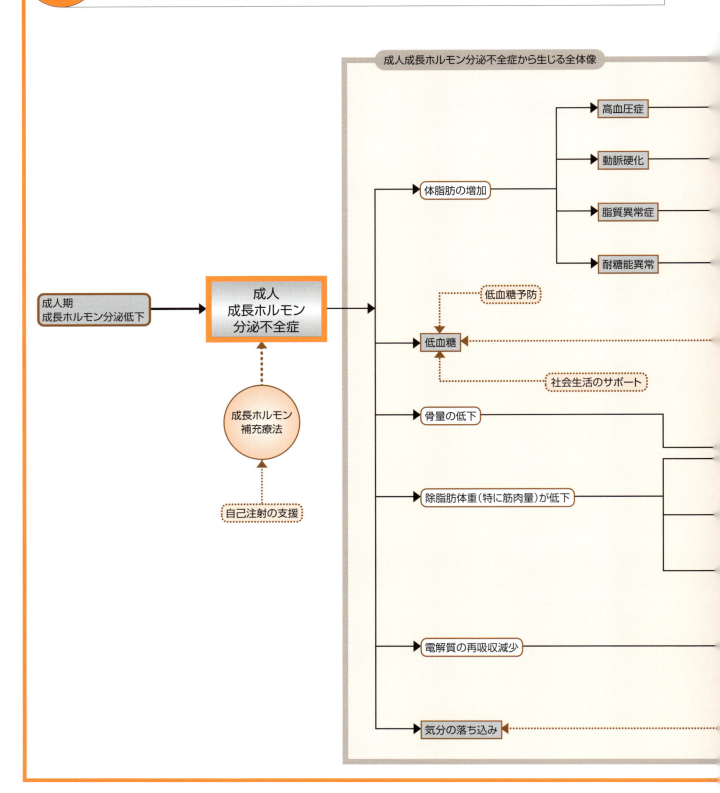

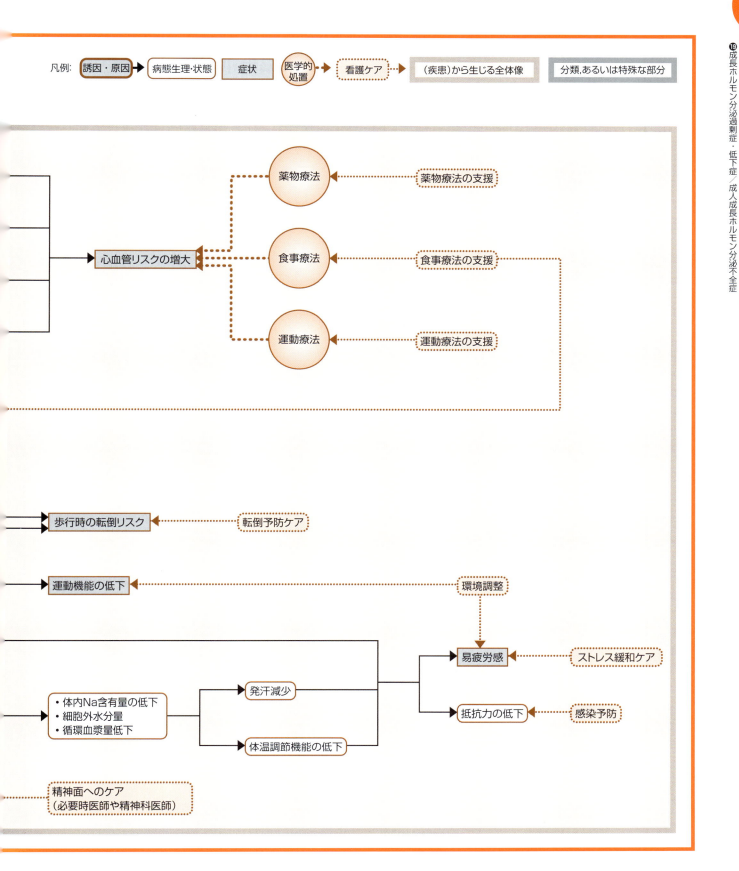

第Ⅰ部 疾患別看護ケア関連図　B　内分泌疾患

19 成長ホルモン分泌過剰症・低下症 / 成人成長ホルモン分泌不全症

A 成長ホルモン分泌過剰症（先端巨大症と下垂体性巨人症）

Ⅰ 成長ホルモン分泌過剰症が生じる病態生理

1．成長ホルモン分泌過剰症の定義

先端巨大症は，成長ホルモン（growth hormone：GH）の過剰分泌が骨端線閉鎖後に発症したもので，手足の指，顔面などの身体末端部が肥大する変化が生じる。また，糖尿病などの代謝異常，心肥大や慢性呼吸不全など全身の合併症を呈する疾患である。さらに悪性腫瘍の発症頻度が高くなり，放置すると生命予後が不良になる慢性疾患である。

下垂体性巨人症とは，GHの過剰分泌が骨端線閉鎖前に発症したもので，高身長を呈する疾患である。

2．成長ホルモン分泌過剰症のメカニズム

GHは視床下部から分泌される成長ホルモン放出ホルモン（growth hormone-releasing hormone：GHRH）とソマトスタチンの2つのホルモンにより調整される［図1］。

GHRHはGH分泌を促進させ，ソマトスタチンはGH分泌を抑制する。ネガティブフィードバック機構により，GHの分泌過剰や低下が生じないように調整される。

GHの作用は，インスリン拮抗作用，蛋白同化作用，肝臓に作用しインスリン様成長因子Ⅰ（insulin-like growth factor：IGF-I）のソマトメジンCを分泌することである。ソマトメジンCは軟骨の成長，骨化の促進がある［図2］。

本症の多くはGH産生下垂体腺腫が原因である。下垂体腺腫がトルコ鞍から上方進展すると，視神経圧迫による視力・視野障害（両耳側半盲）（p194参照），側方進展では動眼神経麻痺を呈する。

3．成長ホルモン分泌過剰症の分類と症状

1）先端巨大症

骨端線閉鎖以前は，骨は縦に成長し高身長を呈するが，骨端線閉鎖以降は骨が縦に伸長できず，末端の骨や軟部組織が肥大する［図3］。

① 主症候
- 手足の容積の増大（四肢末端の肥大）

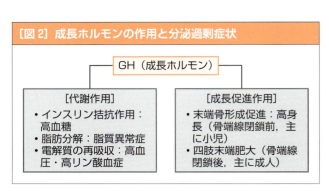

［図1］成長ホルモンとネガティブフィードバック機構

［図2］成長ホルモンの作用と分泌過剰症状

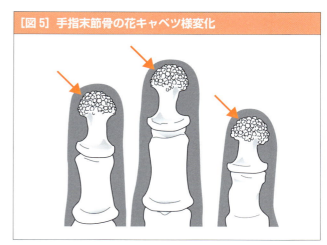

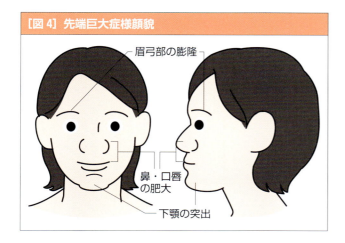

- 先端巨大症様顔貌（眉弓部の膨隆，鼻・口唇の肥大，下顎の突出など）［図4］
- 巨大舌

これらの症状は徐々に進行することが多いので，本人や家族は気づかないことが多く，写真などを振り返ったときに気づくことがある。

② 副症候および参考所見
- 発汗過多
- 頭痛
- 視野障害
- 女性における月経異常
- 睡眠時無呼吸症候群
- 耐糖能異常
  ▶GHがインスリン作用に拮抗するため
- 高血圧
  ▶心肥大やGHのNa貯留作用のため
- 咬合不全

- その他：皮膚の肥厚・色素沈着・皮脂の分泌亢進，体臭の増強，多毛症，低い声，鼻声，脂質異常症の合併も多い。先端巨人症の場合，GHが低下しても外見の変化は元には戻らない

2）下垂体性巨人症

骨端線閉鎖前に成長ホルモンが過剰に分泌されることで骨が縦に伸長する［図3］。

X線検査で手指末節骨を撮影すると，過形成した骨が花キャベツ様に見える［図5］。

① 主症候
- 著明な身長の増加：発育期にあっては身長の増加が著明で，最終身長は男子185 cm以上，女子175 cm以上であるか，そうなると予測されるもの
  ＊2年以上にわたって年間成長速度が標準値の2.0 SD以上。なお両親の身長，時代による平均値も参考とする。
- 先端巨大：発育期には必ずしも顕著ではない。

3）代謝疾患

GHはインスリン拮抗作用を認めるため，インスリン抵抗性による耐糖能異常を示して糖尿病の発症につながる。

4）内臓肥大

内臓に成長ホルモンが働くと，内臓の肥大も生じて心肥大，肝臓の腫大，巨大舌につながる。

4．成長ホルモン分泌過剰症の診断・検査

1）診断[1]
糖尿病の精査過程で末端肥大症が見つかることがあり，疑うことが重要である。

① 先端巨大症の診断
- 診断の基準：確実例はⅠのいずれか，およびⅡを満たすもの［表1][2]。

② 下垂体性巨人症の診断
- 診断の基準：確実例はⅠおよびⅡを満たすもの。ただし，いずれの場合もⅣ（除外規定）を満たす必要がある［表2][2]。

2）検査
成長ホルモンの分泌は睡眠初期に増加し，食事や運動などの刺激によっても変動するため，採血検査は安静時に行う。絶食の必要性があるものも多い。

[表1] 先端巨大症診断の診断の手引き

Ⅰ 主症候[*1]	①手足の容積の増大 ②先端巨大症様顔貌（眉弓部の膨隆，鼻・口唇の肥大，下顎の突出など） ③巨大舌
Ⅱ 検査所見	①成長ホルモン（GH）分泌の過剰 血中GH値がグルコース75g経口投与で正常域まで抑制されない（正常域：血中GH底値1μg/L未満） ②血中IGF-1（ソマトメジンC）の高値 ③MRIまたはCTで下垂体腺腫の所見を認める
Ⅲ 副症候および参考所見	①発汗過多 ②頭痛 ③視野障害 ④女性における月経異常 ⑤睡眠時無呼吸症候群 ⑥耐糖能異常 ⑦高血圧 ⑧咬合不全 ⑨頭蓋骨および手足の単純Ｘ線の異常
診断の基準	確実例：Ⅰのいずれか，およびⅡを満たすもの
（附1）ブドウ糖負荷でGHが正常域に抑制されたり，臨床症候が軽微な場合でも，IGF-Iが高値の症例は，画像検査を行い総合的に診断する。	

（厚生労働科学研究費補助金難治性疾患克服研究事業　間脳下垂体機能障害に関する調査研究班：先端巨大症および下垂体性巨人症の診断と治療の手引き（平成24年度改訂）．http://rhhd.info/pdf/001001a.pdfより一部改変）

[表2] 下垂体性肥大症の診断の手引き

Ⅰ 主症候	①著明な身長の増加 発育期にあっては身長の増加が著明で，最終身長は男子185cm以上，女子175cm以上であるか，そうなると予測されるもの ②先端巨大 発育期には必ずしも顕著ではない。
Ⅱ 検査所見	先端巨大症に同じ。
Ⅲ 副症候	先端巨大症に同じ。
Ⅳ 除外規定	脳性巨人症ほか，他の原因による高身長例を除く。
診断の基準	確実例：ⅠおよびⅡをみたすもの。ただし，いずれの場合もⅣ（除外規定）を満たす必要がある。

（厚生労働科学研究費補助金難治性疾患克服研究事業　間脳下垂体機能障害に関する調査研究班：先端巨大症および下垂体性巨人症の診断と治療の手引き（平成24年度改訂）．http://rhhd.info/pdf/001001a.pdfより一部改変）

① 成長ホルモン（GH）分泌過剰
グルコース75gを経口投与しても血中GH値が正常域まで抑制されない。血中成長ホルモン（GH）の正常域は，底値1μg/L（リコンビナントGHを標準品とするGH測定法）未満である。ただし，糖尿病，肝疾患，腎疾患，青年では血中GH値が正常域まで抑制されないことがある。

また，血中GH値が甲状腺刺激ホルモン放出ホルモン（TRH）やゴナドトロピン放出ホルモン（GnRH）刺激で増加（奇異性上昇）することや，ブロモクリプチンなどのドパミン作動薬で血中GH値が増加しないことがある。腎機能が正常の場合は採取した尿中GH濃度が正常値に比べ高値である。

② 血中IGF-I（ソマトメジンC）の高値
健常者の年齢・性別基準値を参照する。栄養障害，肝・腎疾患，甲状腺機能低下症，コントロール不良の糖尿病などの例では合併すると血中IGF-Iが高値を示さないことがある。

③ CTまたはMRIで下垂体腺腫の所見を認める
明らかな下垂体腺腫所見を認めないことや，ごくまれにGH放出ホルモン（GHRH）産生腫瘍の場合がある。

5．成長ホルモン分泌過剰症の治療

下垂体腫瘍が原因の場合は，腫瘍を除去（あるいは退縮）することで腫瘍による周辺正常組織への圧迫を取り除く。GH分泌過剰に起因する症候を是正し，合併症の

罹患率減少を図る。死亡率を一般人口の平均まで低下させて，腫瘍周辺正常組織の障害を軽減する。

また，分泌障害に陥った下垂体ホルモンに対してホルモン補充療法を行う。

1）手術療法

経蝶形骨洞的下垂体腫瘍摘出術（ハーディ〈Hardy〉手術）が治療の第1選択である。術前のソマトスタチン誘導体のオクトレオチド酢酸塩徐放製剤（サンドスタチン®LAR®）を投与することで，腫瘍縮小が期待される。合併症などで手術の危険性が高い場合は，薬物療法，放射線療法を行う。

2）薬物療法

手術療法後のコントロール不良な場合や手術ができない場合に行う。

- **ソマトスタチン誘導体（オクトレオチド酢酸塩徐放製剤〈サンドスタチン®LAR®〉，ランレオチド酢酸塩〈ソマチュリン®〉）**

GH分泌を抑制する作用がある。以前はソマトスタチン誘導体のオクトレオチド酢酸塩（サンドスタチン®）を1日3回の自己注射として皮下注射していたが，3～5週間と持続時間が長いオクトレオチド酢酸塩（サンドスタチン® LAR®）の発売以降は，導入直後の2週間は入院してサンドスタチン®LAR®を医師・看護師が殿筋内に注射し，退院後はサンドスタチン®LAR®を外来で注射する。サンドスタチン®LAR®の自己注射は現在認められていない。

ソマチュリン®は，皮下注製剤であるがサンドスタチン®LAR®と同様に効果が長期に持続するため，4週間に1回の投与が可能である。

- **GH受容体拮抗薬（ペグビソマント〈ソマバート®〉）**

GHの末梢での作用を阻害する。1日1回ペグビソマント10～30 mgを皮下注射する。

- **ドパミン受容体作動薬（ブロモクリプチンメシル酸塩〈パーロデル®〉）**

ブロモクリプチンメシル酸塩（パーロデル®）を1日当たり2.5～15 mg，2～3回に分けて食直後に経口投与する。

3）放射線療法

薬物療法でもコントロール不良な場合には放射線療法もしくは再手術が考慮される。

放射線療法には定位放射線治療（ガンマナイフ）が選択

[表3] 成長ホルモン分泌過剰症の治療効果の判定

1.	コントロール良好（治癒または寛解）	グルコース75 g経口投与後抑制された血中GH底値が1 μg/L未満，かつIGF-I値が年齢・性別基準範囲内である。臨床的活動性を示す症候（本症に起因すると思われる頭痛）がまったくない。
2.	コントロール不十分	1および3のいずれにも該当しないもの。
3.	コントロール不良	グルコース75 g経口投与後の血中GH底値が2.5 μg/L以上，かつIGF-I値が年齢・性別基準範囲を超える。臨床的活動性を示す症候がある。

（厚生労働科学研究費補助金難治性疾患克服研究事業 間脳下垂体機能障害に関する調査研究班：先端巨大症および下垂体性巨人症の診断と治療の手引き（平成24年度改訂）．http://rhhd.info/pdf/001001a.pdf より）

されることが多い。

4）合併症に対する治療

以下のような合併症を伴うことが多いので，糖尿病，高血圧症，高脂血症，心疾患，変形性関節症，睡眠時無呼吸症候群，悪性腫瘍（特に大腸がん）の早期発見を行い，対症的に治療する。

5）治療効果の判定（治癒基準）[表3][2]と治療指針

- コントロール良好の場合：現在の治療法を続行，または経過を観察する
- コントロール不十分の場合：患者の合併症などを評価して，治療法の変更または追加を考慮する
- コントロール不良の場合：治療法を変更または追加する

II 成長ホルモン分泌過剰症の看護ケアとその根拠

GH分泌過剰症は，症状が多岐にわたり，内臓肥大では心肥大や糖尿病をはじめとする症状の管理や自己管理行動が必要とされる。薬物療法では注射による治療，そして先端巨大症では外観変化もあり，精神的にも身体的にも苦悩が予測される。

患者が安心して治療を続けていけるよう，多角的に患者をとらえてかかわっていくことが重要である。

1. 成長ホルモン分泌過剰症の観察のポイント

　脳下垂体腫瘍が原因であることが多いことから，腫瘍の増大や近傍組織の圧迫による身体症状の発現の観察が必要である。また，内臓肥大に伴う，心肥大や肝臓・腎臓の肥大，高血圧や高血糖など身体面の多角的な観察を要する。

　先端巨大症は適切に治療しないと一般人口に比べて約2〜3倍の死亡率の増加が認められ，約10年の短命である。死因は脳・心血管疾患・大腸がんなど悪性疾患が多い。

　確定診断までに平均7〜8年を要することから，患者の病気と歩む人生は長期に及ぶ。

　疾患の理解や診断後は，この先に予定される治療への不安や不可逆的な容貌への受け止めなどの精神的苦痛が想定されるため，患者の言動も注意深く観察する必要がある。

① バイタルサインズ，検査データ
　血圧，脈拍，血糖値，血清脂質。高血圧，高血糖が生じることから観察が必要である。

② 頭蓋内圧亢進症状
　頭痛，悪心・嘔吐，けいれんなど。腫瘍により下垂体が圧迫されることで生じる。

③ 視力・視野障害
　下垂体腺腫が原因の場合，下垂体腺腫がトルコ鞍から上方進展すると，視神経圧迫による視力・視野障害（両耳側半盲），側方進展では動眼神経麻痺を呈する。そのため，視力・視野障害による事故や負傷の危険性がある。

④ ボディイメージの変化
　患者は自分自身の容貌をどのように捉えているか。

⑤ 疾患の受け止め
　発症による人生の変化，コーピングの状況。

⑥ 治療継続に問題を抱えていないか
　患者を取り巻く環境は絶えず変化する。長期にわたる治療が必要であり，困難がないか絶えず見守り観察する。

2. 成長ホルモン分泌過剰症の看護の目標

❶患者のGH分泌過剰症による症状の苦痛を和らげ，セルフケアを行いながらQOLを維持して生活できるよう援助する

3. 成長ホルモン分泌過剰症の看護ケア

1）生活環境の調整
　温度，湿度，騒音，精神的負担感などストレスの増大がホルモン分泌の乱れや高血圧につながらないよう環境調整を行う。

　四肢末端の肥大や知覚異常により転倒の危険もあるため，患者の周辺環境の整備を行う。

2）清潔の援助
　発汗過多により皮膚の清潔が保ちにくいため，保清への援助が必要である。

3）休息・睡眠の援助
　ストレスの増大につながらないよう，十分休息がとれるように調整する。

4）糖尿病患者へのケア（❶「糖尿病」参照）
　食事，運動療法の指導，降圧薬や経口血糖降下薬，インスリン治療を必要とする患者には指導を行う。

5）視力障害をもつ患者へのケア
- 転倒・転落，外傷の予防：院内の環境整備や患者への予防行動の指導を行う
- 栄養：視力障害を伴う場合は，安全に摂取できるように介入する
- 運動：視力障害を伴う場合は，安全に活動できるように介入する

6）薬物療法の看護
　GH分泌過剰症は慢性疾患であり，生涯にわたり薬物療法が必要となる。

　内服や注射の継続や，その他，代謝疾患の治療に必要な薬物もあり自己管理が重要である。そのためにも患者だけでなく家族など身近な人も疾患を正しく理解し，疾患を受け止めて患者が安心して生活できるように支援していく。

7）ボディイメージの変化への援助
　先端巨大症の外観変化は非可逆的である。患者が自分の外観を自己であると受け止めて，ボディイメージを再構築していけるように支援する。それは人により長い年月がかかる場合もあれば，一生受け入れない人もいるかもしれない。しかし，患者の思いに寄り添い，患者の

ペースで病気と付き合っていけるように支援を継続していく。

B 成長ホルモン分泌低下症（成長ホルモン分泌不全性低身長症）

I 成長ホルモン分泌低下症が生じる病態生理

1. 成長ホルモン分泌低下症の定義

小児期からGH分泌低下が起こり成長が障害される疾患をいう。

2. 成長ホルモン分泌低下症のメカニズム

1）特発性

周産期異常（骨盤位分娩，吸引分娩，出生時仮死など）が原因のことがある。下垂体が障害されて萎縮し，GHの分泌が低下する。

2）器質性

下垂体や近傍の脳腫瘍（頭蓋咽頭腫，胚細胞腫）が原因であることが多い。脳腫瘍が原因の場合は，GHだけでなく，他の下垂体ホルモンの分泌低下も起こることがある。

小児では下垂体腺腫は少なく，下垂体低形成が多い。

3）その他

頭部の外傷，クモ膜下出血，髄膜炎，頭部の放射線治療などが原因となることがある。

3. 成長ホルモン分泌低下症の分類と症状

1）病型分類

成長ホルモン分泌不全性低身長症は，分泌不全の程度により［表4］[3]のように分類する。

2）症状

① 低身長

身体のつり合いはとれていて，身長が標準身長の−2.0 SD以下，あるいは身長が正常範囲［図6］でも，成長速度が2年以上にわたって標準値の−1.5以下（［図6］の成長曲線参照）をいう。

② 骨年齢遅延

骨年齢とは骨の成熟度を表したもの。骨年齢は暦年齢の80％以下といわれている。

③ 幼児では低血糖症状

低身長を認めない場合でも，成長ホルモン分泌不全が原因と考えられる低血糖が生じることがある。

④ その他

黄体化ホルモン（luteinizing hormone：LH），卵胞刺激ホルモン（follicle-stimulating hormone：FSH）分泌不全が合併すると二次性徴が障害されるため，男性では声の高調，小陰茎，幼児様体型に，女性では原発性無月経，乳房・内外性器の発育障害を認める。GH単独欠損の場合は遅延はあるが二次性徴はあらわれる。

4. 成長ホルモン分泌低下症の診断・検査

1）判定基準

［表4］参照。

- 成長ホルモン分泌不全性低身長症

身長が標準身長の−2.0 SD以下，あるいは身長が正常範囲でも2年以上にわたって標準値の−1.5 SD以下（成長曲線）であり，かつ2種類以上の分泌刺激試験で検査所見を満たすもの。

または，乳幼児で低身長を認めない場合でも成長ホルモンの分泌不全が原因と考えられる低血糖がある場合，あるいは身長が標準身長の−2.0 SD以下，あるいは身長が正常範囲でも2年以上にわたって標準値の−1.5 SD以下（成長曲線）で，かつ頭蓋内器質性疾患や他の下垂体ホルモン分泌不全があり，1種類以上の分泌刺激試験で検査所見を満たすもの。

[表 4] 成長ホルモン分泌不全性低身長症の病型分類

重症成長ホルモン分泌不全性低身長症	\①主症候がⅠの(1)を満たし，かつⅡの2種以上の分泌刺激試験におけるGH頂値がすべて3 ng/mL以下（GHRP-2負荷試験では10 ng/mL以下）のもの ②主症候がⅠの(2)または，Ⅰの1と(3)を満たし，かつⅡの1種類の分泌刺激試験におけるGH頂値が3 ng/mL以下（GHRP-2負荷試験では10 ng/mL以下）のもの	
	Ⅰ 主症候	(1) 成長障害があること：身体のつり合いはとれていて，身長が標準身長の−2.0 SD以下，あるいは身長が正常範囲でも，成長速度が2年以上にわたって標準値の−1.5以下（図6の成長曲線参照） (2) 乳幼児で，低身長を認めない場合であっても，成長ホルモン分泌不全が原因と考えられる症候性低血糖がある場合 (3) 頭蓋内器質性疾患や他の下垂体ホルモン分泌不全があるとき
	Ⅱ 検査所見	成長ホルモン（GH）分泌刺激試験として，インスリン負荷，アルギニン負荷，L-DOPA負荷，クロニジン負荷，グルカゴン負荷，またはGHRP-2負荷試験を行い，下記の値が得られること：インスリン負荷，アルギニン負荷，L-DOPA負荷，クロニジン負荷，またはグルカゴン負荷試験において，原則として負荷前および負荷後120分間（グルカゴン負荷では180分間）にわたり，30分ごとに測定した血清（漿）中GH濃度の頂値が6 ng/mL以下であること。GHRP-2負荷試験で，負荷前および負荷後60分にわたり，15分ごとに測定した血清（血漿）GH頂値が16 ng/mL以下であること。
	Ⅲ 参考所見	(1) あきらかな周産期障害がある (2) 24時間あるいは夜間入眠後3〜4時間にわたって20分ごとに測定した血清（血漿）GH濃度の平均値が正常値に比べ低値である。または，腎機能が正常の場合で，2〜3日間測定した24時間尿または夜間入眠から翌朝起床までの尿中GH濃度が正常値に比べ低値である (3) 血清（漿）IGF-Ⅰ値や血清IGFBP-3値が正常値に比べ低値である (4) 骨年齢が暦年齢の80％以下である
中等症成長ホルモン分泌不全性低身長症	「重症成長ホルモン分泌不全性低身長症」を除く成長ホルモン分泌不全性低身長症のうち，すべてのGH頂値が6 ng/mL以下（GHRP-2負荷試験では16 ng/mL以下）のもの。	
軽症成長ホルモン分泌不全性低身長症	成長ホルモン分泌不全性低身長症のうち，「重症成長ホルモン分泌不全性低身長症」と「中等症成長ホルモン分泌不全性低身長症」を除いたもの。	

（厚生労働科学研究費補助金難治性疾患克服研究事業　間脳下垂体機能障害に関する調査研究班：成長ホルモン分泌不全性低身長症の診断の手引き（平成24年度改訂）．http://rhhd.info/pdf/001009a.pdf より作成）

[図 6] 成長曲線

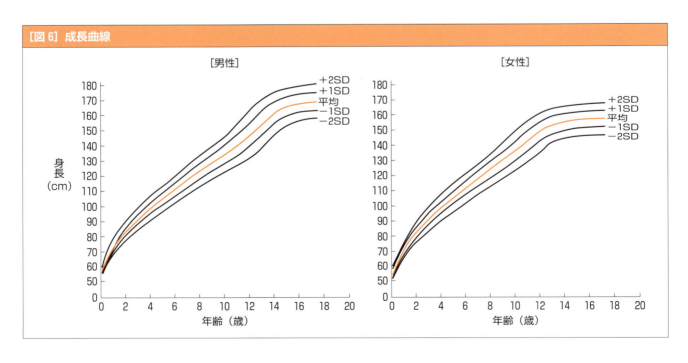

5．成長ホルモン分泌低下症の治療[4]

1）成長ホルモン療法の方針

身長の増加を促進して身長を正常化することが目標である。GHだけでなく，欠乏している他のホルモンがあれば補償療法を行う場合もある。低身長や思春期遅発が心理面に及ぼす影響に対してもケアが必要である。治療早期に正常身長に達するような治療が理想的である。

- 成長ホルモン補充療法

成長ホルモン補充療法は，早期治療が推奨されている。毎日注射を行うため，患者や保護者による自己注射が必要である。通常，患児が自分の低身長を意識できる5～6歳頃に自己注射を開始する。

1～3歳頃から低身長の程度があまり進行しないものは5～6歳まで経過をみて精査を行う。

しかし，低血糖などの合併症がみられる場合は，放置すると低身長の程度が重症化して，遅れて治療を開始しても追いつかないことが多いので，1歳頃から治療を開始することもある。

2）投与量，投与法，投与ルート

投与量は，0.175mg/kg/週を標準治療量とする。1週当たりの投与量が同じであっても，毎日投与するほうが効果的であり，1週の用量を週6～7回の皮下注射により分割投与する。患者または保護者に自己注射の方法を教育する。投与量は，患者の体重に合わせて0.1～0.2mgずつ増量していく。半年ごとに投与量を検討するのがよいとされる。

3）注射の実際

薬剤の保存は，家庭用の冷蔵庫（4～6℃）で行う。溶解後も冷蔵庫保存し，1週間以内に使用する。溶解後冷凍すると，その効力は減弱することが知られている。皮下注射の部位は，殿部・大腿部・肩甲部・腹壁が可能。同一部位に注射を続けると，脂肪萎縮や脂肪肥大が生じて，吸収が安定しないことがあるため，注射部位は毎日変えるように伝える。

注射時間は，夜寝る前が実際的で，また血中濃度や代謝に与える影響もより生理的である。風邪などで熱があるときは，効果が低下すると考えられるので，注射を休ませてもよい。また，2～3日の旅行（修学旅行など）などのときも，厳格に注射を指示するよりも休ませたほうが，精神的な面も含めてよいと考えられている。

4）有害事象

わが国で報告されている有害事象の多くは，軽度の肝機能障害や顕微鏡的微少血尿などである。ほとんどの場合，治療の中断は必要がない。他の有害事象として，一過性の頭痛や発疹が治療初期にみられることがある。その他治療経過中に，ペルテス病，大腿骨頭すべり症などが発症したという報告がある。

5）治療経過

副作用の早期発見のために，3～6カ月ごとに血液検査，一般生化学検査，甲状腺機能，尿検査を実施する。診察時は，身長，体重，思春期の有無を必ず調べる。女子は乳房が盛り上がってきたとき，男子は睾丸の容量が4mLになったときを，思春期の開始時とする。

骨年齢を，前思春期には1年に1回，思春期には半年に1回測定する。日本人標準のTW2法により読影すると，思春期開始以降の骨年齢相当の身長SDスコアは，最終身長SDスコアと少ない誤差で一致するので，治療効果の予測に役立つ。

6）成長ホルモン分泌不全症（GHD）における他のホルモンの補充療法

他の下垂体ホルモンの分泌不全がある場合は，原則的にこれを補償する。

❶甲状腺ホルモン（TSH）欠損を伴っているとき，または血中遊離T_4が基準値以下のときは，GH治療開始とともに甲状腺ホルモンの投与を行う（チラーヂンS® 50～100μg/日）。経過中に血中遊離T_4濃度が低下して，成長率が落ちてきたときも，甲状腺ホルモンを投与して，血中遊離T_4が基準値範囲に保つ。

❷副腎皮質刺激ホルモン（ACTH）の分泌不全を伴う場合にヒドロコルチゾンの投与を行うが，GHの作用を抑制するため，必要最低限の投与にとどめる（分泌不全の程度により，ストレス時に頓用から5～10mg/日）。ストレス時の投与量の増量などの対応策を十分に説明しておく必要がある。

❸抗利尿ホルモン
DDAVPの点鼻を行う。

❹ゴナドトロピン分泌不全症を伴う場合は，性腺補充療法が行われる

Ⅱ 成長ホルモン分泌低下症の看護ケアとその根拠

　GH分泌低下症は対象が小児である場合も多く，患者はもちろんのこと，親や家族への教育を含めたかかわりも必要となる。安心して治療を継続できるように不安や心配事が話せる環境を提供し，安全に自宅でも治療が行えるように継続したかかわりが大切である。

1．成長ホルモン分泌低下症の観察のポイント

❶患者，家族（特に両親）の疾患の理解や受け止め状況
❷治療継続に問題を抱えていないか
❸バイタルサイン（体温，脈拍）
❹GH欠乏症状：低血糖症状，低身長，永久歯の発達，活動の低下
❺検査データ：GH，血糖（GLU）
❻ホルモン補充療法の実施状況

2．成長ホルモン分泌低下症の看護の目標

❶患者がホルモン補充療法を継続し，感染やストレスを回避してQOLを維持しながら生活できるよう援助する

3．成長ホルモン分泌低下症の看護ケア

1）感染予防

　抵抗力が弱く感染やストレスにより病状が悪化することがあるため，患者への教育や，小児では保護者への指導，学校との連携を行う。

2）環境調整

　抵抗力が弱くストレスを増大させないように，休息時は十分体が休まるように温度や湿度，照明，騒音など調整する。

3）低血糖の予防

　GH分泌低下症ではしばしば低血糖を生じる。食事摂取量の観察を行い，低血糖症状（❶「糖尿病」参照）の出現時は補食を行って，対応方法を患者や家族に伝える。

4）自己注射の指導

　GH補充療法が安全に安心して自宅でも実施できるように家族を含めて教育を行う。成長とともに保護者による注射から自己注射に移行できるように支援する。
　ヒト成長ホルモン（遺伝子組換え）製剤ではノルディトロピン®，ヒューマトロープ®などがある。いずれもペン型注射器による注射が可能である。注射の準備，注射方法，片づけ，保管方法を使い方説明書をもとに指導する。

5）社会生活のサポート

　自己注射のある生活，低血糖の危険性など，日常生活を営むにあたり，親や本人の心配事に対応する。他の子どもと同じように行事に参加できることを伝え，低血糖の対処や修学旅行中の注射については主治医と相談して，調整する。

6）不安への対応

　親は自分の子の成長が，他の子どもと比べて遅いことに不安になることがある。また，自己注射への不安や子の将来への不安など，さまざまな思いを体験されている。いつでも相談できることを伝えて，日頃から関係を築き信頼関係の構築に努める。

C 成人成長ホルモン分泌不全症，その他

成人成長ホルモン分泌不全症（adult growth hormone deficiency：AGHD）は「小児慢性特定疾患」の1つであり，小児慢性特定疾患治療事業の助成がある。

I 成人成長ホルモン分泌不全症が生じる病態生理

1．成人成長ホルモン分泌不全症の定義

成人における成長ホルモン（GH）の分泌不全によって，種々の自覚症状に加え，体脂肪の増加や除脂肪体重の減少など体組成異常ならびに脂質異常症などの代謝障害を特徴とする疾患である。

2．成人成長ホルモン分泌不全症のメカニズム

成人成長ホルモン分泌不全の主な原因には，小児期発症のもの，成人期発症のものがある。ともに症候性が主な原因であることが多い［表5］[1]。

[表5] 成人成長ホルモン分泌不全の主な原因

小児期発症のもの	特発性（原因がわからないもの）	・周産期異常など
	症候性	・脳腫瘍（頭蓋咽頭腫，胚細胞腫，神経芽膠腫など） ・視床下部・下垂体領域の手術後や放射線治療後 ・empty sella症候群 ・外傷 ・その他
	先天性	・遺伝子異常
成人期発症のもの	症候性	・脳腫瘍（下垂体腺腫，頭蓋咽頭腫など） ・視床下部，下垂体領域の手術後や放射線治療後 ・シーハン（Sheehan）症候群 ・事故・外傷 ・その他（自己免疫性下垂体炎など）
	特発性	

（金本巨哲：成人成長ホルモン分泌不全症．中尾一和編集主幹，最新内分泌代謝学．p121，診断と治療社，2013より）

3．成人成長ホルモン分泌不全症の分類と症状[6]

病型の分類には，重症成人成長ホルモン分泌不全症，中等度成人成長ホルモン分泌不全症がある。患者が自覚する症状として，易疲労感，スタミナ低下，集中力低下，気力低下，うつ状態，性欲低下などがある。その他の主症候は［表6][5]を参照。

4．成人成長ホルモン分泌不全症の検査と治療

1）検査
①GH分泌刺激試験

GHの分泌を刺激する試験を使い，分泌不全の程度を調べる。AGHDの診断に使用される。

2）治療の基本

成長ホルモン以外にも欠乏しているホルモンの補充療法を行う。

- 治療の目的

GH分泌不全によると考えられる易疲労感，スタミナ低下，集中力低下などの自覚症状を緩和し，QOLを改善する。体脂肪量の増加，除脂肪体重の減少などの体組成異常，血中脂質高値などの代謝障害を是正する。

- 治療の適応

成人成長ホルモン分泌不全症と診断された患者のうち重症成人成長ホルモン分泌不全症の診断基準を満たした患者が当面の対象である。一般的に成長ホルモン治療は，糖尿病患者，悪性腫瘍のある患者や妊婦または妊娠している可能性のある女性は禁忌とされる。

3）成長ホルモン治療の実際

成長ホルモンの皮下注射は毎日就寝前に行う。投与量は少量（3μg/kg体重/日）から開始され，臨床症状や血中IGF-1値を参考に4週間単位で増量される。高齢者は，より少量から開始され，注意深く用量が調整される。上限量は1mg/日である。

有害事象として成長ホルモンの体液貯留作用に関連する手足の浮腫，手根管症候群，関節痛，筋肉痛などが治

[表6] 成人成長ホルモン分泌不全症の診断の手引き

I 主症候および既往歴		1. 小児期発症では成長障害を伴う 2. 易疲労感，スタミナ低下，集中力低下，気力低下，うつ状態，性欲低下などの自覚症状を伴うことがある 3. 身体所見として皮膚の乾燥と菲薄化，体毛の柔軟化，体脂肪（内臓脂肪）の増加，ウェスト/ヒップ比の増加，除脂肪体重の低下，骨量の低下，筋力低下などがある 4. 頭蓋内器質性疾患の合併ないし既往歴，治療歴または周産期異常の既往がある
II 検査所見		1. 成長ホルモン（GH）分泌刺激試験として，インスリン負荷，アルギニン負荷，グルカゴン負荷，またはGHRP-2負荷試験を行い，下記の値が得られること：インスリン負荷，アルギニン負荷またはグルカゴン負荷試験において，負荷前および負荷後120分間（グルカゴン負荷では180分間）にわたり，30分ごとに測定した血清（血漿）GHの頂値が3 ng/mL以下である．GHRP-2負荷試験で，負荷前および負荷後60分にわたり，15分ごとに測定した血清（血漿）GH頂値が9 ng/mL以下であるとき，インスリン負荷におけるGH頂値1.8 ng/mL以下に相当する低GH分泌反応であるとみなす 2. GHを含めて複数の下垂体ホルモンの分泌低下がある
III 参考所見		1. 血清（漿）IGF-I値が年齢および性を考慮した基準値に比べ低値である
[判定基準]	成人成長ホルモン分泌不全症	1. Iの1あるいはIの2と3を満たし，かつIIの1で2種類以上のGH分泌刺激試験において基準を満たすもの 2. Iの4とIIの2を満たし，IIの1で1種類のGH分泌刺激試験において基準を満たすもの．GHRP-2負荷試験の成績は，重症型の成人GH分泌不全症の判定に用いられる
	成人成長ホルモン分泌不全症の疑い	1. Iの1項目以上を満たし，かつIIIの1を満たすもの
[病型分類]	重症成人成長ホルモン分泌不全症	1. Iの1あるいはIの2と3を満たし，かつIIの1で2種類以上のGH分泌刺激試験における血清（血漿）GHの頂値がすべて1.8 ng/mL以下（GHRP-2負荷試験では9 ng/mL以下）のもの 2. Iの4とIIの2を満たし，IIの1で1種類のGH分泌刺激試験における血清（血漿）GHの頂値が1.8 ng/mL以下（GHRP-2負荷試験では9 ng/mL以下）のもの
	中等度成人成長ホルモン分泌不全症	3. 成人GH分泌不全症の判定基準に適合するもので，重症成人GH分泌不全症以外のもの

（厚生労働科学研究費補助金難治性疾患克服研究事業 間脳下垂体機能障害に関する調査研究班：成人成長ホルモン分泌不全症の診断と治療の手引き（平成24年度改訂）．http://rhhd.info/pdf/001010a.pdf より）

療開始時にみられるが，その多くが治療継続中に消失する．治療経過中，定期的に血中IGF-1値を測定し，年齢・性別基準範囲内であることを確認する*．体組成の改善，代謝障害の是正，QOLの改善など成長ホルモン補充療法の臨床効果を評価する．

＊：血中IGF-1の測定は成長ホルモン投与開始後24週目までは4週間に1回，それ以降は12〜24週間に1回を目安とする

4）他のホルモンとの相互作用

成長ホルモン補充療法の開始は他のホルモンとの相互作用があるため注意する．

① 甲状腺ホルモン

成長ホルモン投与により中枢性甲状腺機能低下症が顕在化し，T_4補充量の増加がみられることがある．

② 副腎皮質ホルモン

副腎皮質ステロイド投与量に増加がみられることがある．

③ エストロゲン

経口エストロゲン製剤は肝でのIGF-I産生を抑制するため，貼付型エストロゲン製剤に比べて同一効果を得るのに高用量の成長ホルモンが必要である．

④ テストステロン

成長ホルモンがテストステロンの作用を強めて，特に治療初期に体液貯留作用が増強することがある．

II 成人成長ホルモン分泌不全症の看護ケアとその根拠

成人成長ホルモン分泌不全症の患者は，小児期に発症している場合もあれば成人で発症する場合もある．いずれも自覚症状として，易疲労感や気力の低下を感じていることが多く，日常生活に影響が及び，社会的，心理的にも問題を抱えていることがある．

患者の疲れを助長しないよう配慮しながら，患者に応

じた疾患や治療の理解状況を踏まえて，セルフケアが行えるようかかわる必要がある。

1．観察のポイント

❶患者の疾患の理解や受け止め状況
❷既往歴，治療の経過
❸治療継続に問題を抱えていないか
❹バイタルサイン（体温，脈拍），食欲，排泄状況
❺GH 欠乏症状：活動の低下，易疲労感，低血糖症状，イライラ感
❻症状による日常生活への影響はないか
❼検査データ：GH，GLU，電解質，血清脂質，身長，体重，BMI，筋肉量
❽ホルモン補充療法の実施状況

2．看護の目標

❶患者がホルモン補充療法を継続して症状が緩和でき，QOL を維持しながら社会生活ができるように支援する

3．看護ケア

1）感染予防

抵抗力が弱く感染やストレスにより病状が悪化することがあるため，患者教育を行う。

2）環境調整

抵抗力が弱くストレスを増大させないように，休息時は十分体が休まるように温度や湿度，照明，騒音など調整する。

3）自己注射の指導

成長ホルモン補充療法が安全に安心して自宅でも実施できるように支援する。

- ヒト成長ホルモン（遺伝子組換え）製剤（ノルディトロピン®，ヒューマトロープ®）：いずれもペン型注射器による注射が可能である。注射の準備，注射方法，片づけ，保管方法を使い方説明書をもとに指導する。

4）社会生活のサポート

患者が社会で担う役割が遂行できるか，患者が抱える問題をアセスメントする。

患者が社会生活を続けていける治療を提供できるように医師や医療チームの調整役となる。

易疲労感やイライラ感に加え，自己注射や他の脂質異常症などの治療も行うため，これまでとまったく同じ生活を続けることは難しい。しかし，患者が慢性疾患である成人成長ホルモン分泌不全症と付き合っていけるように，いつでも相談できることを伝えて，日頃から関係を築き信頼関係の構築に努める。

（村内千代）

《引用文献》
1）金本巨哲：成人成長ホルモン分泌不全症．中尾一和編集主幹，最新内分泌代謝学，pp121-124，診断と治療社，2013．
2）厚生労働科学研究費補助金難治性疾患克服研究事業 間脳下垂体機能障害に関する調査研究班：先端巨大症および下垂体性巨人症の診断と治療の手引き（平成24年度改訂）．2012．
3）厚生労働科学研究費補助金難治性疾患克服研究事業 間脳下垂体機能障害に関する調査研究班：成長ホルモン分泌不全性低身長症の診断の手引き（平成24年度改訂）．
4）厚生労働科学研究費補助金難治性疾患克服研究事業 間脳下垂体機能障害に関する調査研究班：GH分泌不全性低身長症（GHD）の治療の手引き．平成14年度 総括・分担研究報告書，pp140-141，2003．
5）間脳下垂体機能障害に関する調査研究班：成人成長ホルモン分泌不全症の診断と治療の手引き（平成24年度改訂）．平成24年度 総括・分担研究報告書，2013．

《参考文献》
1）吉岡成人・他著：系統看護学講座 専門分野Ⅱ 成人看護学6 内分泌・代謝，第13版．医学書院，2011．

20 抗利尿ホルモン不適合分泌症候群 (SIADH)

第Ⅰ部 疾患別看護ケア関連図　B　内分泌疾患

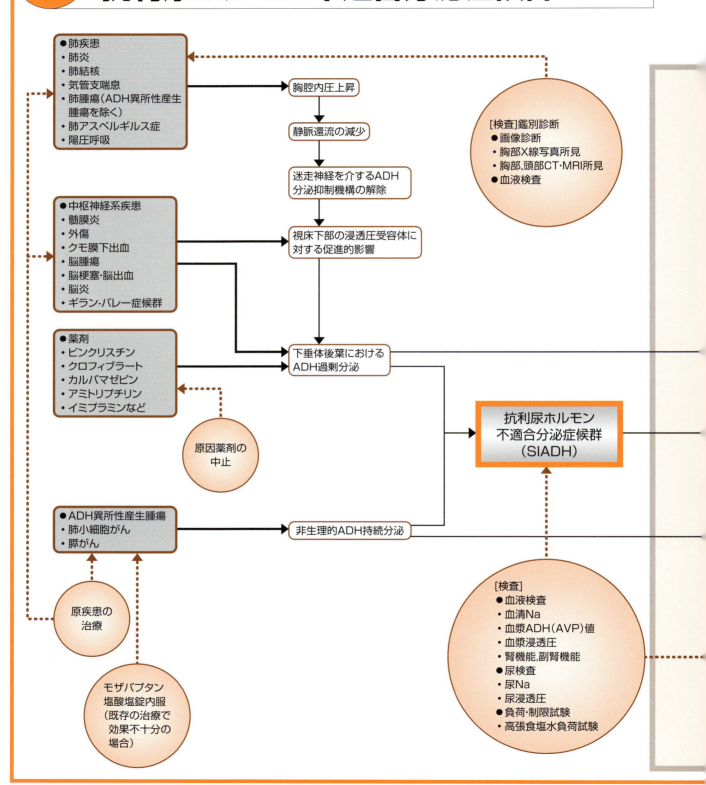

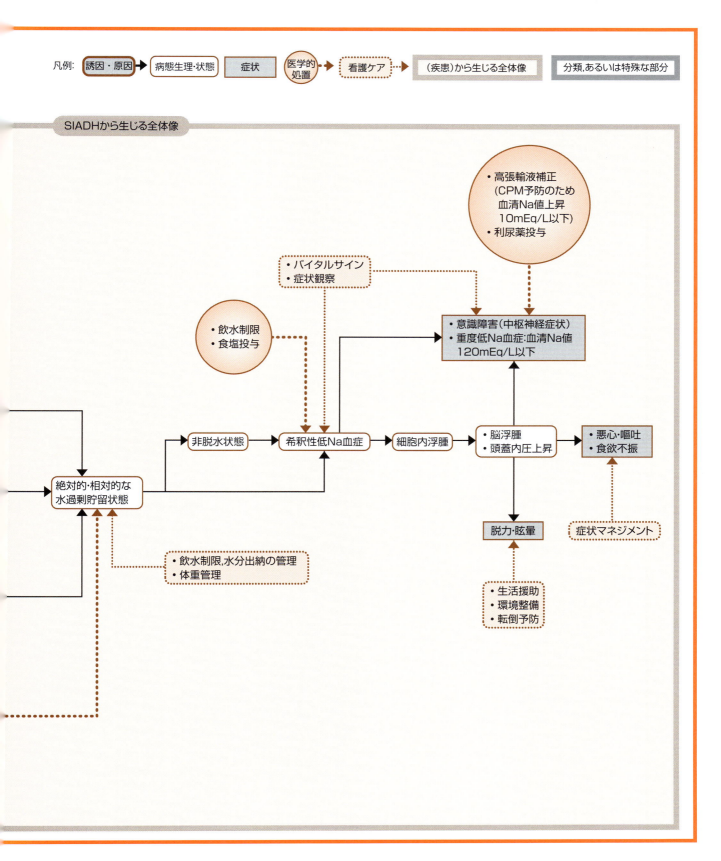

20 抗利尿ホルモン不適合分泌症候群（SIADH）

I SIADHが生じる病態生理

1. SIADHの定義

抗利尿ホルモン不適合分泌症候群（syndrome of inappropriate secretion of ADH：SIADH）は、抗利尿ホルモン（ADH：antidiuretic hormone、バゾプレシン〈arginine vasopressin：AVP〉ともよばれる）が血漿浸透圧に対して絶対的あるいは相対的に過剰に分泌されるために起こる水過剰貯留状態をいう。

2. SIADHが生じるメカニズム

1）病因

SIADHの病因［表1］[1]は、中枢神経系疾患、肺疾患、ADH異所性産生腫瘍、薬剤、その他の5つに分類される。

① 中枢神経系疾患

ADHを産生する視床下部の神経細胞は、前視床下部の浸透圧受容体からは促進的な支配、脳幹部からは主に抑制的な支配を受けており、髄膜炎、外傷、クモ膜下出血、脳腫瘍、ギラン-バレー（Guillain-Barré）症候群、脳炎などの多彩な中枢神経疾患により促進的な経路の刺激、抑制的な経路の障害によりSIADHが引き起こされる。

② 肺疾患

肺炎、肺がん（ADH異所性産生腫瘍を除く）、肺結核、肺アスペルギルス症、肺腫瘍、気管支喘息、陽圧呼吸など、炭酸水素ナトリウム蓄積、低酸素、胸腔内圧の上昇による静脈還流の減少がSIADHの誘因となる。

③ ADH異所性産生腫瘍

肺小細胞がん、膵がんは生理的制御を受けず持続的にADHを分泌することがある。

④ 薬剤

多数の薬剤が、❶下垂体後葉からADH分泌を促進させるニコチン、抗悪性腫瘍薬のビンクリスチン硫酸塩、カルバマゼピン、三環系抗うつ薬のアミトリプチリン塩酸塩、イミプラミン塩酸塩、❷腎バゾプレシンV_2受容体を直接活性化するADH製剤、オキシトシン、非ステロイド性抗炎症薬（NSAIDs）、❸ADHの作用を増強する高脂血症治療薬のクロフィブラート、血糖降下薬のクロルプロパミドなどのメカニズムにより低ナトリウム（Na）血症やSIADHの原因となりやすい。

⑤ その他

後天性免疫不全症候群（acquired immune deficiency syndrome：AIDS）患者の30〜38％において、脱水、副腎不全、ニューモシスチス肺炎、治療薬剤などが誘因で低Na血症が起こり、そのうち12〜68％がSIADHの診断基準を満たす。

高齢者では特にSIADHの頻度が高く、その60％でSIADHの原因が見つからないとされる。

2）発生機序[2]

SIADHの発生機序は前述した病因によるADH過剰

[表1] SIADHの原因

1. 中枢神経系疾患	・髄膜炎 ・外傷 ・クモ膜下出血 ・脳腫瘍 ・脳梗塞・脳出血 ・ギラン-バレー症候群 ・脳炎
2. 肺疾患	・肺炎 ・肺腫瘍（異所性AVP産生腫瘍を除く） ・肺結核 ・肺アスペルギルス症 ・気管支喘息 ・陽圧呼吸
3. ADH異所性産生腫瘍	・肺小細胞がん ・膵がん
4. 薬剤	・ビンクリスチン硫酸塩 ・クロフィブラート ・カルバマゼピン ・アミトリプチリン塩酸塩 ・イミプラミン塩酸塩

（厚生労働化学研究費補助金難治性疾患克服研究事業　間脳下垂体機能障害に関する調査研究班：バゾプレシン分泌過剰症（SIADH）の診断と治療の手引き（平成22年度改訂）、平成22年度 総括・分担研究報告書．2011より一部改変）

放出にある。

3）症状

希釈性低ナトリウム（Na）血症による倦怠感，食欲低下，意識障害などの特異的な症状を呈すること，脱水の所見を認めないことを主症候とする。

3．SIADHの診断

1）診断[2]

SIADHの診断の手引き［表2］[1]では，脱水所見を認めない低Na血症の症状を主症候とするのに加え，低Na血症（血清Na濃度は135 mEq/L以下），血漿ADH値，低浸透圧血症（血漿浸透圧280 mOsm/kg以下），高張尿（尿浸透圧300 mOsm/kg以上），Na利尿の持続（尿中Na濃度20 mEq/L以上），腎機能正常，副腎皮質機能正常という検査所見を満たすことが重要なポイントである。

鑑別診断としては，心不全，肝硬変の腹水貯留時，ネフローゼ症候群などによる細胞外液量の過剰な状況や腎性ナトリウム喪失，下痢，嘔吐といった漏出が著明なことによる低Na血症は除外される。

SIADHの診断は，基本的に除外診断によって行われる［表2］[1]。低Na血症の成因を［表3］に示す。

2）検査所見

- 血液検査：血清Na値，AVP値，血漿浸透圧，腎機能，副腎機能
- 尿検査：尿中Na値，尿浸透圧
- SIADHの原因となる各種疾患に対する検査（肺疾患や中枢神経疾患鑑別のための画像診断など）
- 負荷・制限試験
  - 高張食塩水負荷試験：Na欠乏による低Na血症では，低Na血症の改善
    ▶通常では，血漿浸透圧が約280 mOsm/kg以下ではADHは分泌されず，280 mOsm/kg以上では血漿浸透圧の上昇に伴って，ADH分泌量は上昇する。SIADHでは，血漿浸透圧が280 mOsm/kg以下でもADHは分泌される。その反対に中枢性尿崩症では血漿浸透圧が280 mOsm/kg以上でもADHは分泌量が増加しない。
  - 水制限試験：脱水・虚脱なく，低Na血症が改善
  - 酢酸フルドロコルチゾン負荷試験：レニン-アルドステロン系機能低下，腎のアルドステロン反応性低下による低Na血症では，酢酸フルドロコルチゾン負荷によって低Na血症が改善

[表2] SIADHの診断の手引き

Ⅰ．主徴候	①脱水の所見を認めない ②倦怠感，食欲低下，意識障害などの低ナトリウム血症の症状を呈することがある
Ⅱ．検査所見	①低Na血症：血清Na濃度は135 mEq/Lを下回る ②血漿バゾプレシン（AVP）値：血清Naが135 mEq/L未満で，AVP値が測定感度以上である ③低浸透圧血症：血漿浸透圧は280 mOsm/kgを下回る ④高張尿：尿浸透圧は300 mOsm/kgを上回る ⑤Na利尿の持続：尿中Na濃度は20 mEq/L以上である ⑥腎機能正常：血清クレアチニンは1.2 mg/dL以下である ⑦副腎皮質機能正常：早朝空腹時の血清コルチゾールは6 μg/dL以上である
Ⅲ．参考所見	①原疾患［表1］の診断が確定していることが診断上の参考となる ②血漿レニン活性は5 ng/mL/時以下であることが多い ③血清尿酸値は5 mg/dL以下であることが多い ④水分摂取を制限すると，脱水が進行することなく低Na血症が改善する

［診断基準］
　確実例：Ⅰの①およびⅡの①～⑦を満たすもの。
［鑑別診断］
　SIADHでは，低Na血症をきたす次のものを除外する。
　①細胞外液量の過剰な低Na血症：心不全，肝硬変の腹水貯留時，ネフローゼ症候群
　②ナトリウム漏出が著明な低Na血症：腎性Na喪失，下痢，嘔吐

（厚生労働化学研究費補助金難治性疾患克服研究事業 間脳下垂体機能障害に関する調査研究班：バゾプレシン分泌過剰症（SIADH）の診断と治療の手引き（平成22年度改訂），平成22年度 総括・分担研究報告書，2011より一部改変）

[表3] 低Na血症の鑑別

血漿浸透圧	尿浸透圧	細胞外液量	尿中Na	低Na血症の原因
低値 < 280 mOsm/kg	>100 mOsm/kg	減少	<20 mEq/L	・腎外性Na喪失 ・消化管から（下痢・嘔吐） ・腸閉塞 ・熱傷
			>20 mEq/L	・腎性Na喪失 ・低アルドステロン症 ・利尿薬投与・嘔吐
		正常	>20 mEq/L	・SIADH, MRHE ・甲状腺機能低下症 ・副腎不全
		増加		・心不全 ・肝硬変 ・ネフローゼ ・腎不全
正常 280〜300 mOsm/kg	<100 mOsm/kg			・一次性多飲 ・高蛋白血症 ・高脂血症
高値 > 300 mOsm/kg				・高血糖 ・マンニトール製剤

4. SIADHの治療[1]

SIADHの治療は，低Na血症の改善が主体となる。治療の手引きを[表4][1]に示す。

SIADHの治療の手引きでは，原疾患の治療に加え，基本療法として水制限（1日の総水分摂取量を体重1kg当たり15〜20mLに制限）を行い，必要に応じてNa補正を経口・非経口的に1日200mEq以上投与）で軽症SIADHは改善がみられる。

重症低Na血症（120mEq/L以下）で中枢神経系症状を伴うなど速やかな治療を必要とする場合は，橋中心髄鞘崩壊に注意しながら，利尿薬投与やNa補正を慎重に行うことが重要である。

また，異所性ADH産生腫瘍に原因し，既存の治療で効果不十分な場合で成人に限り，モザバプタン塩酸塩錠（30mg）が経口投与可能となっている。

[表4] SIADHの治療の手引き

次のいずれか（組み合わせも含む）の治療法を選択する。
・原疾患の治療を行う
・1日の総水分摂取量を体重1kg当たり15〜20mLに制限する
・食塩を経口的または非経口的に1日200mEq以上投与する
・重症低Na血症（120mEq/L以下）で中枢神経系症状を伴うなど速やかな治療を必要とする場合は，フロセミドを随時10〜20mg静脈内に投与し，尿中Na排泄量に相当する3%食塩水を投与する。その際，橋中心髄鞘崩壊症（central pontine myelinolysis：CPM）を防止するために1日の血清Na濃度上昇は10mEq/L以下とする
・異所性ADH産生腫瘍に原因し，既存の治療で効果不十分な場合に限り，成人にはモザバプタン塩酸塩錠（30mg）を1日1回1錠食後に経口投与する。投与開始3日間で有効性が認められた場合に限り，引き続き7日間まで継続投与することができる
・デメクロサイクリンを1日600〜1,200mg経口投与する

（厚生労働化学研究費補助金難治性疾患克服研究事業 間脳下垂体機能障害に関する調査研究班：バゾプレシン分泌過剰症（SIADH）の診断と治療の手引き（平成22年度改訂），平成22年度 総括・分担研究報告書．2011より）

II SIADHの看護ケアとその根拠

1. SIADHの観察のポイント

1) 既往歴・生活歴
・SIADHの原因となる疾患の有無（中枢神経疾患，肺疾患，ADH異所性産生腫瘍，薬剤）
・内服中の薬剤と内服期間

- 年齢や各種疾患にかかわる生活歴（肺疾患であれば喫煙歴など）
- 浮腫のない体重増加

2）身体所見
- 脱水の有無（皮膚の乾燥，冷感，緊張の低下や口唇・口腔内粘膜の乾燥，唾液の粘稠など）
- 浮腫のない体重増加
- 意識レベル（傾眠，意識障害など）
- 低Na血症による症状（倦怠感，食欲不振，悪心・嘔吐，脱力，眩暈，頭痛など）

SIADHでは脱水の所見を認めず，特異的ではないが低Na血症の症状を呈することがある。低Na血症による症状としては，軽度（血清Na値120 mEq/L以上）の場合には倦怠感，食欲不振，悪心・嘔吐，脱力，頭痛がみられる。

重度（血清Na値110 mEq/L以下）になると傾眠，けいれん，意識障害などの中枢神経症状を呈してくる。これら症状の発現には低Na血症の進行速度も関係しており，血清Na値が少し低下してもけいれんや意識障害を起こすこともあれば，緩徐に進行する低Na血症に対しては脳神経細胞から徐々に溶質が流出するため，脳浮腫は起こりにくいとされている。

3）検査所見
前述した。

2．看護目標

❶ 低Na血症の進行を予防し，脳浮腫に伴う意識障害，けいれん，昏睡など重篤化させない
❷ 飲水量と尿量を観察し，指示された水分制限および塩分量が守られ，低Na血症が是正される
❸ 低Na血症が是正され，倦怠感，食欲低下，頭痛などの症状の改善がみられる

3．SIADHの看護ケア

SIADHの看護ケアは低Na血症を改善させるための治療と症状の観察が主体となる。

1）輸液や塩分・水分出納の管理

低Na血症の程度と状態に応じて，それを改善するための輸液管理や内服管理を実施するとともに，飲水量と尿量を観察し，指示された水分制限および塩分量が守られるよう援助する。

2）状態観察の継続と症状の緩和

低Na血症とそれに伴う症状に対して十分な観察を行い，倦怠感や悪心・嘔吐などに対して緩和的にかかわる。また，低Na血症の進行による意識障害などの低Na血症性脳症と，治療での急速なNa補正による橋中心髄鞘崩壊症（CPM）の発症リスクを注意して観察を行う。

（古谷和紀）

《引用文献》
1) 厚生労働科学研究費補助金難治性疾患克服研究事業 間脳下垂体機能障害に関する調査研究班：バゾプレシン分泌過剰症（SIADH）の診断と治療の手引き（平成22年度改訂）．平成22年度 総括・分担研究報告書．2011．
2) 岩﨑泰正監：SIADH（バゾプレシン分泌過剰症）．病気がみえる，vol3，糖尿病・代謝・内分泌，第3版，pp200-203，メディックメディア，2012．

《参考文献》
1) 中尾一和編集主幹：最新内分泌代謝学．診断と治療社，2013．
2) 飯野靖彦編：輸液療法パーフェクト．レジデントノートvol 11-Suppl．羊土社，2009．
3) 山門実編：ナースのための水・電解質・輸液の知識，第2版．医学書院，2004．

第Ⅰ部　疾患別看護ケア関連図　B　内分泌疾患

21 尿崩症

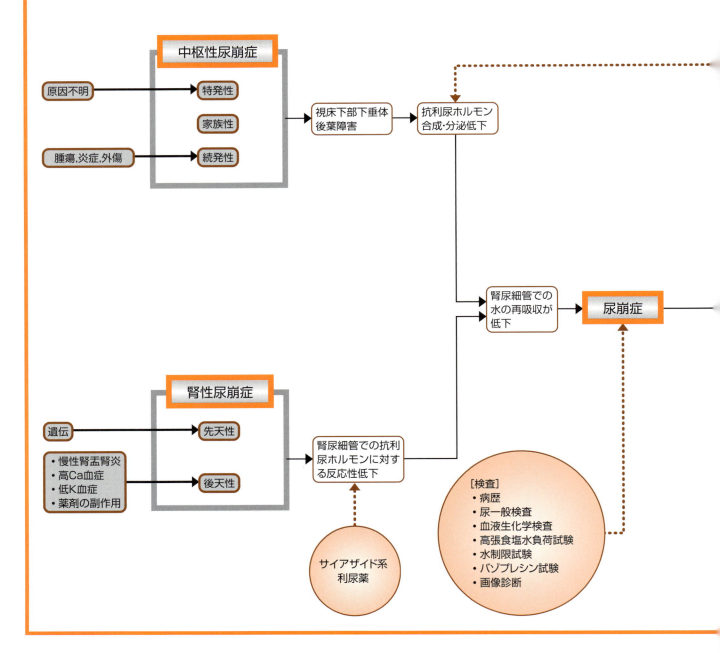

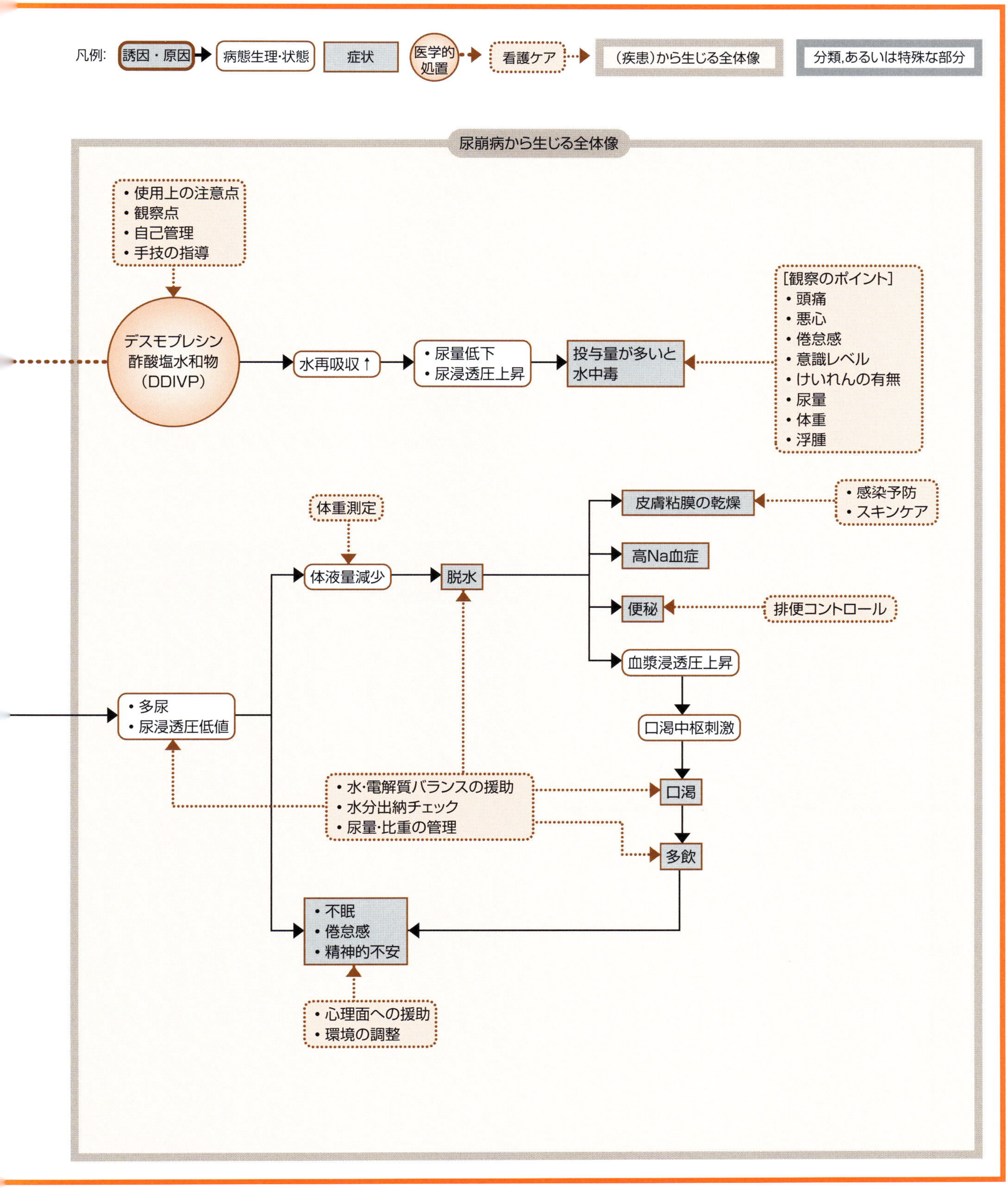

尿崩症から生じる全体像

凡例: 誘因・原因 → 病態生理・状態 ／ 症状 ／ 医学的処置 → 看護ケア ／ （疾患）から生じる全体像 ／ 分類, あるいは特殊な部分

尿崩病から生じる全体像

- 使用上の注意点
- 観察点
- 自己管理
- 手技の指導

↓

デスモプレシン酢酸塩水和物（DDIVP） → 水再吸収↑ → ・尿量低下 ・尿浸透圧上昇 → 投与量が多いと水中毒

[観察のポイント]
- 頭痛
- 悪心
- 倦怠感
- 意識レベル
- けいれんの有無
- 尿量
- 体重
- 浮腫

体重測定 → 体液量減少 → 脱水 →
- 皮膚粘膜の乾燥 ← ・感染予防 ・スキンケア
- 高Na血症
- 便秘 ← 排便コントロール
- 血漿浸透圧上昇 → 口渇中枢刺激 → 口渇 → 多飲

・多尿
・尿浸透圧低値

・水・電解質バランスの援助
・水分出納チェック
・尿量・比重の管理

・不眠
・倦怠感
・精神的不安

・心理面への援助
・環境の調整

第Ⅰ部 疾患別看護ケア関連図　B　内分泌疾患

21 尿崩症

Ⅰ　尿崩症が生じる病態生理

1．尿崩症の定義

尿崩症（diabetes insipidus：DI）とは，抗利尿ホルモン（antidiuretic hormone：ADH，バゾプレシン arginine vasopressin：AVP）の合成・分泌ないし作用の障害により，腎尿細管の水の透過性が減少し，低張な希釈尿が多量に排泄される病態であり，多尿・口渇・多飲を特徴とする。

2．尿崩症のメカニズム

尿崩症は，抗利尿ホルモンの分泌低下や，作用障害が原因である。

抗利尿ホルモンとは，利尿を妨げる働きをもつホルモンである。抗利尿ホルモンは視床下部で合成され，神経連絡路を通って下垂体後葉に運ばれ貯蔵される。浸透圧をコントロールし，腎臓からの水分の吸収を調整する。

抗利尿ホルモンが働かなくなると浸透圧のバランスが崩れ，尿量増加，尿浸透圧は低値に傾き，口渇，多飲，さらに脱水傾向，高浸透圧血症が生じる。

3．尿崩症の分類と症状

1）分類 [表1][1]

抗利尿ホルモンの分泌低下によるものを中枢性尿崩症といい，腎臓で抗利尿ホルモンが効かなくなることによるものを腎性尿崩症という。

① 中枢性尿崩症

中枢性尿崩症のうち，抗利尿ホルモンを産生・貯蔵する部分の機能が腫瘍や炎症，外傷などで障害されたものを続発性尿崩症，原因のはっきりしないものを特発性尿崩症という。

② 腎性尿崩症

腎性尿崩症には先天性と後天性がある。先天性の原因は遺伝であり，後天性の原因は慢性腎盂腎炎や高カルシウム（Ca）血症，低カリウム（K）血症，薬剤の副作用などである。

2）症状

中枢性尿崩症と腎性尿崩症に症状の違いはなく，AVP（ADH）の量不足または作用障害により腎臓から水が十分再吸収されないため多尿になる。尿量が3L以上になることが多い。その結果，血漿浸透圧が上昇し口渇中枢が刺激され口渇，多飲を引き起こす［図1］。

また，多飲時は冷水を好んで飲むことがある。

4．尿崩症の診断・検査

1）尿一般検査・血液生化学検査・病歴

尿崩症など水利尿による多尿と尿中の浸透圧物質が増加するために起こる多尿＝浸透圧利尿との鑑別をす

[表1] 尿崩症の分類とその病因

分類		病因
中枢性尿崩症	持発性中枢性尿崩症	●原因不明
	家族性中枢性尿崩症	●遺伝子異常 ①常染色体優性遺伝（バゾプレシン遺伝子変異） ②特殊型（尿崩症，糖尿病視神経萎縮，難聴の合併）
	続発性中枢性尿崩症	①視床下部-下垂体腫瘍（頭蓋咽頭腫，下垂体腺腫，胚細胞腫） ②肉芽腫性病変（サルコイドーシス，ランゲルハンス細胞組織球症など） ③炎症（髄膜炎，リンパ球性漏斗下垂体後葉炎，脳炎など） ④外傷や術後 ⑤感染症
腎性尿崩症	先天性腎性尿崩症	●遺伝子異常 ①伴性劣性遺伝（バゾプレシンV_2受容体遺伝子変異） ②常染色体劣性遺伝（AQP_2遺伝子変異）
	後天性腎性尿崩症	①腎疾患（間質性肺炎） ②高Ca血症，低K血症 ③薬剤性（リチウム製剤など）
妊娠時一過性尿崩症		バゾプレシン代謝の亢進

（向山政志：尿崩症．中尾一和編集主幹，最新内分泌代謝学．p140，診断と治療社，2013より一部改変）

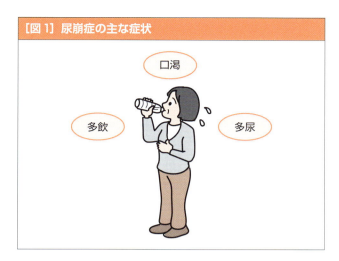

[図1] 尿崩症の主な症状

る [図2][2]。

尿崩症では、以下が認められる。
- 多尿，口渇，多飲がある 尿量は3L/日以上，多くは5〜10L/日
- 尿比重1.010以下の低張尿（尿浸透圧＜300 mOsm/kg，尿浸透圧＜血漿浸透圧）がある
- 血清ナトリウム（Na）は正常上限〜軽度高値
- 血糖値・血清Ca・血清K値は正常〜尿糖陰性

浸透圧利尿では尿比重，尿浸透圧は高い。また尿中から何らかの溶質（Naやブドウ糖など）の増加を認める。

2）高張食塩水負荷試験（HS）[表2][2]

高張液投与により血漿浸透圧を上昇させAVP（ADH）分泌を刺激させ，尿崩症・心因性多飲症・腎性尿崩症の鑑別をする。

5％食塩水を点滴静注（0.05 mL/kg/分の速さで2時間点滴）しながら，血漿浸透圧，血漿AVP値を測定する。
- 中枢性尿崩症では，AVP増加反応が低下する
- 腎性尿崩症では，AVP増加反応は正常〜高値となる
- 心因性多飲症では血漿浸透圧は上昇し，AVP増加反

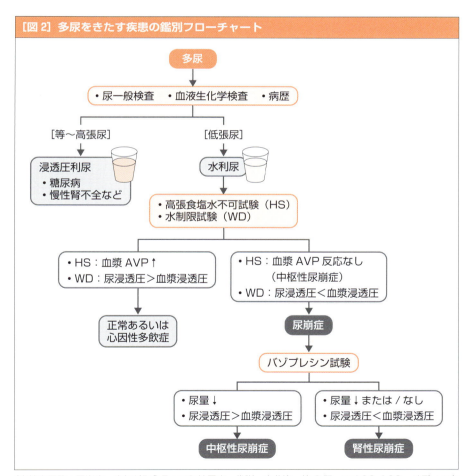

[図2] 多尿をきたす疾患の鑑別フローチャート

(岩﨑泰正監：尿崩症．病気がみえる vol3 糖尿病・代謝・内分泌，第3版，pp196-199，メディックメディア，2012より)

[表2] 負荷試験

検査	方法	所見		検査時の注意事項
高張食塩水負荷試験	5%食塩水を点滴静注（0.05 mL/kg/分, 120分）しながら，血漿浸透圧，血漿AVP値を測定する	正常および心因性多飲症 →血漿浸透圧の上昇に伴いAVP分泌が増加する	[図3] 参照	嘔吐や頭痛症状がないか観察しながら行う。出現したときには検査を中止する。また心不全傾向のある患者には行わない
		中枢性尿崩症 →AVP増加反応が欠如する		
		腎性尿崩症 →AVP増加反応は正常～過剰		
水制限試験（3%体重減少法） ※必要な場合のみ実施する	体重が3%減少するまで飲水を禁止し，その間経時的に血漿浸透圧，尿浸透圧を測定する	正常および心因性多飲症 →血漿浸透圧の上昇に伴いAVP分泌が増加し，尿量は減少，尿浸透圧は血漿浸透圧を超えて上昇する	尿浸透圧＞血漿浸透圧	体重測定，バイタルサイン測定をモニターしながら行う。脱水症状が著明な場合は直ちに中止する
		尿崩症 →尿量の減少や尿浸透圧の上昇は認められず，脱水の進行とともに血漿浸透圧は上昇する	尿浸透圧＜血漿浸透圧	
バゾプレシン試験	水溶性ピトレシン®またはデスモプレシン酢酸塩水和物（DDAVP〈ADH製剤〉）を投与して血漿浸透圧，尿浸透圧を測定する	中枢性尿崩症 →DDAVPに反応して尿量は減少し，尿浸透圧は血漿浸透圧を上回る		
		腎性尿崩症 →DDAVPを投与しても尿量の減少や尿浸透圧の上昇はみられない		

(岩﨑泰正監：尿崩症. 病気がみえる vol3 糖尿病・代謝・内分泌, 第3版, pp196-199, メディックメディア, 2012より一部改変)

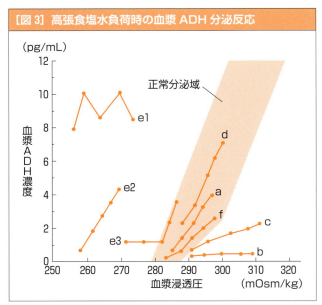

[図3] 高張食塩水負荷時の血漿ADH分泌反応

a：正常反応，b：完全型中枢性尿崩症，c：部分型中枢性尿崩症，d：腎性尿崩症，e1～e3：抗利尿ホルモン不適切分泌症候群（SIADH），f：心因性多飲症

(向山政志：尿崩症. 中尾一和編集主幹，最新内分泌代謝学, p140, 診断と治療社, 2013より一部改変)

応を示す

3) 水制限試験（WD） [表2][2]

抗利尿ホルモン分泌能を知る検査で，多飲多尿を主症状とする尿崩症・心因性多飲症・腎性尿崩症やその他各疾患に伴う多尿の鑑別をする。

体重が3%減少するまで飲水を制限し，経時的に血漿浸透圧，尿浸透圧を測定する。

尿崩症では，尿量の減少や尿浸透圧の上昇は認めない。脱水の進行とともに血漿浸透圧は上昇する。

4) バゾプレシン試験 [表2][2]

尿崩症と診断されたら，この検査を用い中枢性か腎性かの鑑別をする。

- 中枢性尿崩症では，デスモプレシン酢酸塩水和物（DDAVP）に反応して尿量は減少する。尿浸透圧は血漿浸透圧を上回る
- 腎性尿崩症では，DDAVPを投与しても，尿量の減少や尿浸透圧の上昇はみられない

5）画像診断

画像診断では，T_1 強調 MRI 画像矢状断において，下垂体後葉の高信号の消失が特徴的な所見であり，中枢性尿崩症の診断がさらに確実になる。また続発性尿崩症における器質性病変の検索にも有用である。

5．治療

1）中枢性尿崩症

デスモプレシン酢酸塩水和物（DDAVP）の点鼻薬を用いる［図4］。

- 不足している ADH を補足する。しかし ADH そのものに血管収縮や腸管の蠕動運動の亢進作用があるため，血管収縮作用が極めて弱い ADH の誘導体である DDAVP を使用する
- DDAVP には，スプレーと点鼻液がある。微量投与が必要な場合は，点鼻液を使用する
- 抗利尿作用が長く続くことから，投与量が多いと水中毒を起こすことがあるため，定期的に血清 Na 濃度の測定や，水中毒の症状出現の有無を観察しながら投与する
- 近年，上記の点鼻薬・スプレー治療に加え，中枢性尿崩症治療薬が認可され内服での治療も普及してきている。

2）腎性尿崩症

サイアザイド系利尿薬を用いる。

- サイアザイド系利尿薬は近位尿細管での Na^+ - Cl^- 共輸送体の阻害により，尿中 Na 排泄を亢進させるため，二次的に腎臓での Na 再吸収機能が亢進する。それに伴い水の再吸収量が増え腎性尿崩症の尿量を減少させる

Ⅱ 尿崩症の看護ケアとその根拠

下垂体後葉から放出される抗利尿ホルモンの合成・分泌障害により，腎尿細管の水の透過性が減少し，低張な希釈尿が多量に排泄される病態であり，多尿・口渇・多飲が特徴である。これらの症状は日常生活に大きな支障をきたす。また多尿により不眠，疲労を起こし精神的に不安定になることもある。治療としては ADH 補充（薬物）療法が行われる。

薬物療法によるコントロールがなされれば，健康な人とほとんど変わりなく日常生活が送れる。しかし，自己判断による薬のコントロールや中断などで正しく治療が継続されないと，脱水や水中毒などの症状が出現し，時には重大な合併症を起こすことがある。

患者や家族が心身ともに安定した状態で治療が受けられるよう援助すると同時に，患者が疾患を受け入れ，観察すべき症状や日常生活での注意点を理解し，また正しく薬剤使用ができ，継続ができるよう援助および指導が必要となる。

1．尿崩症の観察ポイント

1）主観的観察ポイント

① 脱水症状の有無と程度

　口渇・多飲・多尿，疲労感，頭痛，食欲不振，悪心・嘔吐，精神的不安

② 薬の副作用による症状

　見当識障害，頭痛，悪心・嘔吐

③ 睡眠状況

　睡眠時間，熟睡感，夜間排尿回数

④ 病気について患者，家族の思いや不安

⑤ 検査，治療について患者，家族の理解度

2）客観的観察ポイント

① 脱水症状の有無

　尿量，尿比重，皮膚・粘膜の乾燥，体重変動，体温異常，意識状態。

② 薬剤の副作用：水中毒症状

　腎臓の処理機能を超える量の水の摂取により，体内の

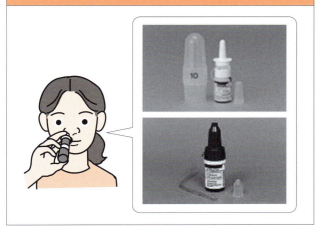

［図4］DDAVP 点鼻

水がNaと比べて著しく増加し低Na血症を引き起こすことで水中毒に陥る。さらに浸透圧の差により細胞外から細胞内に水が移動して脳浮腫を起こす。

血清Naの低下により水中毒症状が生じる。
- 120～130 mEq/L：軽度の疲労感
- 110～120 mEq/L：頭痛や嘔吐，精神症状の出現
- 110 mEq/L以下：性格変化，けいれん，昏睡

③ 検査データ
- 血液検査（血漿ADH，血清Na）
- 尿検査（尿浸透圧）
- 負荷試験
- 画像など

2．尿崩症の看護目標

❶ 脱水や水中毒の症状を理解し，確認や管理が行えるよう指導する
❷ 心身の安静が保たれた状態で治療ができるよう援助する
❸ ホルモン補充療法の管理と手技が確立し，治療が継続できるよう指導する

3．水・電解質バランスの援助

脱水と水中毒の症状を理解し，症状の確認や管理が行えるよう患者・家族を指導する。

1）排尿状態

1回尿量，排尿時間，時間当たりの尿量増加の有無，尿量の色（薄くなってきていないか），飲水量の管理（退院後も患者・家族で飲水量を観察し管理できるよう一覧表などを作成し記入してもらうなど工夫をする）。

水分バランスによっては，便秘傾向になることがあるので，尿だけでなく排便調整の方法についても指導をする。

失禁をする患者は，頻尿により陰部が不潔になりやすいため，皮膚の観察とスキンケアをする。

2）全身状態
① 循環血漿量の変動

口渇感，それに伴い自由飲水（口渇に合わせて飲む）ができているか確認し，患者が自由飲水の必要性や入浴時などに皮膚の乾燥などがないか確認するよう指導する。

通常は多尿により喪失した水分は自由飲水により補われ，体液量は保持され脱水はみられない。しかし高齢者や視床下部病変による口渇中枢の障害の合併などにより，飲水量が減少すると脱水を引き起こす。そのため，外出時はいつでも自由飲水ができるよう，飲料水を持って出かけるよう指導をする。

尿崩症で出現する脱水は体内の水分だけが尿として多量に排泄され，Naが体内に蓄積し高Na血症を引き起こす。これが悪化すると意識障害やけいれんを伴う。

また，薬剤による治療中は水中毒を引き起こしていないかも注意する必要がある。

異常の早期発見のためにも，水分出納バランス，血液データ，バイタルサイン，全身状態の観察をする。

② 電解質（Na）の変動

電解質の変動に注意し，データの観察をする。一度電解質のバランスが崩れると，元に戻すのが困難である。急激にNaが変動すると神経に重篤な障害をきたす脳幹（橋）の障害（橋中心髄鞘崩壊症）となり，四肢麻痺，嚥下障害を起こす。

低下したNaを上昇させるときは，1日2～3 mEqくらいでゆっくり元に戻すことが必要である。

③ 全身倦怠感や意識レベルの変化

全身倦怠感や意識レベルの変化を患者の言動や動作などから観察する。

普段からしっかり患者の状態を把握し観察をすることで，小さな変化に気づくことができる。24時間患者のそばにいて一番長く接することができる看護師だから気づけることはたくさんある。何かいつもと様子が違うと思ったら，水分出納バランス，血液データ，バイタルサイン，全身状態を観察し医師に報告をする。

④ 体重測定

体重測定は，時間を決めて毎日測定できるよう援助する。体重だけでなく，全身に浮腫がないかも観察するよう指導する。

⑤ 食欲不振や悪心・嘔吐の有無

状態に応じて，食事内容の相談や援助をする。

4．心理面への援助

尿崩症の症状のため全身疲労のみならず，睡眠不足も引き起こすため心理面や環境調整への援助をする。

1）環境調整
- 病室はトイレの近くにする
- 状態に応じて夜間はベッドサイドに尿器やポータブル

トイレを設置する
- オムツ着用の患者は，夜間用のパッドの紹介やナイトバルーンなどを考慮する
- 昼間など少し寝られるようにする
- 寝不足，疲労状態での夜間の排尿動作は，転倒のリスクを高める。転倒しないよう，ベッドの高さ調整や足元の環境整備をしっかり行い，患者にも注意するよう説明する
- ベッド上排泄の患者は，頻回の排尿に対して遠慮をし，飲水量を減らしたり，排尿をがまんすることがあるため，必要性を説明し安心して排尿ができるようにする

2）心理面への援助
- 疾患や治療，検査などについて医師からの説明に対する理解度や受容の程度を日々の患者との会話より把握し，患者の不安を軽減し納得して治療や検査が受けられるよう援助をする
- 退院後安心して生活が送れるよう，治療に関しては退院後のライフスタイルに合わせ行っていけるよう，患者や家族の希望を取り入れながら援助する

5．ホルモン補充療法の援助

抗利尿ホルモンの不足を補充するため，デスモプレシン酢酸塩水和物の点鼻液，スプレーを用いる。

1）手技・自己管理の指導
- 適切な量を投与しないと水中毒を起こすため，決められた時間，量・回数の点鼻が必要である。このために患者に管理能力があるか見極めることが重要となる
- 導入時に注意すべき点は，治療前の尿崩症患者は無意識のうちに水分を多量に摂取する習慣が身についているため，導入初期は水中毒になりやすいので注意するよう指導が必要である
- 水中毒の際に出現する症状（倦怠感，頭痛，悪心・嘔吐，意識障害）など注意すべき症状に気づくことができるかを観察する
- 退院後は，ライフスタイルに合わせ投与時間帯を設定する。退院までにその時間帯に練習を行い問題がないか確認する
- 投与が失敗したときの対応をどうすればよいか判断する必要があるため，入院中から脱水になりがちなタイプか，水中毒になりがちなタイプかを観察する
  ・脱水になりがち→追加投与可
  ・水中毒になりがち→追加投与不可
- 風邪などで，鼻水・鼻詰まり症状がある場合は鼻をかんでから行い，鼻どおりがよいほうに点鼻する

（松本紀子）

《引用文献》
1) 向山政志：尿崩症．中尾一和編集主幹，最新内分泌代謝学，pp139-142，診断と治療社，2013.
2) 岩﨑泰正監：尿崩症．中尾一和編，病気がみえる vol3 糖尿病・代謝・内分泌，第3版，pp196-199，メディックメディア，2012.

《参考文献》
1) 井村裕夫編：わかりやすい内科学，第3版．pp867-868，文光堂，2009.

22 副腎皮質機能亢進症：クッシング症候群

第I部　疾患別看護ケア関連図　B　内分泌疾患

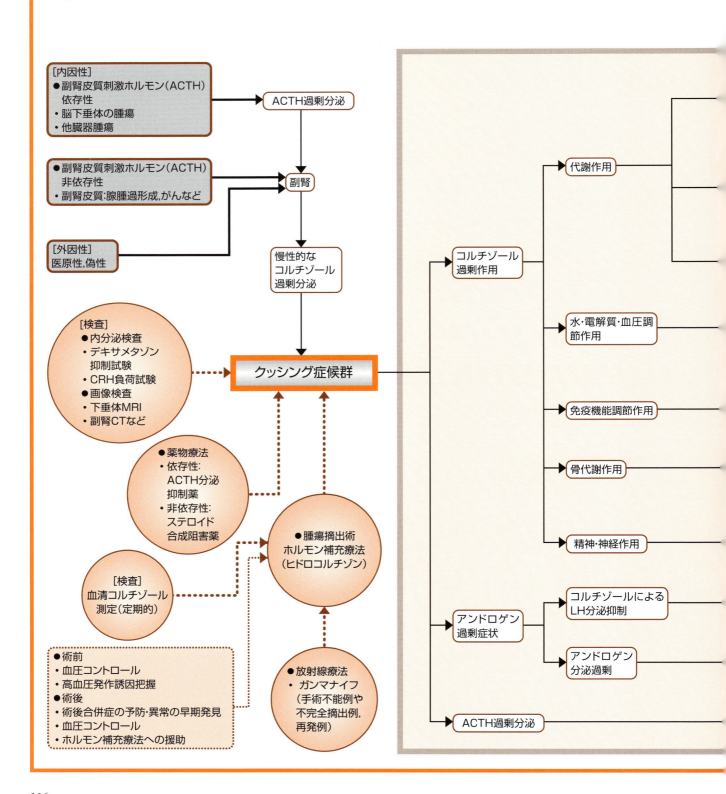

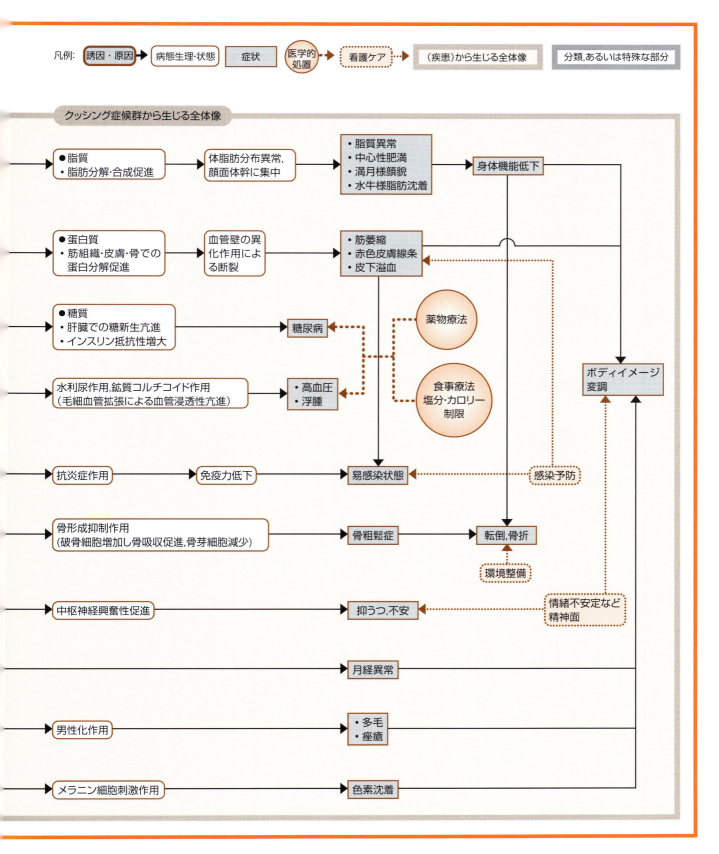

第Ⅰ部　疾患別看護ケア関連図　B　内分泌疾患

22 副腎皮質機能亢進症：クッシング症候群

Ⅰ　クッシング症候群が生じる病態生理

1．クッシング症候群の定義

クッシング（Cushing）症候群は，副腎からコルチゾールが慢性的に分泌過剰になる疾患で，比較的まれな疾患である。

2．クッシング症候群のメカニズム

副腎皮質刺激ホルモン（adrenocorticotropic hormone：ACTH）は，脳の視床下部から副腎皮質刺激ホルモン放出ホルモン（corticotropin-releasing hormone：CRH）の調節を受け分泌され，ACTHが副腎皮質に作用し，コルチゾールの合成と分泌を行う。分泌されたコルチゾールは視床下部の下垂体前葉に作用し，CRHとACTHの分泌を抑制する（ネガティブフィードバック）。

コルチゾールは，副腎から分泌される主要なステロイドホルモンで，生命維持の最も重要な役割をし，その働きは，炭水化物や脂肪，蛋白代謝を制御し，分泌される量によって血圧や血糖の上昇，免疫機能の低下や不妊をもたらす。

クッシング症候群は，脳の下垂体やそれ以外の組織で発生したACTH産生腫瘍からATCHを過剰分泌し，副腎がコルチゾールを過剰に分泌するACTH依存性と，副腎皮質に生じた腺腫や過形成，がんなどが自律的にコルチゾールを過剰分泌するACTH非依存性に分かれる。

クッシング症候群の原因には，下垂体に腫瘍ができ，そこからACTHの過剰分泌によって副腎皮質が刺激を

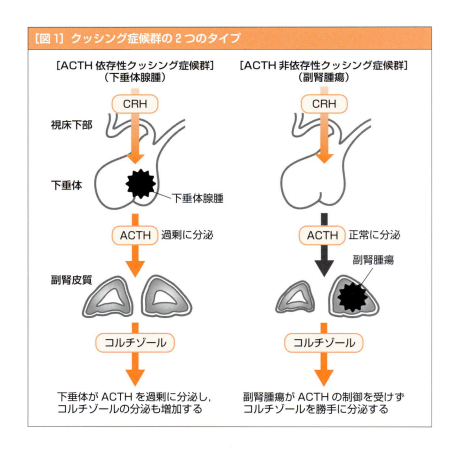

[図1] クッシング症候群の2つのタイプ

受け，コルチゾールが増加する下垂体性と，副腎皮質に腫瘍ができそこからコルチゾールの分泌が増加する副腎性がある。さらに副腎性は，その腫瘍がアンドロゲンを過剰に分泌することもある。

しかし，下垂体腫瘍がほとんどの原因で，中年女性に多く，男女比は約1：4といわれている。

3．クッシング症候群の分類と症状

1）分類
① ACTH依存性クッシング症候群［図1］
ACTH分泌が過剰になり二次的にコルチゾール分泌が増加する場合をいい，以下がある。
- クッシング病：下垂体線腫からACTHが自律的に過剰分泌される
- 異所性ACTH症候群：下垂体以外の腫瘍からACTHが過剰に産生・分泌される

② ACTH非依存性クッシング症候群（副腎性クッシング症候群）［図1］
副腎から自律的にコルチゾールが過剰産生される場合をいう。

2）症状
コルチゾールの過剰分泌が続くと顔面，項部，体幹に著しい脂肪沈着がみられ，満月様顔貌，水牛様脂肪沈着，中心性肥満になる［図2］。さらに，皮膚の菲薄化および皮下溢血や腹部や殿部の皮膚に亀裂を生じ赤紫色の皮膚線条が出る。わずかの外力で内出血しやすくなり，免疫力も低下し感染しやすくなる。また，多毛になり，抑うつ状態になりやすい。

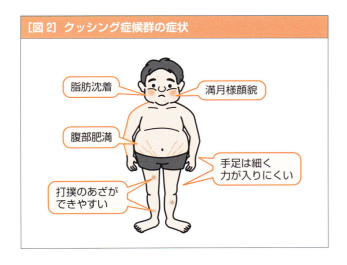

［図2］クッシング症候群の症状

ACTHが過剰に分泌されると皮膚の摩擦で関節部などに色素沈着を起こす。

その他，高血圧，耐糖能異常，骨粗鬆症，性腺機能異常，近位筋萎縮による筋力低下，月経異常などが起こりやすい。

小児の場合は，肥満を伴った成長と発達の遅延がある。

4．クッシング症候群の診断・検査

ACTH依存性，非依存性の区別を行う。
❶血中ACTHとコルチゾールを同時に測定する。
　ACTHやコルチゾール値は高値〜正常を示す。
❷尿中遊離コルチゾールが高値〜正常を示す。
うち❶が必須。

1）内分泌検査
① デキサメタゾン抑制試験
前日深夜に少量0.5 mgのデキサメタゾンの内服で，翌朝血中コルチゾール値が5μg/dL以上を示す。
② CRH負荷試験
ヒト（CRH 100μg）静注後の血中ACTH頂値が前値の1.5倍以上に増加する[1]。

2）画像検査
下垂体MRI，副腎CTなどで腫瘍の存在の有無をみる。

5．クッシング症候群の治療

第1選択は外科的治療で，原因となる腫瘍（副腎腫瘍，下垂体腺腫）の摘出を行う。

片側の鼻孔もしくは上口唇下の切開で，蝶形骨洞から腫瘍摘出する経鼻的経蝶形骨洞的下垂体腫瘍摘出術（ハーディ〈Hardy〉手術）が標準的な治療法である。

腫瘍摘出後は，副腎不全になるので副腎皮質ステロイドのヒドロコルチゾンの補充療法が行われる。

さらに，合併症の高血圧や糖尿病，骨粗鬆症の治療も行われる。

手術不能や不完全摘出，再発例は，放射線療法を行う。

また，外科的治療および放射線療法の効果が不十分な例や外科的治療困難例には，コルチゾール合成阻害薬の薬物療法が行われる。

Ⅱ クッシング症候群の看護ケアとその根拠

1. 観察ポイント

1）症状
血圧，倦怠感や疲労感，気分変調や集中力の低下（短期記憶障害），体型の変化，皮下出血，皮下線条，多毛など．

2）全身状態
- 下肢筋力低下に伴う身体運動能力（運動能力を的確にアセスメントする）
- 感染の有無（皮膚，上気道感染）

3）検査所見
- 血清コルチゾール上昇
- 血漿 ACTH（低下：狭義のクッシング症候群，正常～増加：クッシング病）
- 血糖値上昇
- 尿検査：尿中 17-OHCS 高値，尿中コルチゾール高値
- 画像：CT

4）合併症
糖尿病，高血圧，骨粗鬆症などを合併することが多く，それらの治療状況や症状，検査データを把握する．

5）疾患に対する受け止め
- 疾患，検査，治療についての患者の知識の把握
- 患者や家族の思いや不安

2. クッシング症候群患者への看護目標

❶筋力低下や体型変化に伴う転倒リスクへの予防を行う
❷免疫力低下の易感染状態に対する感染予防を行う
❸情緒不安に対する援助を行い，心理面の負担の軽減を図る

3. 看護ケア

1）筋力低下と体型変化による転倒の防止
筋力低下で転倒しやすく，骨粗鬆症で骨折しやすいので歩行のスペースやベッドの高さなどの障害物に対する生活環境の整備が必要である．

2）易感染状態に対する感染予防
蛋白異化作用で血管壁が脆弱になるため出血しやすく，免疫力の低下もあり易感染状態にある．身体侵襲のある処置は無菌操作で行い，含嗽・手洗いの励行，発熱咽頭痛の感染徴候の早期発見に努める．

3）情緒不安に対する援助
治療やケアの必要性，その方法について説明を行い，不必要なプライバシーの侵害を避けながらもストレスの軽減を行う．
ACTH 過剰分泌による外観の変化は心理的負担になり，情緒不安が起きやすい．気持ちを十分表出できる環境をつくりホルモン分泌調整の治療で外観の変化の回復が期待できることを説明する．

4）食事・栄養
高血圧や糖尿病に対しては，塩分やカロリー制限などの食事療法を行う．

5）外科的治療法に対する援助
① 術前
- 血圧のコントロール
- 高血圧発作の誘因を把握：急激な体動や腹部の圧迫を避ける
- 排尿，排便時に注意を促す
- 不足している蛋白質やカリウム（K）を補う（経口）

② 術後
- 合併症の予防と異常の早期発見
- 副腎クリーゼ：全身の倦怠感，食欲不振，易疲労感，脱力感などが前兆，悪心・嘔吐，下痢，腹痛などの腹部症状，発熱，急速に進む脱水症状，血圧低下，意識障害，呼吸困難などの症状．症状が急速に進行するので，適切な対処をとらないと生命にかかわる
- 体動に伴う血圧の変動のアセスメントと援助
- 低血糖症状
- 感染予防，呼吸器尿路系の感染予防
- 副腎皮質ホルモン補充療法への援助
  ・主治医の管理のもと薬剤量のコントロールへの援助
  ・骨粗鬆症進展の予防への食事療法，運動など
  ・日常生活，社会生活に制限を受けるため QOL 維持への援助

4. 難病指定

　間脳下垂体機能障害に含まれる公費負担の対象疾患（7疾患）のうちの1つであることを伝え，認定方法や相談窓口などを紹介する。

（山口曜子）

《引用文献》
1) 間脳下垂体機能障害に関する調査研究班：クッシング病の診断の手引き（平成21年度改訂）．厚生労働科学研究費補助金難治性疾患克服研究事業，平成21年度総括・分担研究報告書，2010.

《参考文献》
1) 細井孝之：骨粗鬆症．医療情報科学研究所編，病気がみえる vol3 糖尿病・代謝・内分泌，第3版．p139，メディックメディア，2012.
2) 黒江ゆり子，高澤和永・他：成人看護学[6] 内分泌・代謝．医学書院，2011.
3) 北村聖総編：臨床病態学2巻，第2版，代謝・内分泌疾患．ヌーヴェルヒロカワ，2013.

NOTE

23 副腎皮質機能亢進症：アルドステロン症

第Ⅰ部 疾患別看護ケア関連図　B 内分泌疾患

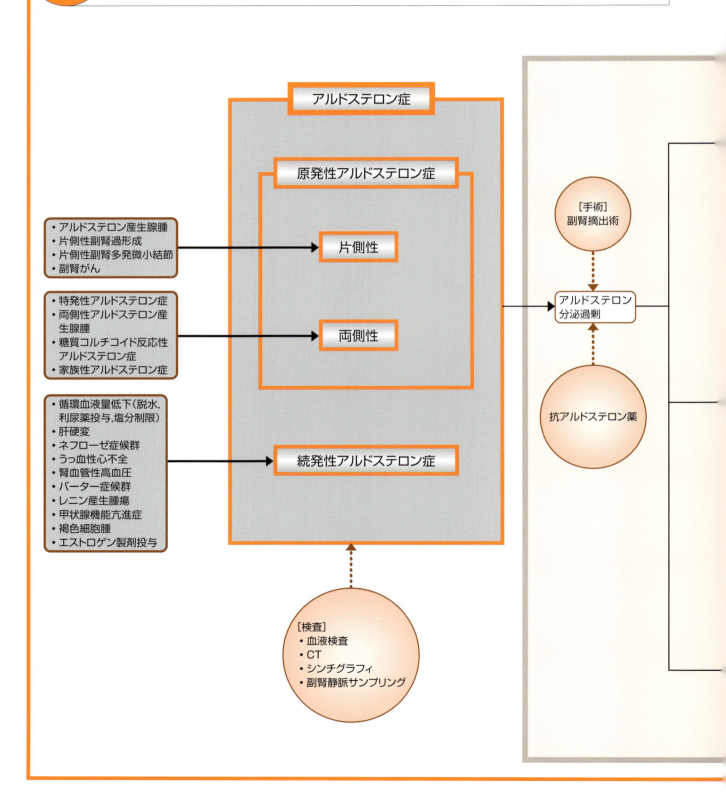

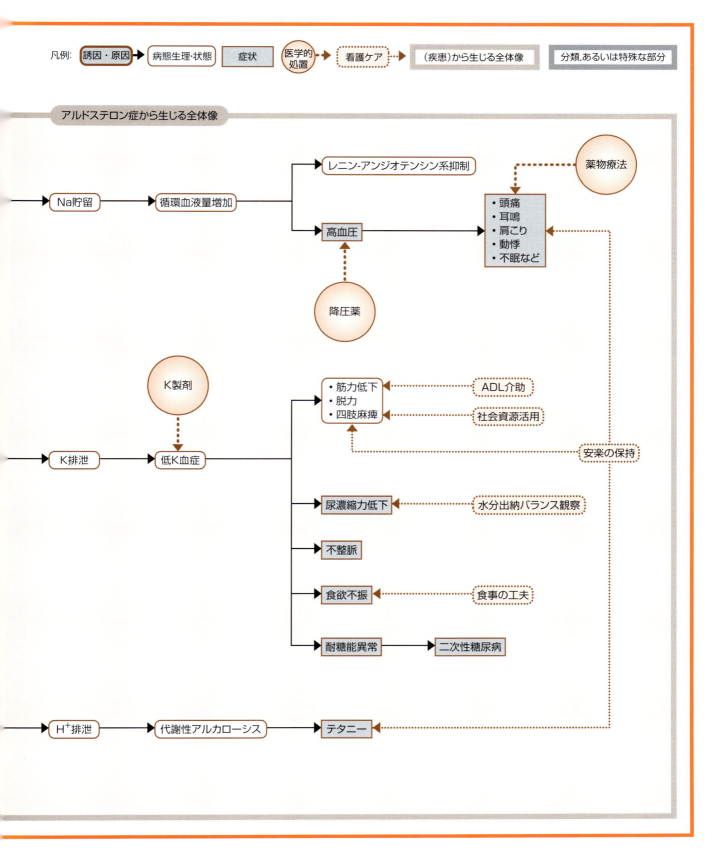

第I部 疾患別看護ケア関連図　B　内分泌疾患

23 副腎皮質機能亢進症：アルドステロン症

I　アルドステロン症の病態生理

1．アルドステロン症の定義

アルドステロン症とは，副腎皮質の何らかの原因，または副腎以外の何らかの異常によって副腎皮質が刺激され，鉱質コルチコイドであるアルドステロンが過剰分泌されたために起こる高血圧や低カリウム（K）血症，臓器障害などの病態の総称である。

原発性アルドステロン症は高血圧の人に多く，全高血圧患者の5〜20％を占める。

2．アルドステロン症のメカニズム

アルドステロンは腎臓の遠位尿細管および集合管に作用してナトリウム（Na）を再吸収し，それと引き換えにKと水素イオン（H^+）を排泄する。アルドステロン症では，アルドステロンが過剰分泌されることにより，循環血液量が増加し高血圧をきたすとともにNa逸脱現象を生じて多尿傾向となる。

またKとH^+の排泄により低K性アルカローシスとなり，筋力低下や脱力，四肢麻痺や腎障害に伴う多尿をきたし，低K血症が持続するとインスリンの分泌が減少し耐糖能が低下する。

3．アルドステロン症の分類と症状

1）分類
① 原発性アルドステロン症

アルドステロン産生腺腫などの片側副腎からのアルドステロン過剰分泌をきたす疾患（片側性病変）では手術療法での治癒が可能だが，両側副腎からのアルドステロン過剰分泌をきたす疾患（特発性アルドステロン症など）では薬物療法が主な治療となるため，治療方針を決める上で片側性，両側性の判定は重要である。

片側あるいは両側の腺腫やがん，過形成などが原因となってアルドステロンの過剰分泌をきたす病態を総称して**原発性アルドステロン症**（primary aldosteronism：PA）という。

原発性アルドステロン症をきたす疾患として，片側性ではアルドステロン産生腺腫（aldosterone producing adenoma：APA），片側性副腎過形成（unilateral adrenal hyperplasia：UHA），片側性副腎多発微小結節（unilateral multiple micronodules：UMN），副腎がんがある。

両側性では特発性アルドステロン症（idiopathic hyperaldosteronism：IHA），両側アルドステロン産生腺腫（bilateral APA），糖質コルチコイド反応性アルドステロン症（glucocorticoid-remediable aldosteronism：GRA），家族性アルドステロン症などがある。

② 続発性アルドステロン症

レニン-アンジオテンシン系（R-A系）の亢進やK代謝異常，副腎皮質刺激ホルモン（adrenocorticotropic hormone：ACTH）の過剰状態など，副腎以外の原因でのアルドステロンの過剰分泌による低K血症や浮腫など，水・電解質異常をきたした病態（基礎疾患により異なる）を総称して**続発性アルドステロン症**という。

続発性アルドステロン症をきたす疾患には循環血液量低下（脱水，利尿薬投与，塩分制限など），肝硬変，ネフローゼ症候群，うっ血性心不全，腎血管性高血圧，バーター（Bartter）症候群，レニン産生腫瘍，甲状腺機能亢進症，褐色細胞腫，エストロゲン製剤投与などがある。

2）症状

主な症状としては，アルドステロンの過剰分泌による高血圧，低K血症，代謝性アルカローシスなどである。

低K血症では食欲不振，倦怠感，筋力低下，脱力が出現し，四肢麻痺を生じる場合もある。

代謝性アルカローシスでは血中のH^+イオン濃度が低下することにより，Ca^{2+}イオンがAlbと結合する。その結果，生理活性をもつ血中のCa^{2+}イオンの濃度が低下し，テタニーなどの低Ca血症症状を引き起こす。

また原発性アルドステロン症では高血圧によって心血管系・腎臓などの臓器が障害される。アルドステロンが結合する鉱質コルチコイド受容体（MA）は腎臓だけでなく心血管系や脳にも発現しているため過剰分泌されたアルドステロンによってこれらの臓器は直接障害される。このため早期の診断・治療が必要である。

4．アルドステロン症の診断・検査

1）原発性アルドステロン症

原発性アルドステロン症の特徴は高血圧患者のうち比較的若年者，治療抵抗性・重症高血圧，急な血圧コントロール不良，低 K 血症などである。

① 血液検査

高血圧患者全例を対象に一次スクリーニング検査を行い，血漿アルドステロン濃度（PAC）と血漿レニン活性（PRA）の比（ARR）＞200，PAC＞120～150 pg/mL となった症例を陽性とする。

なお血漿レニン活性や血漿アルドステロン濃度を測定する際は安静臥位 30 分後または安静座位 15 分後に採血を行う。

また降圧薬による偽陽性や偽陰性を避けるため未治療または 2 週間以上の休薬後に検査を行うことが望ましい。休薬が困難な症例では利尿薬，抗アルドステロン薬，β 遮断薬以外の降圧薬（血管拡張薬，α 遮断薬，Ca 拮抗薬など）に変更した後で検査を行う。

スクリーニング検査陽性の症例にはアルドステロン自律性分泌を調べる負荷試験を行う。スクリーニング検査については［図1］[1)] に原発性アルドステロン症の診療手順を示す。

また，手術療法の適応症例であれば片側性あるいは両側性病変の診断のために副腎静脈サンプリング（AVS）を行う。

② 画像検査

原発性アルドステロン症の確定診断がされれば副腎CT（副腎がん，褐色細胞腫の除外診断），副腎シンチグラフィ（コルチゾール産生腺腫合併の診断など）を行う。

2）続発性アルドステロン症

高血圧や浮腫を認め，血清 K 値が低値，血清 Na 値も高値傾向であれば本疾患が疑われる。しかし原発性アルドステロン症と違い，基礎疾患によっては低 Na 血症や腎不全による代謝性アシドーシスを認めるなど症状はさまざまである。

3）両者の鑑別法

原発性アルドステロン症との違いは血漿レニン活性である。原発性アルドステロン症では自律性にアルドステロンが過剰分泌されるためネガティブフィードバック機構によりレニン分泌は抑制される。

続発性アルドステロン症では最初にレニン-アンジオ

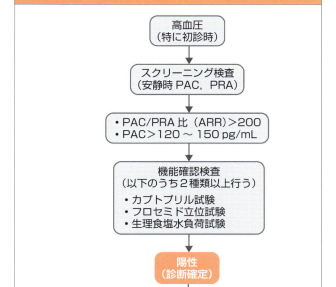

[図1] 原発性アルドステロン症の診療手順

（大村昌夫監：原発性アルドステロン症（PA）．医療情報科学研究所編，病気がみえる vol3 糖尿病・代謝・内分泌，第 3 版，p259，メディックメディア，2012 より）

テンシン系が亢進されるためレニン分泌は亢進している［図2］。そのため血液検査や基礎疾患に応じた検査を行うことにより，続発性アルドステロン症の診断，原発性アルドステロン症との鑑別がなされる。

5．アルドステロン症の治療

1）原発性アルドステロン症

① 片側性病変

一般的に腹腔鏡下副腎摘出術により患側の副腎を摘出する。腹腔鏡による手術は開放手術に比べて低侵襲であり，切開創が小さく出血量も少ないため術後の回復が早い。現在は「ミニマム内視鏡下手術」という，開放手術

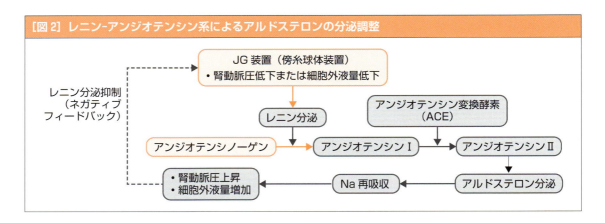
[図2] レニン-アンジオテンシン系によるアルドステロンの分泌調整

と腹腔鏡下手術のよい部分を取り入れた低侵襲で安全性の高い手術（最小限の切開創で副腎を摘出）も行われている。

術後は早期に低K血症の改善を認め，遅れて高血圧が改善する。高齢者や病歴が長い症例，男性では高血圧が持続する場合がある。

② 両側性病変または手術を希望しない症例

抗アルドステロン薬（スピロノラクトン，エプレレノン）・降圧薬（Ca拮抗薬，アンジオテンシン変換酵素〈ACE〉阻害薬，アンジオテンシンⅡ受容体拮抗薬〈ARB〉）による薬物療法を行う。アルドステロン拮抗薬は降圧作用とともに，心血管系や腎臓などに対する臓器保護作用においても重要な役割を担っている。

抗アルドステロン薬であるスピロノラクトンはアンドロゲン受容体にも結合するため女性化乳房などの副作用が出現する場合があるが，エプレレノンは鉱質コルチコイド受容体への選択性が高いため副作用が少ない。

2）続発性アルドステロン症

第一に基礎疾患の治療を行う。それとともに低K血症の是正，抗アルドステロン薬の投与を行う。

Ⅱ　アルドステロン症の看護ケアとその根拠

アルドステロン症ではアルドステロン（電解質コルチコイド）の作用により，体内のNaが蓄積され，Kの排泄が促進し，循環血液量の増加に伴う高血圧と低K血症が生じる。そのため高血圧による症状（頭痛，動悸，めまいなど）や，低Kによる症状（筋力低下，脱力，テタニー）の発現に注意し，症状の早期発見，緩和に対する援助を行う。

また薬物療法や手術療法などの治療方針を患者が選択できる援助も行う必要がある。

1．アルドステロン症の観察ポイント

① 血圧

Naの貯留により体液量が増加して高血圧が生じる。一般的に浮腫は伴わない。高血圧の発生機序に関してはその他の因子の関与も示唆されているため既往症などのアセスメントも必要である。また血圧上昇に伴うめまい，動悸，頭痛などの症状の観察も行う。

② 尿量，水分摂取量

低K血症により腎尿細管の変性をきたして腎での濃縮障害を起こし，多尿，特に夜間尿を増加させ多飲にもなる。そのため水分バランスの観察が必要である。

③ 筋力低下や脱力の有無

体内K濃度が低下すると骨格筋や心筋，消化管・腎臓に障害を受けやすい。実際に現れる症状としては脱力や筋力低下で，重症では四肢麻痺，不整脈，腸閉塞に至る場合もある。

④ テタニーの有無

低K血症に伴うアルカローシスによりイオン化Caが低下しテタニーを起こすことがある。そのためけいれん・振戦，嘔吐などの症状の有無を観察する。

⑤ 検査データ

- 血液検査（血清K値，血清Na値，血漿アルドステロン濃度，血漿レニン活性，各種負荷試験）：症状の観察や今後起こりうる症状の予測を行う上で検査データの確認は重要である
- CT検査，シンチグラフィ検査，副腎静脈サンプリング：特発性アルドステロン症（アルドステロン産生腺腫か両側副腎過形成か）の鑑別のため画像検査は必要である。

また腺腫であった場合，局在診断を行うため副腎静脈サンプリングが行われる

2. アルドステロン症の看護目標

❶循環血液量の増加に伴う症状を改善し，通常の身体活動が維持できるよう援助する
❷検査や治療が安全・安楽に受けられるよう援助する

3. アルドステロン症の看護ケア

1）水分出納

水分摂取量や尿量・体重から水分出納バランスの観察を行う。

2）頭痛のケア

冷罨法や薬物療法など適切な対症療法を行い，安楽が保持できるよう援助する。

3）脱力症状のケア

血液データの確認，筋力低下や脱力症状の観察を行い，適宜必要なADL介助を行う。

4）社会資源の活用

ADL，薬物療法の管理能力，家族の支援などのアセスメントを行い，必要であれば福祉サービスの導入に対する援助を行う。

5）意思決定に対するケア

医師からの説明の理解度をアセスメントし，患者がわかりやすいよう説明の補足をしたり，情報提供を行う。

(武藤孝幸)

《引用文献》
1) 大村昌夫：原発性アルドステロン症（PA）．医療情報科学研究所編：病気がみえる vol3 糖尿病・代謝・内分泌, 第3版. メディックメディア, 2012.

《参考文献》
1) 曽根正勝，他：原発性アルドステロン症と関連疾患．中尾一和編集主幹, 最新内分泌代謝学. pp369-372, 診断と治療社, 2013.

NOTE

第Ⅰ部 疾患別看護ケア関連図　B　内分泌疾患

24 副腎皮質機能低下症：アジソン病

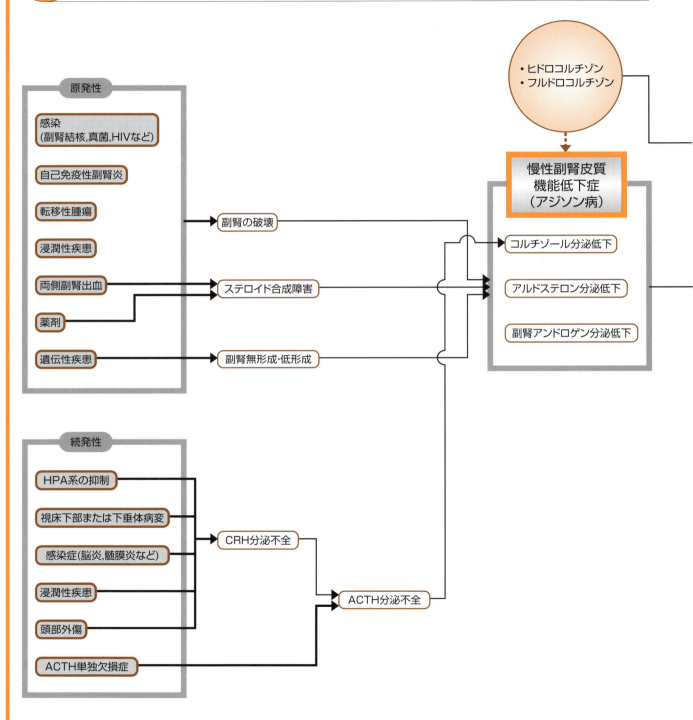

＊続発性副腎皮質機能低下症ではACTH過剰産生による症状，および鉱質コルチコイド作用の欠乏による症状はみられない

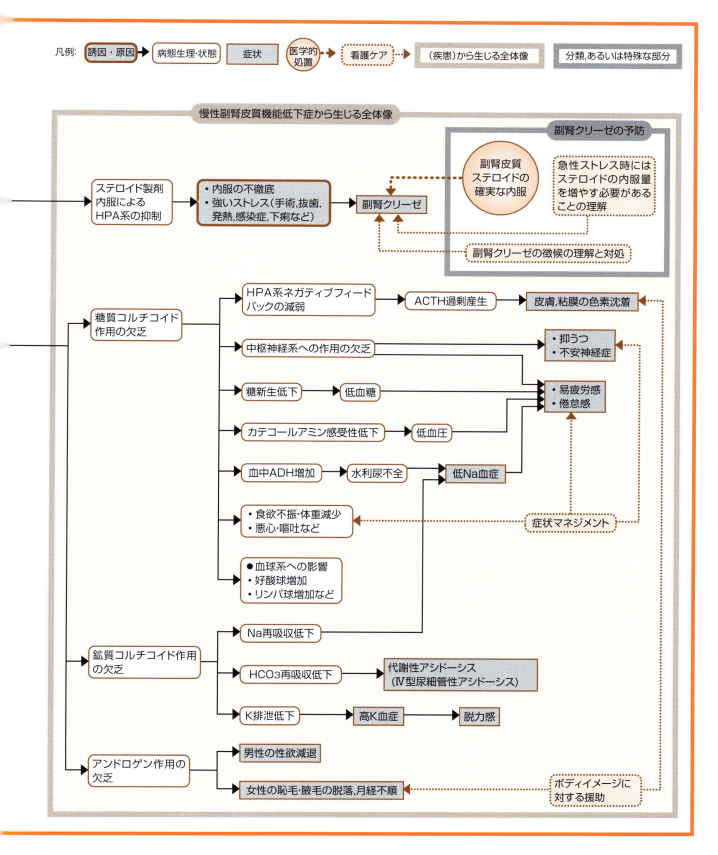

第Ⅰ部　疾患別看護ケア関連図　　B　内分泌疾患

24　副腎皮質機能低下症：アジソン病

I　慢性副腎皮質機能低下症の病態生理

1．副腎皮質機能低下症の定義

副腎皮質機能低下症は，副腎皮質から分泌されるステロイドホルモン（主にコルチゾール，副腎アンドロゲン）が生体の必要量以下になり，ステロイドホルモン欠乏によるさまざまな症状が起こる病態をさす。

2．副腎皮質機能低下症の分類

副腎皮質機能低下症は，経過により急性と慢性に分けられる。この項では慢性副腎皮質機能低下症について詳述する。なお，慢性副腎皮質機能低下症の急性増悪を含めた急性副腎不全は副腎クリーゼとよばれる（⑫「副腎クリーゼ・甲状腺クリーゼ・高Ca血症クリーゼ」を参照）。

慢性副腎皮質機能低下症は原因となる病変部位により，副腎自体に原因がある原発性副腎皮質機能低下症（アジソン〈Addison〉病）と，上流の視床下部-下垂体系に原因がある続発性副腎皮質機能低下症に大別される［図1］。

3．慢性副腎皮質機能低下症の成因

慢性副腎皮質機能低下症の成因は病変部位により異なる。［表1］に慢性副腎皮質機能低下症をきたしうる疾患を原発性と続発性に分けて記載する。

1）原発性副腎皮質機能低下症（アジソン病）

原発性副腎皮質機能低下症は副腎自体に原因をもつ。以前は副腎結核が主因であったが，近年では自己免疫による特発性アジソン病の頻度が高くなってきている。特発性アジソン病は他の臓器に自己免疫疾患を併発することが多く，多腺性自己免疫症候群と診断されることもある。その他に，HIV感染症に伴うサイトメガロウイルス感染症やクリプトコッカス感染による感染性アジソン病が報告されている。

アジソン病では副腎皮質の3層全体が［表1］のような原因によって機能不全状態にある。そのため，**コルチゾール，アルドステロン，副腎アンドロゲンのすべてが**

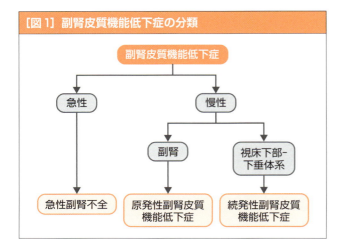

[図1] 副腎皮質機能低下症の分類

[表1] 慢性副腎皮質機能低下症の主な原因

分類	主な原因
原発性副腎皮質機能低下症	・感染（副腎結核，真菌〈主にクリプトコッカス族〉，ヒト免疫不全ウイルス，サイトメガロウイルス） ・自己免疫性副腎炎（副腎皮質単独病変，多腺性自己免疫症候群） ・転移性腫瘍 ・浸潤性疾患（サルコイドーシス，アミロイドーシスなど） ・両側副腎出血 ・遺伝性疾患（副腎白質ジストロフィー，先天性副腎低形成など） ・薬剤性（ステロイド合成阻害薬，抗がん薬など）
続発性副腎皮質機能低下症	・視床下部-下垂体-副腎系の抑制 　①外因性：副腎皮質ステロイド長期投与 　②内因性：クッシング症候群術後 ・視床下部または下垂体病変 　①腫瘍：下垂体腫瘍，転移性腫瘍 　②脳腫瘍術後など ・感染症（ウイルス性脳炎，髄膜炎など） ・浸潤性疾患（サルコイドーシスなど） ・頭部外傷 ・ACTH単独欠損症

欠乏状態にあるが，副腎皮質の90％以上が障害されなければ発症しない。よって，無症状で経過する場合もある。

また，副腎白質ジストロフィーや副腎低形成，副腎酵素欠損症の頻度は多くないものの特定疾患として認定されている。

2）続発性副腎皮質機能低下症

続発性副腎皮質機能低下症では糖質コルチコイド薬の長期投与による視床下部–下垂体–副腎系（hypothalamic-pituitary-adrenal axis：HPA）の抑制が原因となるものが大半を占める。これは，糖質コルチコイドの長期投与により，ネガティブフィードバックによる視床下部–下垂体での副腎皮質刺激ホルモン放出ホルモン（corticotropin-releasing hormone：CRH）および副腎皮質刺激ホルモン（adrenocorticotropic hormone：ACTH）産生の抑制と副腎萎縮による糖質コルチコイド産生低下が起こっているためである。その他，クッシング（Cushing）症候群の術後でも同様である。

続発性副腎皮質機能低下症では**アジソン病と異なり，アルドステロンは正常に分泌される**。これは，アルドステロンが視床下部–下垂体–副腎系ではなく，レニン–アンジオテンシン系の調節を受けているためである。

4．慢性副腎皮質機能低下症の症状

副腎皮質ホルモンの欠乏によるさまざまな症状があらわれる［図2］が，非特異的な症状が多い。また，アジソン病ではコルチゾールによるネガティブフィードバックが弱まり，ACTHが過剰に産生される状態であるため，ACTHによる症状もあらわれる。

［図2］慢性副腎皮質機能低下症の主な症状

- 易疲労感
- 体重減少
- 食欲不振
- 低血圧
- 脱力
- 脱水
- 腹部症状
- 精神症状（無気力，不安，うつ）
- 色素沈着（皮膚，爪床，口腔内など）

続発性副腎皮質機能低下症ではアルドステロンによる症状はほぼみられず，ACTHによる症状もみられることはない。

1）コルチゾール欠乏による症状

食欲不振，体重減少，易疲労感，腹部症状（悪心・嘔吐，腹痛，下痢・便秘の繰り返し），精神症状（抑うつ，不安神経症）などを認める。

2）アルドステロン欠乏による症状

脱水，低血圧，脱力（骨格筋に限局しない）などを認める。

3）副腎アンドロゲン欠乏による症状

女性では腋毛・恥毛の脱落や月経不順を認める。男性では性欲低下がみられることもある。

4）ACTH過剰による症状

皮膚・粘膜の色素沈着を主に日光照射や摩擦を受けやすい部位（手背，爪，四肢関節伸展部，陰部など），口唇，口腔粘膜，歯肉などに認める。

5．慢性副腎皮質機能低下症の診断・検査

1）一般検査所見

コルチゾール欠乏による低血糖，好酸球増加および，リンパ球増加などが認められる。また，アルドステロン欠乏による代謝性アシドーシスを伴う低ナトリウム（Na）血症，高カリウム（K）血症などをきたすこともある。

2）画像所見

腹部CTによる副腎部の評価が有用である。感染性では副腎は腫大し，副腎結核では石灰化がみられる。また，特発性アジソン病では副腎の萎縮がみられる。

続発性との鑑別が必要な際は頭部MRIやCTで視床下部や下垂体の評価を行う。

3）内分泌検査所見

アジソン病ではコルチゾール，アルドステロン，デヒドロエピアンドロステロンサルフェート（DHEA-S）はすべて低値になり，ACTH，血漿レニン活性は高値になる。コルチゾールや副腎アンドロゲンの代謝産物である尿中17-OHCSや17-KSも低値になる。

血中コルチゾール値は日内変動を考慮し，通常早朝安静空腹時に測定される。

4）迅速 ACTH 負荷試験

副腎皮質機能低下症の診断に用いられる。合成 ACTH 製剤を静注し，30 分後もしくは 60 分後のコルチゾール値が 18 μg/dL 未満のときに副腎皮質機能低下症と診断される。なお，この試験のみでは原発性と続発性の鑑別はできない［図3］。

5）連続 ACTH 負荷試験

原発性副腎皮質機能不全であるのか，長期の ACTH 減少に伴う副腎萎縮による続発性副腎皮質機能不全であるのかを鑑別するために行う。持続性合成 ACTH 製剤を 1 回 0.5 mg，1 日 1 回もしくは 2 回，3 日間筋注し，24 時間蓄尿を行う。

原発性副腎皮質機能低下症では尿中コルチゾール，血中コルチゾールの反応はみられない。

続発性副腎皮質機能低下症では，尿中コルチゾール，血中コルチゾールの反応回復がみられる。

6）CRH 負荷試験 ［図4］

CRH 負荷試験は原発性，続発性副腎皮質機能低下症の鑑別とクッシング病の診断に用いられる。早朝空腹時に 30 分間の臥床安静の後，合成 CRH を静注し 30 分おきに 90 分後までの ACTH およびコルチゾールの反応性を測定する。

正常であれば ACTH は 30〜60 分後にピークとなり，コルチゾールはやや遅れて 60〜90 分後にピークとなる。反応の基準として，ピーク値が前値の 1.5 倍以上，ACTH ピーク値が 30 pg/mL 以上，コルチゾールピーク値が 15 μg/dL 以上あれば反応ありとみなす。

アジソン病では ACTH は過剰反応するが，副腎皮質ホルモンの分泌能が障害されているため，コルチゾールの反応がみられない。

続発性副腎皮質機能低下症のうち，下垂体機能に異常がある場合は ACTH，コルチゾールともに反応はみられない。一方，視床下部に異常がある場合は ACTH に正常反応がみられる。

6．慢性副腎皮質機能低下症の治療

原発性・続発性にかかわらず，慢性副腎皮質機能低下症の治療の原則は，不足している副腎皮質ホルモンの補充である。

糖質コルチコイドの補充については，わが国では成

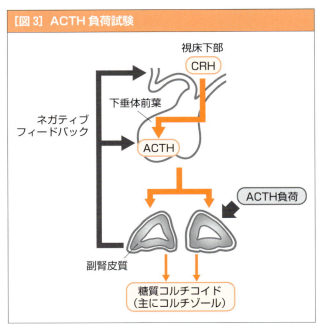

[図3] ACTH 負荷試験

ACTH に対する副腎の反応性を検査する。原発性，続発性ともに ACTH に対する反応性は低下する。

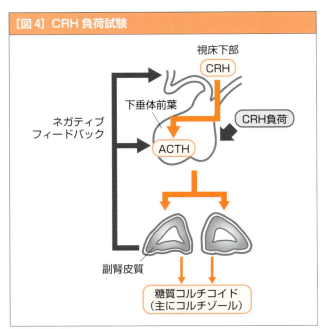

[図4] CRH 負荷試験

CRH に対する下垂体の反応性を検査する。原発性では ACTH は過剰反応するが，コルチゾールの反応はみられない。続発性のうち，下垂体機能に異常がある場合は ACTH，コルチゾールともに反応はみられない。一方，視床下部に異常がある場合は ACTH に正常反応がみられる。

人の場合，ヒドロコルチゾン15〜20 mg/日を2〜3回に分けて投与する。この際，生理的な日内変動を考慮し，朝に1日投与量の2/3を投与し，残りの1/3を昼や夕に投与することが多い。投与量は臨床症状や早朝のACTH値で評価しながら調節される。

鉱質コルチコイドの補充については，日本人は塩分摂取量が多いため，ほとんど必要とされることはない。しかし，糖質コルチコイドの補充を行っても低血圧や低Na血症が改善しない場合は，フルドロコルチゾンの投与を行う。

副腎アンドロゲンの補充は通常行われない。男性ではアンドロゲン活性の強いテストステロンが精巣より分泌されているためである。また，わが国では，デヒドロエピアンドロステロン製剤は存在しない。しかし，欧米では女性のQOL改善と骨粗鬆症予防目的で女性においてデヒドロエピアンドロステロンが投与されることもあるが，効果や長期安全性は確立されていない。

II 慢性副腎皮質機能低下症の看護ケアとその根拠

慢性副腎皮質機能低下症の看護ケアとして最も重要なことは，副腎クリーゼを予防することである。副腎クリーゼが起こると，急速に重篤化し生命の危機にさらされることとなるため，予防と早期発見が必要である。そのため，患者が副腎皮質ホルモンの補充の必要性と副腎クリーゼを惹起するイベントを理解し対処できるようにかかわる必要がある。

また，治療の際に内服する副腎皮質ステロイドは補充量であるため，副作用があらわれることはまれであるが，副腎皮質ステロイドの副作用に対する支援も必要である。

1．慢性副腎皮質機能低下症の観察ポイント

① 疾患による症状への観察
食欲不振，体重減少，易疲労感，腹部症状，精神症状，脱水，低血圧，脱力など

② 副腎クリーゼ
❷「副腎クリーゼ・甲状腺クリーゼ・高Ca血症クリーゼ」を参照。

③ 副腎皮質ホルモン剤の副作用
耐糖能異常，脂質異常症，血圧の上昇，易感染性，易興奮性，骨粗鬆症，皮膚の脆弱化，低K血症，浮腫など。

2．慢性副腎皮質機能低下症の看護の目標

❶副腎皮質ステロイドの確実な内服の必要性を理解できるよう支援する
❷発熱時，外傷時，抜歯を含む手術時などの急性ストレス時には内服量を増やす必要があることを理解できるよう支援する
❸副腎クリーゼの徴候を理解し，対処できるよう支援する
❹副腎皮質ステロイドの副作用を理解し，対処できるよう支援する

3．慢性副腎皮質機能低下症の看護ケア

副腎皮質機能低下症による症状は，副腎皮質ステロイドの補充により軽快する。そのため，副腎皮質機能低下症の治療に対する主な看護ケアは副腎皮質ステロイドの内服管理と副腎クリーゼの予防，そして副腎皮質ステロイドの副作用への対処となる。

1）内服管理

未治療のアジソン病や，副腎皮質ステロイドの内服によって視床下部-下垂体-副腎系が抑制された状態で副腎皮質ステロイドの内服を中断した場合，少しのストレス負荷によって容易に急性副腎不全（副腎クリーゼ）に陥り，生命の危機にさらされることとなる。そのことを十分に留意し，患者に内服継続が生命維持に必要であることを指導する必要がある。

2）副腎クリーゼの予防

副腎皮質ステロイドを確実に内服している場合であっても，強いストレスにさらされる状況（手術，抜歯，外傷，発熱，感染症，下痢など）では，副腎皮質ステロイドの必要量が増加するため，内服量の増量が必要である。発熱などの際は一般的には通常内服量の2〜3倍量を内服し，すぐにかかりつけの内分泌専門医に相談してもらう。

手術などの予定がわかっている場合は，患者に副腎皮

[図5] カード例

質ホルモンの補充を行っていることを主治医に伝えてもらい，内分泌専門医にコンサルトしてもらう必要がある。

また，万一のときのために，副腎皮質ステロイド内服中であることを示すカード[図5]を携帯することを指導する。

3）副腎皮質ステロイドの副作用

耐糖能異常，高血圧，脂質異常症に対しては，食事指導や運動指導を行う。

閉経後の女性の場合は，骨粗鬆症の予防のためにビタミンD製剤やビスホスホネート製剤の内服を行うこともある。

低K血症や浮腫などアルドステロン作用が強く出ている場合は，アルドステロン作用の弱い製剤に切り替える必要が出てくる。

4）ボディイメージに対する援助

皮膚や粘膜の色素沈着などで，ボディイメージが損なわれていることがある。副腎皮質ステロイドの内服により，時間はかかるものの色素沈着は改善することを理解してもらう必要がある。

5）症状マネジメント

副腎皮質機能低下症による症状は，副腎皮質ステロイドの補充により軽快する。そのため，確実な内服を行っているにもかかわらず，症状が改善しない場合は副腎皮質ステロイドの内服量が不足していることが考えられる。よって，症状に対しては適宜対応し，医師・患者と協力して適切な副腎皮質ステロイドの内服量を模索する必要がある。

（清水彬礼）

《文献》
1) 中尾一和編集主幹：最新内分泌代謝学．pp362-365，診断と治療社，2013．
2) 柴田洋孝：副腎不全の原因と分類．日内会誌 97：702-707，2008．
3) 成瀬光栄・他：副腎機能低下症の診断とコルチゾール測定感度．日内会誌 97：716-723，2008．
4) 大月道夫：補充療法に用いられる合成ステロイドホルモン．日内会誌 97：766-771，2008．

NOTE

25 副腎髄質機能亢進症：褐色細胞腫

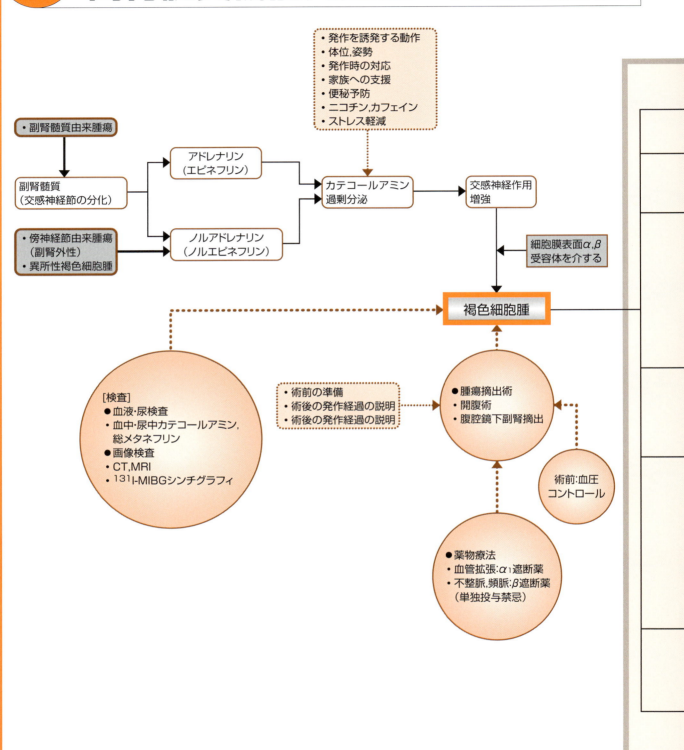

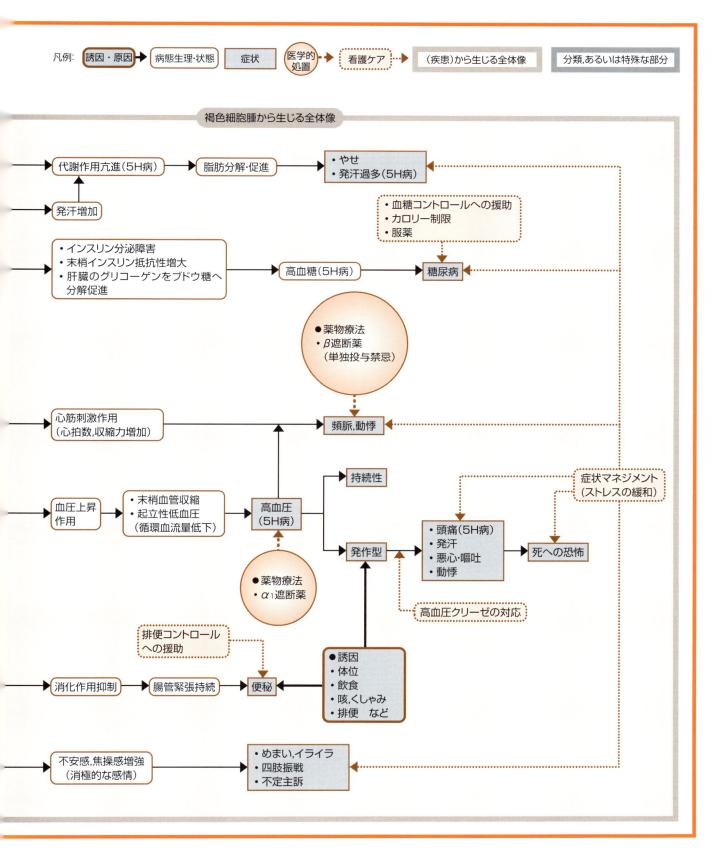

第Ⅰ部　疾患別看護ケア関連図　B　内分泌疾患

25 副腎髄質機能亢進症：褐色細胞腫

Ⅰ 褐色細胞腫が生じる病態生理

1．褐色細胞腫の定義

副腎髄質や傍神経節由来の腫瘍でカテコールアミンを過剰分泌する希少疾患である。多くは良性腫瘍で外科的摘出術で治癒する。悪性褐色細胞腫は約10％ある。

2．褐色細胞腫のメカニズム

褐色細胞腫は，カテコールアミンの過剰分泌［図1］で交感神経系の刺激が増強し，$α_1$受容体刺激で血管収縮，$β_1$受容体刺激から頻脈・心拍出量の増大が生じ高血圧になる。

高血圧による心肥大，心筋障害，腎機能障害などがみられる。さらに，カテコールアミンの過剰分泌で，肝臓から糖の放出増加と末梢インスリン抵抗性の増加で高血糖や糖尿病が生じる。

副腎髄質あるいは傍神経節の腫瘍で発生原因は不明。

3．褐色細胞腫の分類と症状

1）分類

副腎髄質や傍神経節に発生する腫瘍で，そのほとんど（約90％）が良性腫瘍である。約10％は骨や肝臓に転移する悪性腫瘍である。

良性と悪性の診断は難しく，良性の場合は手術による摘出で治癒するが，術後に定期的な尿中や血中カテコールアミン検査で再発のチェックが必要になる。

2）症状

高血圧（hypertension），高血糖（hyperglycemia），代謝亢進（hypermetabolism），頭痛（headache），発汗過多（hyperhidrosis）の症状から5H病といわれ，代謝亢進により体重減少が認められる［図2］。

高血圧は，起立性低血圧（末梢血管が強く収縮し循環血流量が低下）を合併することが多い。約2/3が持続型で自覚症状は少ない。約1/3は発作型で数分〜数時間にわたり，頭痛，発汗，悪心，動悸などの発作が出現し，特定の誘因によって起こることが多い。

その他は，突発的な動悸や悪心などから死の恐怖感に対する急激な精神的変調をきたす。

- ●合併症

発作性の高血圧や持続性の高血圧を伴い，不整脈，耐糖能異常や糖尿病，脂質異常症を呈し，腹圧のかかる動作や体位，食事などの刺激により急激に血圧が上昇し脳や心臓，腎臓などの臓器に障害を生じる高血圧クリーゼ*や心筋梗塞様発作も認める。

＊：高血圧クリーゼは，拡張期血圧120 mmHg以上。

4．褐色細胞腫の診断・検査

1）血液・尿検査

- 血中・尿中カテコールアミン，総メタネフリン**
- 尿中メタネフリン，ノルメタネフリンの測定
  ＊＊：メタネフリンはアドレナリンの代謝産物，ノルメタネフリンはノルアドレナリンの代謝産物

2）画像検査

- 超音波，CT，MRI，^{131}I-MIBG（^{131}I-メタヨウドベンジルグアニジン）シンチグラフィ

［図1］褐色細胞腫のメカニズム

副腎腫瘍 → カテコールアミンの過剰分泌 → 高血圧／不整脈／糖尿病

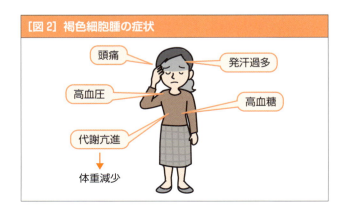

［図2］褐色細胞腫の症状

頭痛・発汗過多・高血圧・高血糖・代謝亢進 → 体重減少

5．褐色細胞腫の治療

良性腫瘍は，外科的摘出で治癒する。

術前に$α_1$遮断薬（血管拡張），不整脈や頻脈の場合は$β$遮断薬併用の内服で血圧コントロールを行う（$β$遮断薬の単独投与は禁忌）。

術中・術後の血圧管理が重要で，術後はカテコールアミンの分泌量が急激に低下するので，急激な低血圧になることがある。ノルアドレナリン投与で是正される。

悪性腫瘍は有効な治療法がない。

II　褐色細胞腫の看護ケアとその根拠

1．褐色細胞腫の観察のポイント

1）症状
- 循環器症状：心拍数，動悸，脈拍，血圧
- 消化器症状：悪心・嘔吐，腹痛，便秘
- 神経症状：四肢振戦，めまい，不定愁訴

2）検査所見
- 血液：血漿メタネフリン，血漿ノルメタネフリン，血糖値
- 尿：尿中メタネフリン，ノルメタネフリン
- 画像：CT，MRI，^{131}I-MIBGシンチグラフィ

3）合併症
発作性または持続性の高血圧（急激な血圧上昇による高血圧発作または高血圧クリーゼともいう），不整脈，糖尿病，脂質異常症の状態を把握する。

4）疾患に対する受け止め
- 疾患と治療についての患者・家族の認識の把握
- 患者・家族の思いや不安

2．褐色細胞腫患者への看護目標

❶高血圧発作（高血圧クリーゼ）の予防と対処を行い血圧の変動を少なくする
❷カテコールアミン過剰分泌による不安感や焦燥感の軽減を行う
❸高血圧発作への恐怖感の軽減を行い，手術に向け心身ともに安定した状態を維持する

3．褐色細胞腫の高血圧発作（高血圧クリーゼ）の予防

血圧は，持続型に上昇する場合と発作型に上昇する場合があり，これらに加え循環血漿量の低下で起立性低血圧を合併することが多い。発作型の血圧上昇は，特定の誘因で上昇することが多く，持続時間は数分〜数日に及ぶことがある。

定期的な血圧と脈拍の測定，検査データを把握し，服薬援助を行い，薬剤の作用効果を把握する必要がある。

さらに，症状の観察（動悸，頭痛，発汗，悪心・嘔吐，腹痛，めまい，四肢冷感）から異常の早期発見に努める。

発作を誘発する動作や姿勢の把握と腹圧をかける体位（側臥位，腹臥位，重たい物を持ち上げるなど），排尿，排便，腹部の触診，飲食，咳・くしゃみなどの誘因を除去する指導を行う。

発作時は静かな環境で仰臥安静にし，血圧と脈拍，その他の症状の把握を行う。投与薬の効果の観察を行い，緊急時の対応に備える。発作時の患者・家族の不安の軽減に努める。

4．疾患に対する不安の軽減に向けて知識と管理方法についての指導

カテコールアミンの過剰分泌で不安感や焦燥感を訴えることがあるが，患者の思いや不安を受け止め，良性の場合は適切な治療で治癒できることを説明する。

さらに，疾患と症状の説明を行い，薬物療法の目的，種類量，作用，副作用，服薬方法について説明する。

外科的治療となった場合には術前・術後の経過について情報提供を行い，心身ともに安定した状態で手術へ望めるように援助する。

（山口曜子）

《文献》
1) 医療情報科学研究所編：病気がみえる vol3 糖尿病・代謝・内分泌，第3版．p139，メディックメディア，2012．
2) 黒江ゆり子，高澤和永・他：成人看護学6 内分泌・代謝．医学書院，2011．
3) 北村聖総編：代謝・内分泌疾患．臨床病態学2巻，第2版，ヌーヴェルヒロカワ，2013．

26 多発性内分泌腫瘍症 (MEN)

第Ⅰ部　疾患別看護ケア関連図　B　内分泌疾患

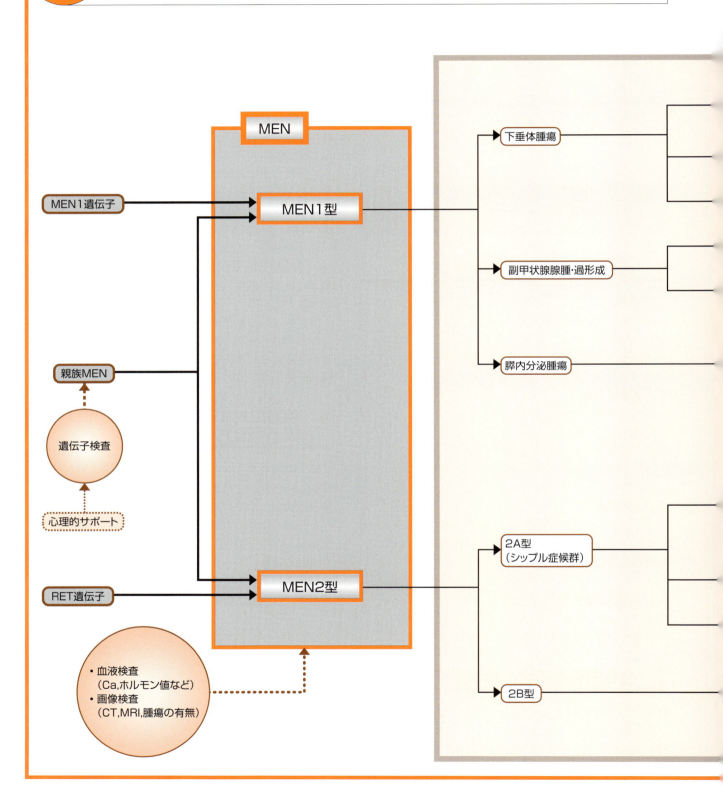

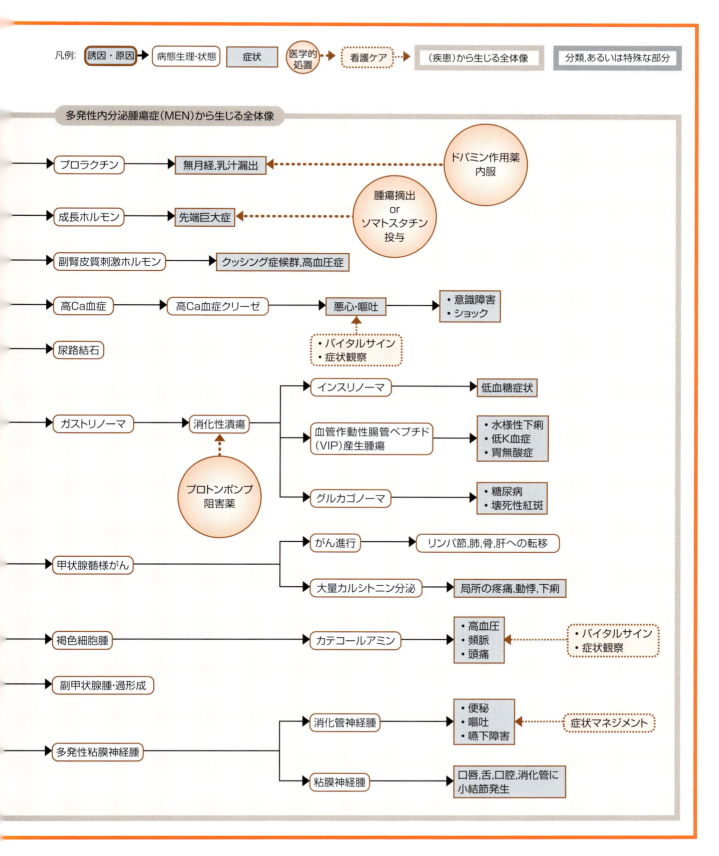

26 多発性内分泌腫瘍症（MEN）

I 多発性内分泌腫瘍症（MEN）が生じる病態生理

1. 多発性内分泌腫瘍症（MEN）の定義

多発性内分泌腫瘍症（multiple endocrine neoplasia：MEN）は，2つ以上の内分泌腺に腫瘍や過形成が生じるものをいう。腫瘍性病変の組み合わせによりMEN1型，MEN2A型〔シップル（Sipple）症候群〕，MEN2B型がある。

2. 多発性内分泌腫瘍症（MEN）のメカニズム

原因となる遺伝子の変異によって2つ以上の内分泌腺に腫瘍性病変が出現する。

常染色体優性遺伝のため家族内の発生である場合が多い。そのため，適切な遺伝子検査を行う必要もある。

1）MEN1型

腫瘍性病変が副甲状腺，膵臓・消化管，下垂体の順に多い。

① 副甲状腺

副甲状腺の働きが高まる（副甲状腺機能亢進症）。過剰の副甲状腺ホルモンが分泌されるため血液中のカルシウム（Ca）濃度が高くなる（高Ca血症）。高Ca血症のため尿中に排出されるCaが増加し尿路結石や腎機能障害が生じることがある。また，高Ca血症により胃十二指腸潰瘍を引き起こしやすくなる。

副甲状腺機能亢進症は何年間か無症状のこともあれば，尿路結石，骨量低下，胃十二指腸潰瘍，倦怠感，筋力低下，筋肉・骨の痛み，便秘，消化不良などの症状が生じることもある。

② 膵臓・消化管

膵臓内に腫瘍ができ，そこで産生されるホルモンとそれらの働きが過剰になったときに症状が生じる。

- ガストリノーマ：膵頭部や十二指腸にできた腫瘍から過剰に産生されたガストリンにより胃酸分泌が高まり，胃十二指腸潰瘍となる。また，重症の下痢を起こすこともある
- インスリノーマ：腫瘍から過剰に産生されたインスリンにより低血糖症状が起こり，動悸，冷汗，重症時は意識障害，けいれんを起こす
- グルカゴノーマ：腫瘍から過剰に産生されたグルカゴンにより高血糖となり糖尿病を発症する。また，体重減少，皮膚症状がみられることもある
- ソマトスタチン：多くの細胞の働きを抑える作用がある。過剰になっても諸症状が出ないことが多いが，糖尿病や胆石症を引き起こすこともある

③ 下垂体

下垂体腫瘍から分泌されるプロラクチン（PRL）による無月経，乳汁漏出や成長ホルモンによる先端巨大症や副腎皮質刺激ホルモン（adrenocorticotropic hormone：ACTH）の分泌によるクッシング（Cushing）症候群の高血圧が生じることがある。

2）MEN2A型

甲状腺髄様がんがもっとも多く，副腎褐色細胞腫が5～6年ほど遅れて発生することもある。

甲状腺髄様がんは特に症状はないが，自覚症状として，腫瘍が大きくなると首にしこりが触れるようになる。また，血液中のカルシトニン濃度が高値になるが，血液中のCaが低値になることはない。甲状腺髄様がんが進行すれば周囲のリンパ節，肺，骨，肝臓などに転移し，その治療が必要となってくる。

副腎褐色細胞腫ができるとカテコールアミンが大量に分泌されるため，高血圧，頭痛，発汗，高血糖の症状が生じる。進行すると心疾患，脳疾患を引き起こす可能性もある。

3）MEN2B型

甲状腺髄様がん，副腎髄質褐色細胞腫に加えて多発性の粘膜神経腫が発生する。

[表1] 多発性内分泌腫瘍（MEN）の分類と症状

型	原因遺伝子	病変出現部位	主要な病変と症状
MEN1型（ヴェルナー〈Werner〉症候群）	MEN1遺伝子	・下垂体 ・副甲状腺 ・膵臓	・下垂体腫瘍 　・無月経，乳汁漏出 　・先端巨大症状 　・クッシング症候群，高血圧 ・副甲状腺腺種・過形成 　・高Ca血症 ・膵臓内分泌腫瘍 　・低血糖 　・低カリウム（K）血症，下痢 　・糖尿病
MEN 2A型（シップル〈Sipple〉症候群）	RET遺伝子	・甲状腺 ・副甲状腺 ・副腎	・甲状腺髄様がん 　・カルシトニン産生 ・副甲状腺腺種・過形成 　・高Ca血症 ・褐色細胞腫 　・高血圧
MEN 2B型	RET遺伝子	・口唇・舌粘膜 ・甲状腺 ・副腎	・甲状腺髄様がん 　・カルシトニン産生 ・多発性神経腫 　・消化管神経腫：便秘，嘔吐，嚥下障害 　・粘膜神経腫：口唇，舌，消化管に小結節発生 ・褐色細胞腫 　・高血圧

3. 多発性内分泌腫瘍（MEN）の分類と症状

　多発性内分泌腫瘍（MEN）は3つに分類され，それぞれ原因遺伝子が異なる．[表1] に主な病変と症状を示した．

4. 多発性内分泌腫瘍（MEN）の診断・検査

1）診断

　親族にMENと診断された人がいる場合は1カ所の病変でもMENと診断される．

　親族にMENと診断された人がいない場合は，副甲状腺，膵臓，脳下垂体のうち2カ所以上に病変があればMENと診断される．

2）検査
① 血液検査
　Caやホルモン値を測定する．
② 画像検査
　CT・MRIにて腫瘍の有無を確認する．

5. 多発性内分泌腫瘍（MEN）の治療

　副甲状腺機能亢進症状の治療のために手術にて副甲状腺を取り除く．ただし，血液中のCa濃度，尿中へのCa排泄量（高値であれば尿路結石や腎臓機能障害を起こしやすくなる）など総合的に判断する必要ある．

1）膵腫瘍の治療
① ガストリン産生腫瘍（ガストリノーマ）
　胃酸分泌の過剰による胃十二指腸潰瘍が起こる．そのため胃酸分泌を抑える内服薬（プロトンポンプ阻害薬）を服用する．腫瘍が大きくなると手術を考慮する．
② インスリン産生腫瘍（インスリノーマ）
　低血糖症状を引き起こすため腫瘍のみ，もしくは膵臓の一部とともに切除術を行う．
③ その他膵腫瘍
　腫瘍の進行状況に応じて外科的治療もしくは症状をみながら内服薬投与などの経過観察を行う．

2）下垂体腫瘍の治療
① プロラクチン産生腫瘍
　プロラクチンの合成を抑え，腫瘍を小さくするのに有

効な内服薬（ドパミン作用薬）の服用がある．内服薬で効果が得られないときは，放射線照射や手術を考慮する．

② 成長ホルモン産生腫瘍

手術適応である．腫瘍を完全に摘出できなければ内服薬やホルモン分泌抑制効果のある注射薬（ソマトスタチン誘導体）がある．手術，薬剤で効果がなければ放射線照射も行う．

③ 副腎皮質刺激ホルモン産生腫瘍

手術が原則である．必要に応じて薬物療法，放射線照射を行う．

④ その他の下垂体腫瘍

ホルモンを産生しない腫瘍は，大きさにより正常下垂体機能に影響を及ぼす．頭痛や視野障害などの症状があれば手術適応を考慮する．

Ⅱ 多発性内分泌腫瘍（MEN）の看護ケアとその根拠

検査結果を得て，どの部位における腫瘍で，手術適応なのか，内服治療なのかを確認する必要がある．各腫瘍部位において症状が異なるため，そこで診断された症状に応じた観察やケアを行っていく．

また，遺伝性疾患であるため，本人や家族の遺伝子情報も明らかにされることから，患者の精神的負担は大きい．そのため，患者の思い（不安や疑問など）を傾聴し，精神的に支えていくことが必要である．

遺伝子検査を行う場合は，遺伝子カウンセリングを受け，遺伝子検査の特徴を理解してもらう．また，遺伝子検査結果の情報は守秘が絶対である．

1．観察ポイント

多数の内分泌臓器に腫瘍性病変が出現する．そのため腫瘍性病変がどこか，それによりどのような症状が出ているのかアセスメントする．

複雑な病変，遺伝子疾患であるため疾患に関する患者の理解がどの程度か，またどのような思いでいるのかなど，言動を注意深くアセスメントしていくことが必要である．

2．看護目標

❶遺伝性疾患であることを受け止め，自己の疾患に対する理解を深めようとする

❷内分泌臓器の腫瘍性病変による自己の身体状況を理解する

❸自己の身体状況に合わせた治療方法を理解し治療を継続する

3．看護ケア

1）疾患に対する説明

疾患に対する説明を丁寧にわかりやすく行う．主に医師からの説明となるが，不明なことやわかりにくいことなどを聞き出し，医師に伝え，十分な理解を得られるまで説明する．

不明なこと，わかりにくいことが解決されているか，また，不安など患者の思いを十分に聞き，問題と気持ちの整理を行い，疾患を受け止められるよう支援する．

2）症状マネジメント

自己の身体状況のメカニズムが理解できているかを把握し，必要なケアを説明しながら実践していく．

腫瘍または過形成が生じている部位により症状が異なるため，アセスメントし，その症状に合わせたケアを行っていく．

3）治療に対する説明

病状に合わせて治療の変更があることを理解できるよう説明する．

- 患者の心身状況に合わせたケアを継続・実践できるよう目標設定する
- 病状の進行具合により必要となる治療も変化していく．また，他科の医師からの治療や遺伝子検査などで患者が戸惑いや混乱を生じることも考えられる．そのような場合は主治医が誰であり，その医師が中心となり他科の医師の協力のもと治療を行っていくことを説明し，意欲的に治療を継続していくことができるよう支援していく

（長野仁美）

《文献》
1) 日野原重明監，中尾一和編：看護のための最新医学講座 7 代謝疾患・内分泌疾患．中山書店，2001．
2) 医療情報科学研究所編：病気がみえる vol3 糖尿病・代謝・内分泌，第3版．メディックメディア，2012．
3) 中村治雄編：図説．臨床看護医学 代謝／内分泌 6，改訂版．同朋舎，2000．
4) 多発性内分泌腫瘍症研究コンソーシアム：MEN1 とは？ http://men-net.org/men/men1-1.html

治療別看護ケア関連図

第II部

第Ⅱ部 治療別看護ケア関連図　A　代謝疾患

27 ライフスタイル改善：食事療法

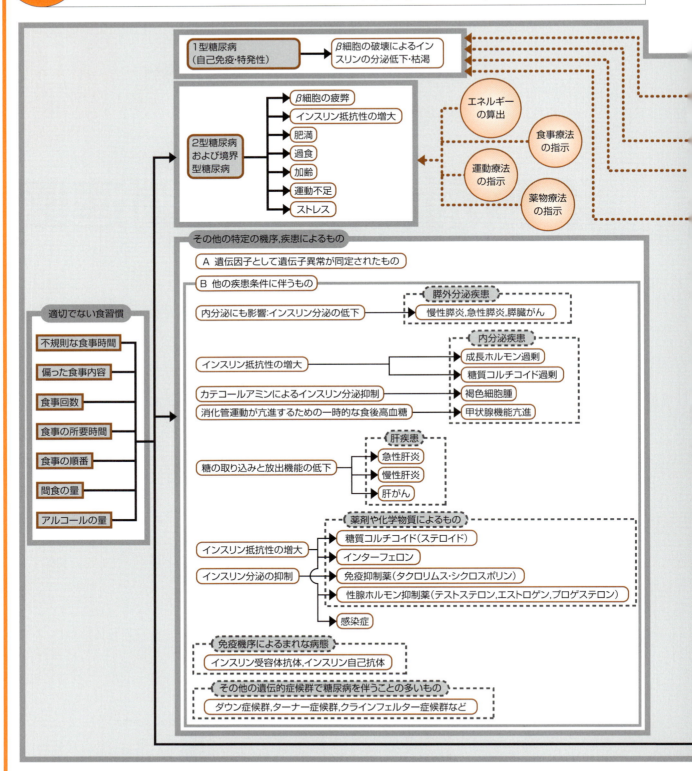

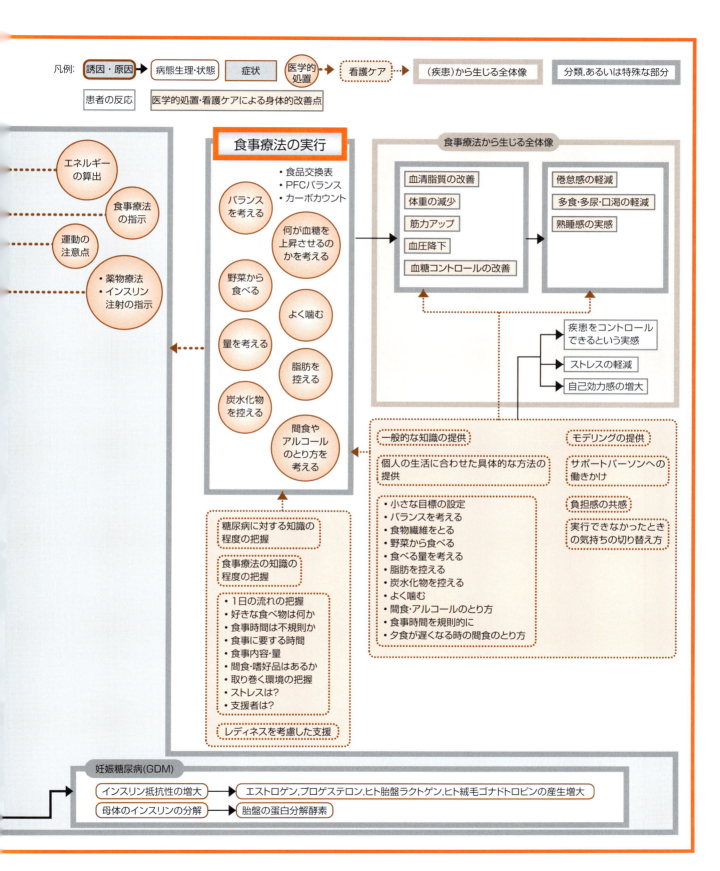

27 ライフスタイル改善：食事療法

I 食事療法のメカニズム

1．食事療法の目的

❶健常者同様の日常生活を送るために，必要な栄養素を摂取する
❷代謝異常を是正し，血糖，脂質，血圧などを良好に維持し，合併症の発症予防，進展を抑制する

2．適正なエネルギー量の決め方と栄養素の配分

1）成人期

成人期の場合，摂取エネルギー(kcal) = 身体活動量(kcal) × 標準体重(kg) で求める。
身体活動量の目安は，以下のとおりである。

- やや低い（軽労作／デスクワークが主な人・主婦）25～30 kcal/kg 標準体重
- 適度（普通の労作／立仕事が多い職業）30～35 kcal/kg 標準体重
- 高い（重い労作／力仕事の多い職業）35～ kcal/kg 標準体重

たとえば，体重 50 kg の主婦の場合 50 kg×25～30 kcal = 1,500 kcal～1,750 kcal の間となり，現在の肥満の程度，血糖のコントロールの程度を合わせて医師より指示が出される。

2）食品交換表 [図1]

食品交換表は，1960年に，日本糖尿病学会より発行された。主な食品，食材を栄養素により6グループに分け1単位を80 kcalと定義して掲載されている。1単位が80 kcalと定められた理由は，当時の卵，魚1切などよく使用する食材の量が80 kcalのものが多かったことに起因する。

[図1] の表1は主食の食材で，主に糖質が含まれ，表2はくだもので糖質の食品である。

[図1] の表3は，肉，魚介，卵，大豆など蛋白質の多い食品である。

[図1][1) の表4はチーズを除く乳製品で表5は油脂，表6はいも，カボチャなどを除く野菜である。調味料は1日0.6単位とされる。

食品交換表は，1日の食事をバランスよくとるための目安として使用され，カロリー計算を厳格にするためのものではない。

3）PFC バランス

適正なエネルギー量とともに，蛋白質（P），脂質（F），炭水化物（C）のバランスは重要である。

① 炭水化物のバランス

糖尿病患者における炭水化物摂取目標は，エネルギー比で50～60％，健常者でも18歳以上では50～70％である。「低炭水化物食」は血糖上昇にもっとも関係の深い炭水化物を抑える食事療法で，血糖値の改善，体重減少など短期的な効果は得られているが，長期的な効果・影響のエビデンスが確立しておらず，注意を要する。

② 蛋白質のバランス

蛋白質の摂取量は，標準体重の1～1.2/kgとされている。たとえば標準体重50 kgの人の蛋白質摂取量は50～60 gとなる。健常者における蛋白質摂取推奨量は18歳以上の健常者で男性60 g/日，女性50 g/日となり上限はないが，言い換えればこれで足りるということになり，摂取過剰に注意を要する。

③ 脂質のバランス

脂質の摂取量は，1日エネルギー摂取の20～30％未満である。たとえば1日1,600 kcal摂取の人の脂質のエネルギー量は，320～480 kcal未満になる。脂質にも飽和脂肪酸と不飽和脂肪酸があり，脂質の内容にも配慮が必要である。

- 飽和脂肪酸

  分子構造で"炭素"と"炭素"の結びつきに「二重構造」がないものを飽和脂肪酸とよぶ。飽和脂肪酸を多く含む食品は，牛肉，豚肉，バター，チーズなどである。

- 不飽和脂肪酸

  "炭素"と"炭素"の結びつきに「二重構造」があるものを不飽和脂肪酸とよぶ。不飽和脂肪酸を多く含む食品は，ごま油，オリーブ油，いわし，さばなどで

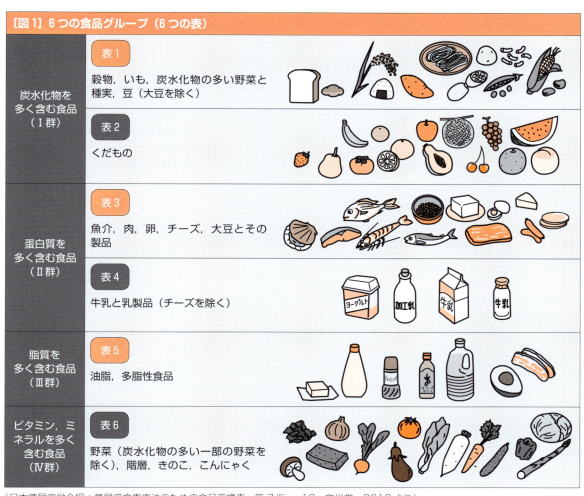

(日本糖尿病学会編:糖尿病食事療法のための食品交換表,第7版,p12,文光堂,2013より)

ある。

④ その他のバランス

ビタミン,ミネラル,食物繊維は不足しがちである。野菜,きのこ,海藻などをいろいろ取り合わせて1日300g以上の摂取が望まれる。そのうちの1/3以上は緑黄色野菜でとることが望ましい。食物繊維は食事の消化,吸収を遅らせ,肝臓で生成されたコレステロールの前駆物質の胆汁酸を吸着するため,血糖値の上昇を抑え血清脂質を抑えるためには重要である。

4) カーボカウント

カーボカウントとは,食事に含まれる栄養素(炭水化物,脂質,蛋白質,食物繊維,ミネラル,ビタミンなど)のなかで食後の血糖値を急激に上昇させるのが炭水化物であるということに着目した食事療法である[図2]。

カーボカウントには基礎カーボカウントと応用カーボカウントがある。

① 基礎カーボカウント

基礎カーボカウントは1日の総摂取炭水化物量を決め,バランスよく摂取することで血糖値をコントロールする方法である。まず,"栄養素と血糖値の関係について"を理解してもらう必要がある。その上で炭水化物を多く含む食品を指導し,患者の1日の総炭水化物量,1回の炭水化物量を算出する。たとえば1回150gの米飯を指導されている場合は,55.6gの糖質が含まれていることを知るだけで目安になる。

② 応用カーボカウント

応用カーボカウントは,炭水化物量に合わせてインスリンを調整する方法である。インスリン使用患者は,食事に含まれる炭水化物量に合わせてインスリンの量を調整していく。応用カーボカウントを使用するにあたり,インスリン/カーボ比が必要になる。

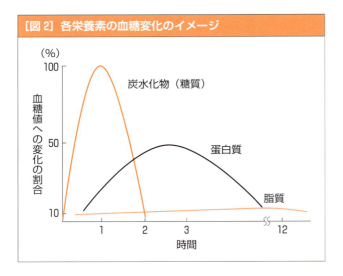

[図2] 各栄養素の血糖変化のイメージ

● インスリン／カーボ比

炭水化物10gに対し必要なインスリンの量で，人により必要量は変わる。カーボとは炭水化物量の単位で，1カーボは炭水化物10gのことである。1カーボに必要なインスリン量が1単位の患者であれば，インスリンカーボ比は1である。先ほどの例でいえば，1回150gの米飯を摂取するにあたり含まれる炭水化物は55.6gであるので，5.56単位のインスリンが必要となる。

ペン型インスリン注入器で注射をしている場合は5単位～6単位のインスリン量が必要になる。ただ，計算通りにはいかないことも多く，実施してみて効果を食後血糖で評価し，インスリン／カーボ比を修正していく必要がある。

● インスリン効果値

インスリン／カーボ比と同様にインスリン調整の知識として必要なのがインスリン効果値である。これはインスリン1単位で血糖降下作用がどの程度あるかというもので，人により，また1日のうちでも時間帯により変わってくる。高血糖の修正に用いられるが，詳しくはインスリン治療の項を参照されたい。

II 食事療法の看護ケアとその根拠

食事は生活そのものである。楽しみであり，長年の習慣は変えがたい。治療のため食事療法を余儀なくされることは，苦痛や困難を伴う。心情や状況に共感し，動機づけを明確にした上で，継続可能で，困難が少なく効果が大きい方法を見出すことができる支援が重要である。

1. 食事療法の観察ポイント

① 1日の生活の流れを知る

食事療法を指導するにあたり，1日の生活の流れを把握することは非常に重要になる。朝6時頃に起床し，24時前に就寝する人は存外少ないものである。食事時間もばらばらであり，多様化を極める。患者に合わせた支援方法を考えるために，1日の生活の流れを知ることは特に重要である。

② 嗜好を知る

嗜好品が，血糖を悪化させている症例は非常に多く，食事指導の要ともいえる。嗜好品が患者の楽しみ，生きがいになっている場合も多く，単純に減らす指導だけでは療養支援とはいえない。まず，"何が好きか"を知っておくことは重要である。

③ レディネス（心身の準備状態）を知る

"わかっていてもできない"のが療養支援の難しい点である。"糖尿病に対する気持ち""食事療法に対する気持ち"を知ることは大切で，レディネスに合わせた支援ができないと療養行動を確立することがうまく進まない可能性もある。

④ サポート状況，環境を知る

目標を決定しても，サポートがない場合や，"認知症の親の介護をしている"など家庭環境が難しく自己効力感が維持できない場合も多々ある。サポートパーソンがいるかいないかや環境により，療養行動が継続できるかどうかが大きく変わるため知っておきたい項目の1つである。

⑤ 知識の程度を知る

栄養指導を繰り返し受けた経験のある患者は多い。患者の拒否感を少なくし効果的に知識を吸収してもらうためにも，食事に対する知識の程度を把握することが必要になる。会話のなかから推測する，支援を勧める過程で確認をする，必要な場合は知っている知識をさらに強化するなどの方法がとられている。

2. 食事療法の目標

❶必要な栄養素をバランスよく摂取する
❷自分の生活の流れや嗜好を知り，実行可能な方法を考える

❸代謝異常を是正し，合併症の発症予防，進展を抑制する

3．食事療法の看護ケア

1）1日の流れを知って食事療法の支援を行う
① 朝食を抜いている場合
　夕食が遅くなり，朝食が食べられないビジネスマン，OLが多い。朝食に抵抗感がある場合，牛乳やヨーグルトなどからとってみる方法もある。カロリーの決まった市販の栄養食品とコーヒーなどもよいかもしれない。まずは何かを口にする習慣を定着させる。

　朝食が食べられない原因の1つに，夕食が遅くなることがあげられる。夕食が遅くなり空腹感が募ると過食になりやすく，食後の血糖が下降しないまま就寝することになり朝食が食べられないという悪循環が起こる。夕食が遅くなる場合は，夕方におにぎり1個，サンドイッチ1個，スープなど補食を入れ，その分夕食を少し減らすことで総カロリーの帳尻を合わせる方法がある。夕食の量が多くならないことで，朝食前の血糖が下がり，朝食を食べることができるよい習慣がうまれる可能性もある。

　朝食を抜く場合と朝食をとる場合では，朝食をとるほうが昼食後の血糖上昇が緩やかと考えられている。

　そのような情報を合わせて説明し，動機づけにする方法もある。

② 夜勤がある場合
　夜勤が終了後食事をして寝る場合，寝ている間の血糖降下の程度が落ち，高血糖が続く原因になりやすい。就寝前の食事の炭水化物量に注意をして摂取するよう勧める。食べる順番にも気をつけて，できるだけ野菜からとるように説明をする。仕事のない休日は，運動も合わせて行うと効果が上がる。

③ 忙しく食事のタイミングがとりにくい場合
　自分の都合だけではなく，家族の都合に合わせて食事時間が遅れる，急いで食べる，急いで用意をする人は意外に多い。出来合いの総菜や冷凍食品などを取り入れながら，時間短縮を考え，バランスよく食品を選び，食べる具体的な方法を提案する必要がある。何より，そのような苦労をしながら食事を考えてつくる・食べるを行っていることを理解しねぎらい，支持することが重要である。

> **MEMO　内分泌疾患の食事療法**
>
> 　原発性アルドステロン症，褐色細胞腫，クッシング症候群，先端巨大症など内分泌疾患は，耐糖能異常，高血圧，脂質異常症などの代謝異常を伴うことが多い。原疾患の治療のみならず，これらの副次的な疾患のコントロールのために，食事療法が重要になってくることを心にとめておくとよい。

2）嗜好を知り負担を少なく食事療法を行う支援をする
① 間食が多い場合
　間食は楽しみである。減らせば血糖値は改善するが，そう簡単にもいかない。

　間食をとる方法として，"種類を変える"がある。最近は美味しくてカロリーの低いアイスクリームや和菓子なども多く市販されており，安心して食べることができる商品として知っておくのも1つの方法である。炭酸飲料が好きな場合は，カロリーゼロの炭酸飲料は比較的血糖の上昇が少ないため，どうしても飲みたいときの作戦としておいておくのもよい。

　好きなものを美味しく食べる日を決めるのもよい。頻度が多ければ血糖のコントロールは乱れるが，外来受診日のHbA1c値を見て，セルフマネジメントし，「これくらいの頻度でこれくらいの量を食べるのは大丈夫」という自分なりのポイントを見つけて楽しむのもよい。家族や友人との外食も同様である。そのような日には楽しんでストレスを解消し，また食事療法に取り組むというように気持ちを切り替えるのも療養行動の長続きの秘訣である。

② アルコールが多い場合
　飲酒が血糖のコントロールを乱している場合も多い。好きなものとしてのアルコール，付き合い上のアルコールなど状況は多々あるが，減らすのはなかなか難しい。

　ハードルの低い到達目標として"種類を変える"がある。"量を減らす"は抵抗感が大きくできない人も，"種類を変える"は目標としてのハードルが低く実行しやすい。"種類を変えることができた自分"を体験することで，食事療法に対する自己効力感が上がる場合もあり，1つの支援方法である。

　"やめる"ではなく"少し量を減らす"も実行しやす

い。飲む量は同じだが1週間のうち休肝日をつくるのもよい。

糖質をとらない飲酒は，アルコールの代謝が優先されて，糖新生が抑制されるため低血糖が起こりやすいことも説明しておく必要がある。

3）レディネスを知って食事療法の支援をする

糖尿病に対する受け入れ，食事療法に対する受け入れ状態を把握しないまま，食事療法の一般的な知識を提供しても，行動につながらない場合が多い。

「する必要がない」「するつもりがない」と考える人には，「なぜするつもりがないのか」「なぜする必要がないと思うのか」を知ることが重要になる。

「しようと思っているがする自分に合う方法が見つからない」「自分にはできそうにない」と考える人には，その人に合う方法をアレンジして選択肢として提供する，「できそうにない」と思う理由を聞く，同じような状況の人をモデリングとして会ってもらうなどの方法が効果的である。

心理的な具体的な支援については他項に譲るが，面談をしながら話のなかで患者の心理段階を捉え，心理状態に合わせて支援していく方法が望まれる。

4）サポート状況，環境を知り支援する

"食事療法を一緒に学び，つくってくれる妻"や"毎日，散歩がんばってるね"とねぎらってくれる子どもや，一緒に散歩に行ってくれる夫などは，療養行動の大きな励みになる。外来受診時に接する医療者の支援だけでなく，日々のサポートが効果をあらわしている。このため医療者から家族へのサポートも重要になる。介護や孫の世話，遅く帰宅する夫の食事などさまざまな状況があるので，それを知り，声をかけるだけでも医療者-患者間の関係性は変わる。

患者会や診察の待ち時間での患者同士の会話は，具体的な生活の工夫の情報収集の場としてや，モチベーション維持の場にもなり役立つことが多いので，患者同士の仲を調整していく。

5）知識の程度を知り支援する

知らないことで血糖値によくない行動をとっていることや，自己流の方法で血糖値をよくする試みを行うが効果が上がらない場合などは意外に多い。会話のなかで自己流の方法を頭から否定せず，「より効果が上がる方法があるのですが」「これを付け加えるとさらによくなるのですが」など，否定することなく修正を試みることも1つの方法である。

（肥後直子）

《引用文献》
1) 日本糖尿病学会編：糖尿病食事療法のための食品交換表．第7版．p12．文光堂，2013．

《参考文献》
1) 日本糖尿病学会編：糖尿病治療ガイド2014-2015 血糖コントロール目標改訂版．文光堂，2014．
2) 日本糖尿病療養指導士認定機構編：糖尿病療養指導ガイドブック2014．2014．
3) 野崎あけみ編：糖尿病食事療法まるごとガイド．糖尿病ケア2013春季増刊，メディカ出版，2013．
4) 日野原重明・他監：看護のための最新医学講座 糖尿病と合併症．中山書店，2001．
5) 石田均：糖尿病の食事療法の新たな展開．月刊糖尿病 4(1)：111-112，2012．

NOTE

コラム 脳内報酬系

　脳内報酬系とは，神経細胞がつくる神経回路の1つで，欲求が満たされたとき，あるいは満たされることが予期されるときに活性化し，その個体に快の感覚を与える神経系のことである。

　ここでいう欲求には，のどの渇き，食欲，体温調整といった生理的で短期的なものから，他者に褒められること，愛されることなど，より高次で社会的で長期的なものまで含まれている。

　哺乳類の場合，報酬系は中脳の黒質から腹側被蓋野から大脳皮質に投射するドパミン神経系（A10神経系）であるといわれている[図1][1]。James OldsとPeter Milnerは，ラットの脳に電極を埋め込み，ラットが実験箱の隅にいるときに脳のさまざまな部位を局所的に電気刺激した。すると，A10神経系の周囲を電気刺激したときには，次第にラットは隅から動こうとしなくなり，電気刺激を求め続けるよ

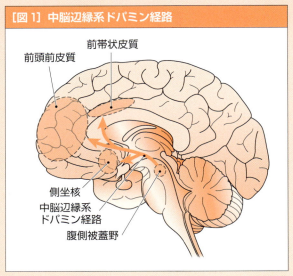

[図1] 中脳辺縁系ドパミン経路

(Bermejo PE, et al : Neuroanatomy of financial decisions. Neurologia 26：173-181, 2011. より)

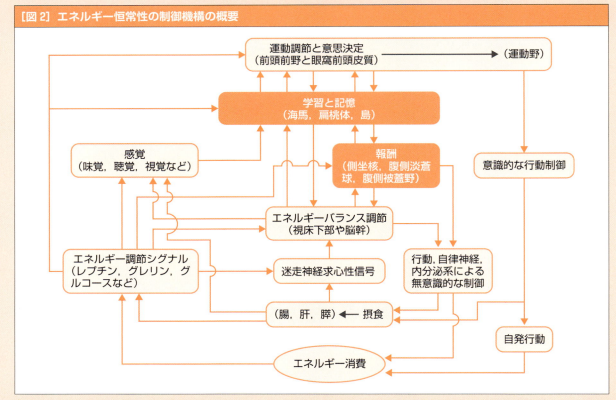

[図2] エネルギー恒常性の制御機構の概要

(Zheng H, Berthoud HR: Eating for pleasure or calories. Curr Opin Pharmacol 7: 607-612, 2007 より一部改変)

うになった。さらにOldsらは，電極を埋め込んだラットがレバーを踏むと電気刺激が流れるような装置を作成し実験を行ったところ，ラットは摂食や飲水を忘れるほどレバーを押し続けるようになった。また，覚醒剤やコカインといった依存性のある薬剤の多くは，ドパミン賦活作用をもっていることからも脳でのドパミン放出が報酬系にかかわっていることが支持されている。

報酬系は，食事など動物が生き延びて遺伝子を子孫に伝えるのに不可欠な行動をすると，快感を覚えるように進化した神経回路であると考えられている。

ヒトが食物に惹かれる一因は，それが有意義で快いからである。快い経験をしているとき，脳はその感覚を周囲の条件と関連づけて覚え，次に同様の条件が生じたときに快楽体験を予想できるよう学習している。この記憶は，喜びを予測してそれを追求し入手するという経験が重なるにつれ，強くなっていく。この過程は報酬系の一部であり「条件づけ」とよばれている。

人類はかつて狩猟生活を送り，常に食物を得られるとは限らなかったため，エネルギーを多く含む食物をとるほうが生存に有利であった。このため高カロリーの食物，特に脂肪や砂糖を多く含む食べ物ほど，過食を引き起こしやすくなっている。つまり，高カロリーな食物をできるだけ多く食べることが強く条件づけられて進化したのである。しかし現在では，容易に食物を得ることができる環境にある。ヒトのエネルギー恒常性の制御機構[2]はほとんど変化していないが，周囲には脂肪や砂糖を多く含んだ食品があふれており，これがエネルギー恒常性の破綻をきたした病態である肥満をもたらす一因となっているのである。

現在では肥満症のみではなく，うつ病や統合失調症などの精神疾患，アルコールや薬物の依存症などさまざまな分野で脳内報酬系が注目され，研究が行われている。

（清水彬礼）

《引用文献》
1) Bermejo PE, et al : Neuroanatomy of financial decisions. Neurologia 26 : 173-181, 2011.
2) Zheng H, Berthoud HR: Eating for pleasure or calories. Curr Opin Pharmacol 7 : 607-612, 2007.

第Ⅱ部 治療別看護ケア関連図　A　代謝疾患

28 ライフスタイル改善：運動療法

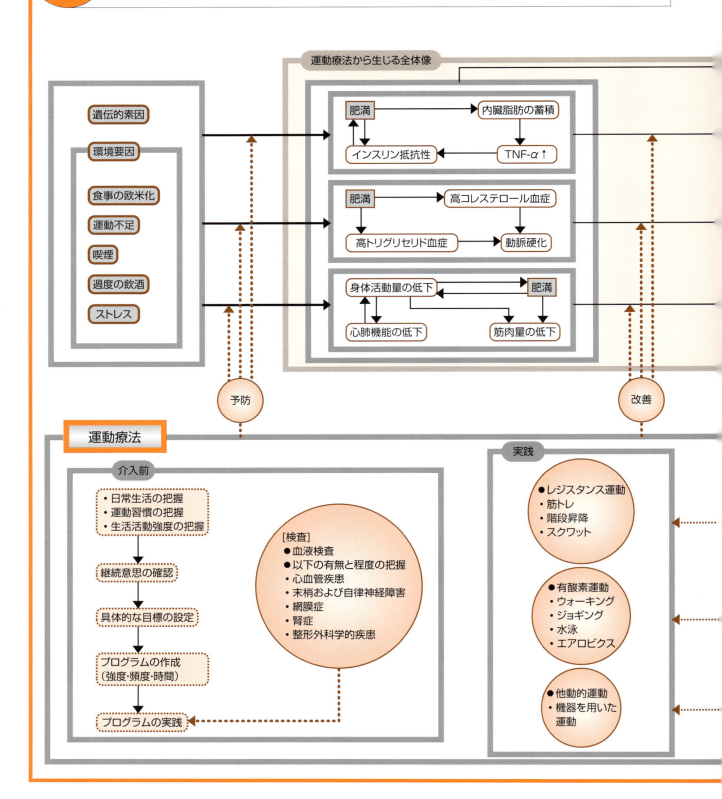

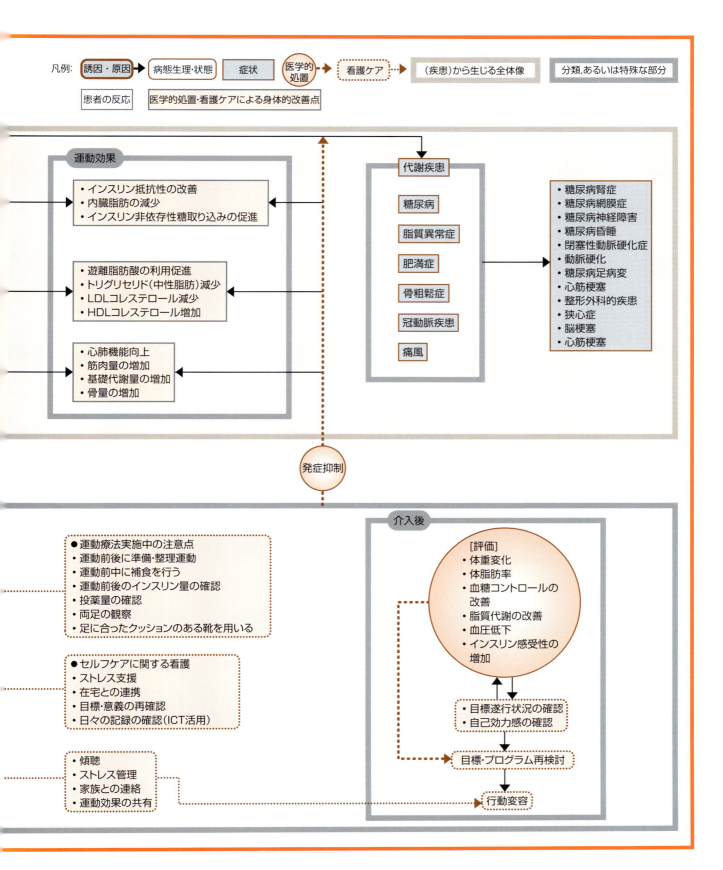

第Ⅱ部　治療別看護ケア関連図　A　代謝疾患

28 ライフスタイル改善：運動療法

I　運動療法のメカニズム

1．運動療法とは

　身体トレーニング・運動の継続が健康の維持増進や，糖尿病をはじめとする代謝疾患の予防あるいは改善に有効であることは古くから明らかにされている。それゆえに，身体トレーニング・運動は，食事療法，薬物療法と並んで，糖尿病に対する有力な治療手段の1つにもなっている（運動療法）。「科学的根拠に基づく糖尿病診療ガイドライン2013」[1]にも運動療法の効果に関して下記のように記述されている。

❶運動療法はインスリン抵抗性や肥満，高血圧，脂質代謝異常を改善させる。
❷運動療法は2型糖尿病患者の最大酸素摂取量を有意に増加させる。
❸運動療法は心血管系疾患の危険因子を低下させ，生活の質を改善させる。

　ここで述べる運動療法の目的は，インスリン抵抗性の改善や内臓脂肪の減少を介して，糖尿病をはじめとする代謝疾患の発症予防（一次予防）および進展防止，すなわち細小血管障害や動脈硬化症の発症・進展の防止（二次および三次予防）にある。

　運動種目としては，散歩（ウォーキング），ジョギング，自転車（エルゴメーター），ラジオ体操，水泳，エアロビクスなど，全身の筋肉を使った有酸素運動，筋力トレーニングや階段昇降などのレジスタンス運動が勧められており[表1][1〜3]，実際に，有酸素運動やレジスタンス運動の継続により代謝疾患の予防，改善につながる成績が報告されている[4,5]。

2．運動療法の効果とメカニズム

　近年，食事の欧米化や，日常生活上の「文明化」による身体活動量の減少が，糖尿病，肥満，脂質異常症などの代謝疾患を急増させたと考えられている。これらの疾患の多くは内臓脂肪の過剰蓄積，インスリン抵抗性を併発しており，それがさらに疾患の状態を悪化させ，動脈硬化症由来の心血管系イベントを容易に発症させるといった悪循環を引き起こす。

　代謝疾患の発症予防，進展防止にはライフスタイルの改善が有効であるが，そのなかでも上記の内臓脂肪減少やインスリン抵抗性の改善には運動療法が特に有効である。この項では運動療法の特異的な効果とメカニズムについて述べる。

1）インスリン抵抗性の改善

　骨格筋におけるインスリン情報伝達機構は，インスリン受容体（IR），インスリン受容体基質（IRS-1），ホスファチジルイノシトール-3-キナーゼ（PI3-kinase），を介する経路であり，インスリンの作用を受けてチロシンリン酸化されたIRS-1は，PI3-kinaseなどのシグナル伝達分子を結合し，活性化する。PI3-kinaseの活性化により，最終的に糖輸送担体（glucose transporter-4：GLUT-4）の細胞内から細胞膜への移動（トランスロケーション）が起こり，骨格筋や脂肪細胞での糖取り込みが促進される[6][図1]。このようにインスリン情報伝達機構は，インスリンによる代謝調節作用において中心的な役割を果たしている。

[表1] 運動療法に関する主なガイドライン

ガイドライン	糖尿病診療ガイドライン[1]	肥満症治療ガイドライン[2]	高血圧治療ガイドライン[3]
運動の種類	・有酸素運動 ・レジスタンス運動	・ラジオ体操，散歩，ジョギング，自転車，水泳	・有酸素運動 ・レジスタンス運動 ・ストレッチ
推奨する頻度と時間	・少なくとも週に3〜5回 ・中等度の有酸素運動20〜60分	・週に最低3日以上（できれば毎日） ・中等度の運動1日10〜30分	・できれば毎日 ・中等度の運動1日30分以上

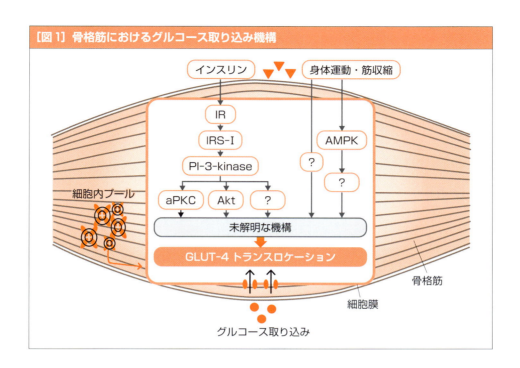

[図1] 骨格筋におけるグルコース取り込み機構

インスリン抵抗性とは上記の情報伝達機構において，インスリン刺激を受けてもGLUT-4による最終的な糖取り込みが効率的に行われていない状態のことであり，IR，IRS-1，PI3-kinaseの関与が示唆されている[7,8]。

このことに対し，有酸素運動の継続は，骨格筋の質的変化，すなわちインスリン情報伝達機構のIR，IRS-1，PI3-kinase，GLUT-4の遺伝子発現や蛋白量を是正することにより[7〜9]，インスリン抵抗性を改善させる。レジスタンス運動トレーニングについても，筋重量が増大することによりインスリン感受性を高めるのみならず，骨格筋の質的変化，すなわち，インスリン情報伝達機構の蛋白を増加させることによりインスリン抵抗性を改善させるという報告がなされている[10,11]。

2) 内臓脂肪の減少

体重はエネルギー摂取とエネルギー消費の出納バランスにより決定する。過エネルギー摂取や運動不足は過剰な脂肪蓄積を招くが，運動は除脂肪体重（lean body mass：LBM）を変えることなく，体脂肪を減少させる[12]。

脂肪細胞からはインスリン抵抗性を引き起こす遊離脂肪酸（free fatty acid：FFA），腫瘍壊死因子（tumor necrosis factor-α：TNF-α）や，動脈硬化の予防，インスリン抵抗性の改善に関与するアディポネクチンなどのアディポサイトカインが分泌されている [表2]。

[表2] 脂肪細胞から分泌される主なサイトカイン

サイトカイン	
FFA	インスリン抵抗性
TNF-α	インスリン抵抗性
レプチン	食欲抑制，代謝亢進
レジスチン	インスリン抵抗性
アディポネクチン	動脈硬化予防，インスリン抵抗性改善

FFA：遊離脂肪酸，TNF-α：腫瘍壊死因子

過剰に蓄積した脂肪細胞ではこれらのサイトカインの分泌バランスが崩れ，FFAやTNF-αの分泌増加，アディポネクチンの分泌減少がみられ，結果としてインスリン抵抗性を引き起こしている。

運動により体脂肪を減少させると，これらの異常なアディポサイトカインの分泌が調整され，インスリン抵抗性が改善される。

3) インスリン非依存性糖取り込みの促進

すでに述べたように食事摂取時にはインスリン分泌が刺激され，インスリン情報伝達機構を経て，細胞内への糖の取り込みが促進される。しかしながら，運動時はインスリン分泌が抑制されているにもかかわらず，糖取り込みは亢進する。このことは骨格筋の糖取り込みにはインスリン非依存性糖取り込みの経路が存在することを示

している。

このインスリンに依存しない糖取り込みの経路は，筋収縮中に活性化されたAMP activated protein kinase (AMPK)によって，最終的にGLUT-4のトランスロケーションが惹起され，糖取り込みが行われる経路であると認識されている[13][図1]。AMPKは身体運動や筋収縮によって活性化されることが知られていることから[14,15]，身体運動を行えば，AMPK経路を介した糖取り込みの増大による耐糖能の改善効果が期待できる。

4）脂質代謝の改善

血中脂質にはコレステロール，トリグリセリド（中性脂肪），リン脂質，遊離脂肪酸があるが，コレステロール，トリグリセリドのいずれかまたは両者が増加すると脂質異常症（高脂血症）になり，さらには動脈硬化由来の心疾患や脳血管疾患，閉塞性動脈硬化症などの疾患につながる。また，脂肪が過剰に蓄積した状態である肥満症を招き，脂肪の蓄積は「2）内臓脂肪の減少」で述べたようにさまざまな病態につながる生理活性物質の生成を引き起こすことから，代謝疾患の予防，進展防止には脂質代謝の改善が必須である。

脂質代謝の改善に対する運動療法の重要な点は，運動中のエネルギー源の依存を脂肪へシフトさせることである。低強度の運動は脂質分解によるエネルギー供給の貢献が高く，高強度の運動になるにつれて，糖質分解によるエネルギー供給の貢献が高くなることが知られている[16,17]。運動強度を軽度～中等度で，できるだけ長時間継続できるような運動を実施することは，すでに蓄積した過剰な脂肪を減少させる上で，非常に有用である。

[表1]に示した運動療法のガイドラインでは中等度の運動が推奨されているが，この事実と一致する。

5）筋肉量，基礎代謝量の増加

骨格筋は体重の約50％を占める人体最大の糖処理器官である。したがって，骨格筋を中心とした除脂肪体重(LBM)の減少は，それ自体インスリン感受性の低下要因になりうる。さらにLBMの減少は，基礎代謝量のみならず，筋力および身体活動量の低下をもたらし，さらなる消費エネルギー量を低下させる。その結果，体脂肪量が増加し，FFA，TNF-αの分泌が高まり，なお一層インスリン抵抗性が助長される。

運動は筋肉量の維持や増大に貢献する。特にレジスタンス運動によるインスリン作用の改善は，筋肉量の増大に起因するという報告は多い[5,18]。これらの報告はいずれも，レジスタンス運動によって筋重量が増大し，そのことが全身のインスリン作用を亢進，あるいは改善するというものである。

3．運動の種類

1）有酸素運動 [図2]

ウォーキング，ジョギング，水泳，エアロビクスなどが有酸素運動の代表的なものである。日々の生活のなかに有酸素運動を行う時間をつくり，習慣づけることも大切なことであるが，多くの人々が仕事や多忙な日常生活により，そのようなまとまった時間をとることは困難な場合が多い。

通勤時に1駅前で降りる，エスカレーターを使わずに階段で移動する，昼食を少し離れた店で食べるなど，日常生活に少し工夫を加えるだけで，有酸素運動としての十分な効果が期待できる。

2）レジスタンス運動 [図2]

近年，レジスタンス運動の有用性が注目されている。レジスタンス運動は重りや抵抗負荷に対して動作を行う

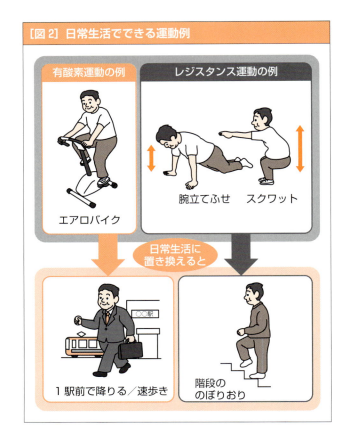

[図2] 日常生活でできる運動例

運動をいう．有効に実施すれば，筋力，筋持久力を増強させ，インスリン感受性や耐糖能を改善させることが知られている．実際のトレーニングにはバーベル，ダンベルなどの器具を使うもの，腕立てふせ，スクワットなど自分の体重を利用するものなどがある．

しかし，高強度のレジスタンス運動は虚血性心疾患などの合併症患者では不適切であるなど，レジスタンス運動における最低限必要な強度と量が明らかにされる必要がある[1]．

3）他動的機器を用いた運動

一般的には上記の有酸素運動とレジスタンス運動を組み合わせて行うことが最も運動効果として有効であるとされている．

しかしながら，高齢者や，膝，足の障害などを理由に推奨されている運動を実施できない患者は多く存在する．そのような人には他動的に運動効果を得ることができる運動機器（例えば乗馬様他動的運動機器など）の利用も有効である[19]．

II 運動療法時の看護ケアとその根拠

1．運動療法時の観察ポイント

1）メディカルチェック

糖尿病をはじめとする代謝疾患がある患者が運動療法を実施する前には，必ずメディカルチェックを受けなければならない．

❶運動療法を開始する際には，心血管疾患や脳血管障害の有無や程度，糖尿病慢性合併症である末梢および自律神経障害や進行した網膜症，腎症，整形外科的疾患などをあらかじめ医学的に評価する必要がある[1]

❷問診，理学的身体所見，血圧，心電図，胸部Ｘ線，眼底検査などをはじめ検尿（糖，蛋白，潜血，ケトン体，沈渣），血糖値，HbA1c，その他の血液生化学的検査を実施し，血糖値のコントロール状態ならびに腎症，網膜症，神経障害で代表される糖尿病特有の合併症の有無および進行程度を把握する

❸糖尿病腎症を有する症例では，運動療法は運動強度が低いほど望ましい．浮腫を伴った症例では，たとえ軽度な運動でも腎への影響が大であり，安静を保持すべきである

❹糖尿病網膜症を有する症例では，網膜症が安定した状態で軽度の運動療法を指導する

❺代謝コントロールが極端に悪い症例（空腹時血糖250 mg/dL以上，または尿ケトン体陽性）では運動の実施により糖尿病状態が増悪するので運動療法は禁忌である

2）実施上の注意[1]

❶準備運動，整理運動を必ず行わせる

❷両足をよく観察し，足底全体へのクッションのある靴を用いるよう指示する

❸血糖コントロールの悪いときは行わない

❹インスリンや経口血糖降下薬（特にスルホニル尿素薬）で治療を行っている患者において，運動中，運動当日〜翌日に低血糖を起こすおそれがあるため，補食を準備させる

❺水分補給，極端な気温の変化があるときなどは運動を回避するなど，一般的な注意事項も必ず指導する

3）患者の精神面へのアプローチ

❶患者の話を傾聴すること

❷血液検査の結果など客観的なデータを利用して運動の必要性を理解してもらう

❸効果を実感できたときは賞賛し，自信をもてるようなかかわりをする

❹成功事例の目標や実践方法を紹介することにより，患者の意欲を高める

❺困難な状況に対する対処法について共有し，継続のためにともに考える

2．運動療法時の看護の目標

❶患者が自身の身体状況を把握し，運動療法の必要性を理解できるよう助言し，実施する．運動療法は前述したように多くの効果を得ることができるが，虚血性心疾患や腎不全をはじめとして，運動療法が禁止あるいは制限されることもある

❷患者にとっては継続が困難な療法であるため，看護師は運動を実施してもよい状態か患者の身体状況を見極め，適切な運動療法が可能な限り継続できるよう援助する

3．運動療法時の看護ケア

1）怪我，事故の防止

運動療法を実施する上でもっとも大切なことは，怪我や事故を起こさないことである。上記のメディカルチェック，実施上の注意点を遵守して運動療法を実施する。

2）目標の設定

患者自身の運動に対する意欲の程度を確認の上，日常生活への負担が少なく，具体的な目標を立てられるよう助言する。運動療法の負担感にばかり目を向けるのではなく，将来得られるであろう効果をイメージできることが重要である。

その上で個人個人に合わせた継続可能な無理のない目標を設定すべきである。身体トレーニングの効果は3日以内に低下し，1週間で消失するので，週に3～5日以上継続・実践することを目標とする。

3）運動を継続する

毎日，記録をつけることにより，患者自身が振り返りを行い，自己効力感を得られるような指導を行う。

励ましや実行できていることを賞賛することが，運動の継続につながる。最近では看護師がInformation Communication Technology（ICT）を利用して，定期的に記録を確認し，患者にアドバイスを行うことにより，良好な血糖コントロールを得られた研究成果も発表されている[20]。

4）行動変容を促す

患者本人が行動を変えることの価値を自覚し，適度な危機感をもつようなかかわりを心がける。同時にいつでも専門的な知識をもった看護師がサポートできる体制が整っていることを患者に理解してもらう。

（久保田正和）

《引用文献》
1) 日本糖尿病学会：科学的根拠に基づく糖尿病診療ガイドライン2013．南江堂，2013．
2) 日本肥満症治療ガイドライン作成委員会：肥満症治療ガイドライン2006．肥満研究12（臨時増刊号），2006．
3) 日本高血圧学会高血圧治療ガイドライン作成委員会：高血圧治療ガイドライン2014．ライフサイエンス出版，2014．
4) Oshida Y, et al: Long-term mild jogging increases insulin action despite no influence on body mass index or Vo_2max. J Appl Physiol 66：2206-2210, 1989.
5) Kitamura I, et al：Effects of aerobic and resistance exercise training on insulin action in the elderly. Geriatr Gerontol Int 3：50-55, 2003.
6) Shepherd PR, et al：Glucose transporters and insulin action-implications for insulin resistance and diabetes mellitus. N Engl J Med 341(4)：248-257, 1999.
7) Nakai N, et al：Exercise training prevents maturation-induced decrease in insulin sensitivity. J Appl Physiol 80(6)：1963-1967, 1996.
8) Nagasaki M, et al：Exercise training prevents maturation-induced decreases in insulin receptor substrate-1 and phosphatidylinositol 3-kinase in rat skeletal muscle. Metabolism 49(7)：954-959, 2000.
9) Kubota M, et al：Effects of continuous low-carbohydrate diet after long-term exercise on GLUT-4 protein content in rat skeletal muscle. Hormone and Metabolic Research 40(1)：24-28, 2008.
10) Yaspelkis III BB, et al：Resistance training increases glucose uptake and transport in rat skeletal muscle. Acta Physiol Scand 175：315-323, 2002.
11) Krisan AD, et al: Resistance training enhances components of the insulin signaling cascade in normal and high-fat-fed rodent skeletal muscle. J Appl Physiol 96：1691-1700, 2004.
12) Yoshimura E, et al：A 12-week aerobic exercise program without energy restriction improves intrahepatic fat, liver function and atherosclerosis-related factors. Obes Res Clin Pract 5：249-257, 2011.
13) Koshinaka K, et al：Insulin-nonspecific reduction in skeletal muscle glucose transport in high-fat-fed rats. Metabolism 53：912-917, 2004.
14) Musi N, et al：AMP-activated protein kinase (AMPK) is activated in muscle of subjects with type 2 diabetes during exercise. Diabetes 50：921-927, 2001.
15) Hayashi T, et al：Evidence for 5' AMP-activated protein kinase mediation of the effect of muscle contraction on glucose transport. Diabetes 47(8)：1369-1373, 1998.
16) Van Aggel-Leijssen DPC, et al：Effect of exercise training at different intensities on fat metabolism of obese men. J Appl Physiol 92：1300-1309, 2002.
17) Maffeis C, et al：Nutrient oxidation during moderately intense exercise in obese prepubertal boys. J Clin Endocrinol Metab 90(1)：231-236, 2005.
18) Poehlman ET, et al：Effects of resistance training and endurance training on insulin sensitivity in nonobese, young women: a controlled randomized trial. J Clin Endocrinol Metab 85：2463-2468, 2000.
19) Kubota M, et al：Mechanical horseback riding improves insulin sensitivity in elder diabetic patients. Diabetes Research and Clinical Practice 71(2)：124-130, 2006.
20) Kubota M, et al：Videophone-based multimodal home telecare support system for patients with diabetes. Diabetol Int 4：52-59, 2013.

NOTE

29 薬物療法

第Ⅱ部　治療別看護ケア関連図　A　代謝疾患

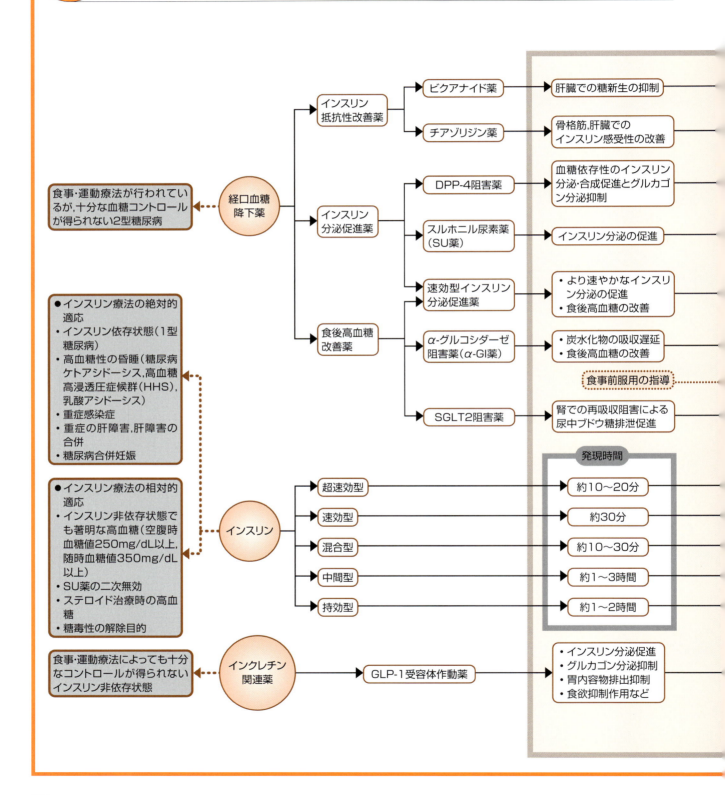

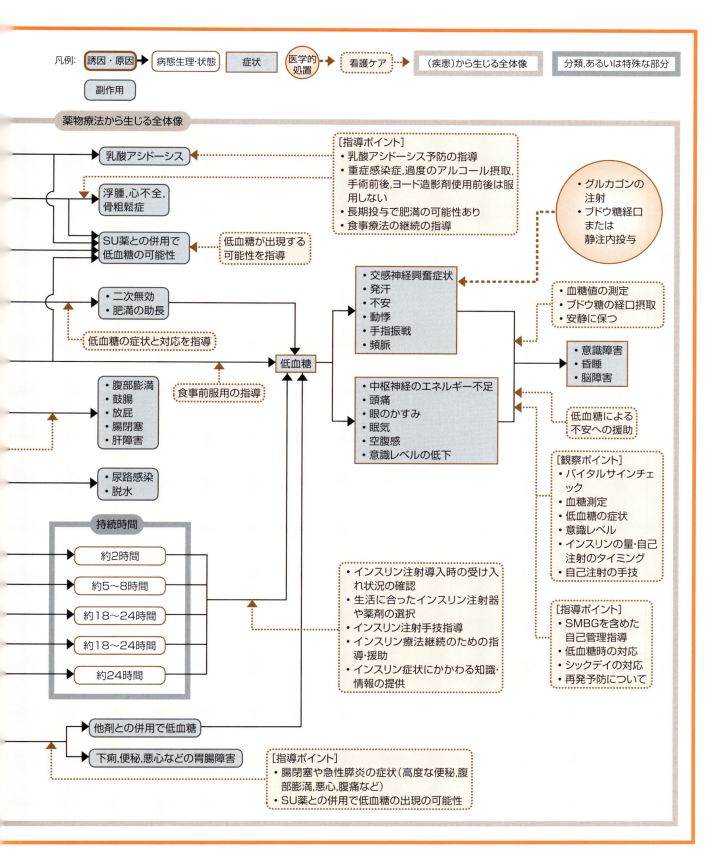

第Ⅱ部　治療別看護ケア関連図　A　代謝疾患

29 薬物療法

Ⅰ 薬物療法のメカニズム

1. 薬物療法とは

　食事や運動などの生活習慣改善で血糖コントロール目標を達成できない場合，患者教育の見直しを行った上で薬物療法を開始する。

　経口薬や注射薬は，少量から始め，血糖コントロールの状態をみながら徐々に増量する。

　体重減少や生活習慣の改善による血糖コントロールの改善に伴って，糖毒性*が解除され，経口薬や注射薬の減量・中止が可能になることがある。代謝異常の程度，年齢や肥満の程度，慢性合併症の程度，肝臓・腎臓機能ならびにインスリン分泌能やインスリン抵抗性の程度を評価して，経口血糖降下薬かインスリン製剤かグルカゴン様ペプチド（glucagon-like peptide：GLP-1）受容体作動薬か，さらにはどの種類の経口血糖降下薬を使用するかを決定する[1]。

＊糖毒性：高血糖状態によって，インスリンの分泌不全

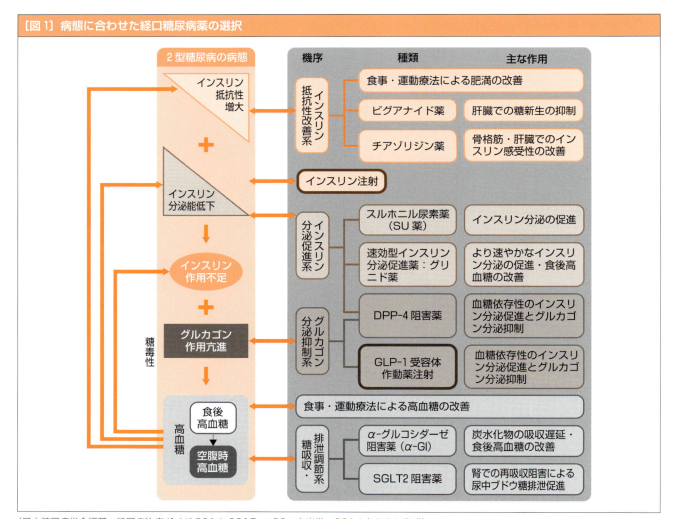

[図1] 病態に合わせた経口糖尿病薬の選択

（日本糖尿病学会編著：糖尿病治療ガイド 2014-2015．p29，文光堂，2014 をもとに作成）

[表1] 主な経口血糖降下薬（糖尿病治療ガイドをもとに新薬を追加し作成）

	一般名	商品名（主なもの）	作用時間（時間）
スルホニル尿素（SU）薬	トルブタミド	ヘキストラスチノン	6〜12
	グリベンクラミド	オイグルコン，ダオニール	12〜24
	グリクラジド	グリミクロン，グリミクロンHA	12〜24
	グリメピリド	アマリール	12〜24
速効型インスリン分泌促進薬	ナテグリニド	スターシス，ファスティック	3
	ミチグリニド	グルファスト	3
	レパグリニド	シュアポスト	4
α-グルコシダーゼ阻害薬	アカルボース	グルコバイ，グルコバイOD	2〜3
	ボグリボース	ベイスン，ベイスンOD	2〜3
	ミグリトール	セイブル	1〜3
ビグアナイド（BG）薬	メトホルミン	グリコラン，メデット，メトグルコ	6〜14 / 6〜14
	ブホルミン	ジベトス，ジベトンS	6〜14
チアゾリジン薬	ピオグリタゾン	アクトス，アクトスOD	20
DPP-4阻害薬	シタグリプチン	グラクティブ，ジャヌビア	24
	ビルダグリプチン	エクア	12〜24
	アログリプチン	ネシーナ	24
	リナグリプチン	トラゼンタ	24
	テネリグリプチン	テネリア	24
	アナグリプチン	スイニー	12〜24
	サキサグリプチン	オングリザ	24
	トレラグリプチン	ザファテック	1週間
SGLT2阻害薬	イプラグリフロジン	スーグラ	24
	ダパグリフロジン	フォシーガ	24
	ルセオグリフロジン	ルセフィ	24
	トホグリフロジン	アプルウェイ，デベルザ	24
	カナグリフロジン	カナグル	24
	エンパグリフロジン	ジャディアンス	24
配合錠	ピオグリタゾン/メトホルミン	メタクト配合錠	
	ピオグリタゾン/グリメピリド	ソニアス配合錠	
	ミチグリニド/ボグリボース	グルベス配合錠	
	ピオグリタゾン/アログリプチン	リオベル配合錠	

と作用障害がさらに増悪する悪循環のこと．

2．経口糖尿病薬

食事療法や運動療法を行い，なお血糖コントロールが不十分である場合に経口薬療法を開始する．薬物の使用にあたっては，薬剤の作用機序，適応，用法，副作用などを十分に認識して，患者の状態を観察しつつ少量から開始する．妊娠中や授乳中の患者には経口糖尿病薬は使用しない．

病態に合わせた経口糖尿病薬の選択［図1］[1]と主な経口血糖降下薬［表1］を示す。

3．経口血糖降下薬の薬理と副作用

1）スルホニル尿素（SU）薬
- 薬理

  膵β細胞膜上のSU受容体に結合しインスリン分泌を促進し，血糖値を降下させる。
- 適応

  インスリン分泌能が比較的保たれている2型糖尿病。
- 副作用

  低血糖，特に肝障害や腎障害のある患者や高齢者は，遷延性低血糖をきたす危険性がある。
- 服薬指導

  低血糖への具体的な症状と対応を十分に指導する。

2）速効型インスリン分泌促進薬
- 薬理

  膵β細胞膜上のSU受容体に結合しインスリン分泌を促進し，服用後短時間で血糖値を降下させる。SU薬に比較し，吸収や血中からの消失が早い。食後高血糖をよりよく改善できる。
- 適応

  2型糖尿病における食後高血糖の改善。
- 副作用

  空腹感，冷汗などの低血糖症状や肝機能障害に注意する。
- 服薬指導

  食後の血糖上昇を抑制するために食直前の服用が必要であることを指導する。

3）ビグアナイド（BG）薬
- 薬理

  肝臓での糖新生抑制，食後の腸管でのブドウ糖吸収抑制や末梢組織でのインスリン抵抗性改善などの膵外作用によって血糖を降下させる。
- 適応

  肥満やインスリン抵抗性を有する2型糖尿病。
- 副作用

  高齢者，心肺機能高度障害者，肝障害，腎障害を有する患者では乳酸アシドーシスをきたす可能性がある。
- 服薬指導

  SU薬との併用で低血糖をきたしうるので，その症状と対応を指導する。重症感染症，過度のアルコール摂取，手術前後，ヨード造影剤使用前後などは，乳酸アシドーシス防止のため服用しないように注意する。

4）α-グルコシダーゼ阻害（α-GI）薬
- 薬理

  小腸粘膜にある二糖類を単糖類に分解する酵素であるα-グルコシダーゼの活性を阻害する。糖の吸収を遅らせ，食後血糖を抑制する。
- 適応

  食事療法や運動療法で食前の血糖値が比較的よくコントロールされているにもかかわらず食後の高血糖が是正されない症例や，SU薬やインスリンを投与されているにもかかわらず食後の高血糖が是正されない症例。
- 副作用

  放屁の増加，腹部膨満・鼓腸が高頻度に認められる。高齢者や腹部手術歴のある患者，腸閉塞に注意する。重篤な肝機能障害例が報告されているので，定期的な肝機能検査が必要である。
- 服薬指導

  食直前に服用するよう指導する。SU薬やインスリンとの併用により低血糖が出現した場合は，ブドウ糖を10g程度服用させる〔ショ糖（砂糖）は不可〕。常にブドウ糖を携帯するよう指導する。

5）チアゾリジン薬
- 薬理

  インスリン抵抗性を改善，末梢組織（脂肪や筋肉）における糖の取り込みの促進，肝臓での糖新生の抑制により血糖を降下させる。
- 適応

  インスリン抵抗性を有する肥満2型糖尿病。
- 副作用

  浮腫，貧血，血清乳酸脱水素酵素（LDH），血清クレアチンホスホキナーゼ（CPK）の上昇などが時に認められる。女性においては骨折の頻度が増加する。心不全患者，心不全の既往のある患者，重篤な肝機能障害患者，膀胱がん治療中の患者には使用しない。
- 服薬指導

  長期投与により肥満を助長する可能性があり，食事療法の継続を指導する。他剤との併用で低血糖が出現

する可能性があることを指導する。

6）DPP-4阻害薬
● 薬理

小腸粘膜に局在する細胞から栄養素の刺激によって分泌され，膵β細胞からのインスリン分泌を促進するホルモン（インクレチン）にはGLP-1とGIPがある。インクレチンは分泌後，DPP-4によって速やかに分解・不活化されるが，DPP-4阻害薬は内因性インクレチン作用を増強させ，血糖依存性にインスリン分泌を促進し，グルカゴン分泌を抑制する。単独投与では低血糖の可能性は少ない。血糖コントロール改善に際して体重が増加しにくい。

● 適応

食事療法か運動療法で高血糖が是正できない2型糖尿病。DPP-4阻害薬は他の経口血糖降下薬と併用でき，インスリンとも兼用できる薬剤が多い。

シタグリプチンリン酸塩水和物，アログリプチン安息香酸塩，ビルダグリプチン，リナグリプチン，テネリグリプチン臭化水素酸塩水和物，サキサグリプチン水和物，トレラグリプチンコハク酸塩は，単独投与か，すべての経口血糖降下薬，インスリンと併用できる。アナグリプチンは，単独投与か，SU薬，α-グルコシダーゼ阻害薬，チアゾリジン薬，BG薬と併用できる。

● 副作用

シタグリプチンは，血液透析または腹膜透析を要する患者を含む重度腎機能障害のある患者では，禁忌である。アログリプチンとアナグリプチンは，腎機能障害のある患者では排泄が遅延し，血中濃度が上昇する恐れがある。また，SU薬との併用で重症低血糖を起こす危険性があるので注意する。

● 服薬指導

SU薬と併用により，低血糖が出現する可能性があることを指導する。

7）SGLT2阻害薬
● 薬理

腎臓の近位尿細管に発現するSGLT2を阻害することで，腎尿細管からのブドウ糖の再吸収を抑制して，尿糖排泄を促進し血糖を低下させる［図2］。

● 適応

食事や運動療法で高血糖が是正できない2型糖尿病に用いる。腎機能低下患者においては，糸球体濾過量が低下しているため効果が減弱する。肥満患者に対しては体重低下が期待される。重症の腎不全，透析患者，妊娠時には使用しない。

● 用法・用量

イプラグリフロジンは，1日1回50 mgを毎食前後に投与し，必要に応じて100 mgまで増量する。

● 副作用

尿路感染症・性器感染症（特に女性）の発現に注意する。

SGLT2阻害薬の尿中ブドウ糖排泄促進作用により浸透圧利尿作用が働き，頻尿・多尿がみられることがある。

体液量の減少をきたし脱水症状を起こすことがある。脱水に引き続き脳梗塞を含む血栓・塞栓症などを発症した例が報告されており，特に高齢者では注意が必要である。

● 服薬指導

脱水症状が現れた場合には適度な水分補給を行うよう指導する。

8）配合薬
● 作用特性

配合錠により，各単剤による併用療法と比べ，服薬する製剤の種類および錠数が減少し　患者のアドヒアランスの向上が期待できる。

● 副作用

それぞれの単剤服用における症状，臨床検査値の異常に注意する。

第1選択薬として用いることはできない。

9）GLP-1受容体作動薬 ［表2］
● 薬理 ［図3］

下部消化管より分泌されるGLP-1は，血糖値に応じた膵β細胞からのインスリン分泌促進作用に加え，グルカゴン分泌抑制，胃内容物排出抑制，食欲抑制作用などさまざまな作用を有する。膵β細胞膜上GLP-1受容体に結合し，血糖依存的にインスリン分泌促進作用を発揮するため，単独使用では低血糖発作リスクはきわめて低い。

空腹時血糖値，食後血糖値の両方を低下させ，非肥満，肥満症例にかかわらず，体重を増やさず血糖コントロール改善効果が得られる[1]。

● 適応

食事療法，運動療法によっても十分な血糖コント

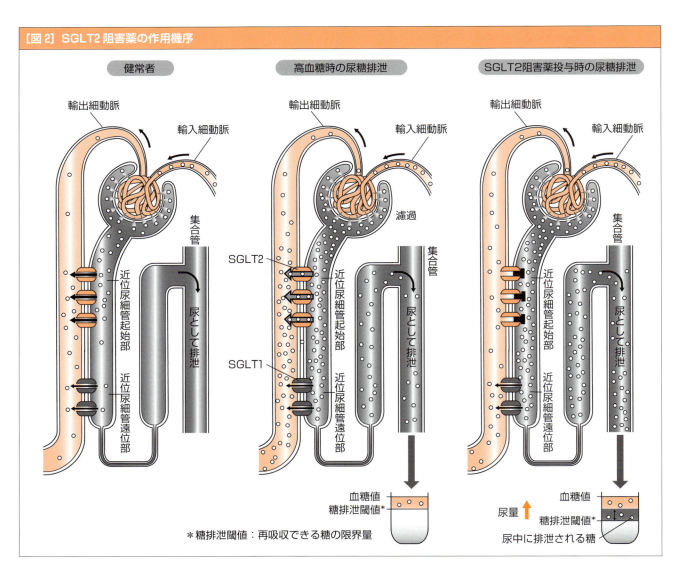

[図2] SGLT2阻害薬の作用機序

[表2] GLP-1受容体作動薬

GLP-1受容体作動薬	リラグルチド	ビクトーザ	1回/日　皮下注射
	エキセナチド	バイエッタ	2回/日　皮下注射
	エキセナチド（持続性注射剤）	ビデュリオン	週1回皮下注射
	リキシセナチド	リキスミア	朝食1時間前1回/日　皮下注射

ロールが得られないインスリン非依存状態の患者に用いる。インスリン依存状態（1型糖尿病患者など）への適応はない。リラグルチドは，単独投与か，SU薬と併用できる。エキセナチドはSU薬と併用して投与する。リキシセナチドは基礎インスリンと併用が可能である。

● 副作用

下痢，便秘，悪心などの胃腸障害が投与初期に認められる。胃腸障害発現のリスクを回避するため，低用量から開始する。エキセナチドは，透析を含む重度腎機能障害のある患者には禁忌である。

● 指導

腸閉塞や急性膵炎の初期症状（高度な便秘，腹部膨満，嘔

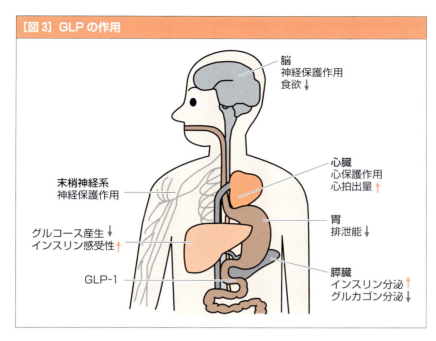

[図3] GLPの作用

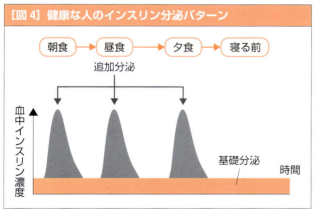

[図4] 健康な人のインスリン分泌パターン

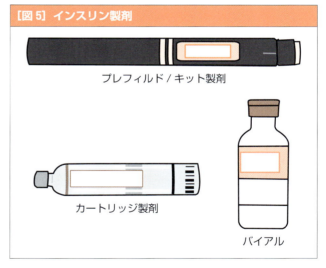

[図5] インスリン製剤

吐，腹痛など）の出現やSU薬と併用することにより低血糖の出現の可能性があることを指導する。

4．インスリン療法

　インスリン療法はインスリンを体外から補う治療法である。インスリン製剤は，作用発現時間や作用持続時間によって，超速効型，速効型，中間型，混合型，持効型の5種類に分けられる。

　体内では，インスリンは常に少量分泌されており（基礎分泌），食事摂取などで血糖が上昇すると追加分泌される[図4][4)]。

　基礎分泌の補充には中間型と持効型が用いられ，追加分泌の補充には超速効型と速効型が用いられる。混合型は基礎分泌と追加分泌を同時に補充できるように工夫された製剤である[2)]。

　インスリン製剤は，プレフィルド／キット製剤，カートリッジ製剤，バイアル製剤に分けられる[図5]。

1）インスリン療法の適応

　インスリン療法には，絶対的適応と相対的適応がある[表3]。

2）主なインスリン製剤の特徴（口絵p23参照）[図6][5)]

　インスリン製剤は，作用発現時間や作用持続時間に

[表3] インスリン療法の適応	
インスリン療法の絶対的適応	インスリン療法の相対的適応
・インスリン依存状態（1型糖尿病など） ・糖尿病昏睡（ケトアシドーシス昏睡，高血糖高浸透圧症候群，乳酸アシドーシス） ・重症の肝障害，腎障害を合併しているとき ・重症感染症，外傷，中等度以上の外科手術（全身麻酔施行術例など）のとき ・妊娠時および妊娠を予定するとき ・経口糖尿病薬使用不可でインスリンを用いないといけないとき	・2型糖尿病で，食事療法，運動療法，経口糖尿病薬で血糖コントロールが不十分なとき ・肝障害，腎障害などの併発疾患を伴うとき ・副腎皮質ステロイド治療時に高血糖を認める場合

よって，超速効型，速効型，中間型，混合型，持効型に分けられる。

① **超速効型インスリン製剤**

皮下注射後，作用発現が早く，最大作用時間が短い（約2時間）のが特徴。食直前の投与で食事による血糖値の上昇を抑える。

② **速効型インスリン製剤**

レギュラーインスリンともよばれ，皮下注射のほかに筋肉内注射や静脈内注射が可能。作用発現まで約30分で最大効果は約2時間後。作用持続時間は約5〜8時間で食前の投与で食事による血糖値の上昇を抑える。

③ **中間型インスリン製剤**

作用発現時間は約1〜3時間。作用持続時間は18〜24時間。

④ **混合型インスリン製剤**

超速効型または速効型インスリンと中間型インスリンを混合したもの。作用発現時間は，超速効型または速効型インスリンと中間型インスリンそれぞれの作用発現時間に効果が出現する。作用持続時間は18〜24時間。

⑤ **持効型インスリン製剤**

皮下注射後，緩徐に吸収され，作用発現が遅く（約1〜2時間），作用持続時間は約24時間。

3）持続皮下インスリン注入法（CSII）[図7]

インスリンポンプ（専用の注入ポンプ）を用い，腹壁，上腕，腰部，大腿の皮下にカテーテルを留置して，超速効型または速効型インスリンを持続注射する方法である。

4）SAP療法

SAP（sensor augmented pump）療法は，インスリンポンプとリアルタイムCGM（持続血糖測定）が一体化したものである。CGMで測定されたグルコース値がリアルタイムでインスリンポンプのモニターに表示されるため，血糖変動を随時確認することができる。センサーの血糖値を反映して追加のインスリンを加えることもできる。

5．糖尿病に合併する高血圧の治療 [図8][3]

1）治療

糖尿病合併高血圧の降圧目標は，130/80 mmHg未満とする。高血糖合併高血圧患者における降圧薬の選択は，糖・脂質代謝への影響と合併症予防効果の両面

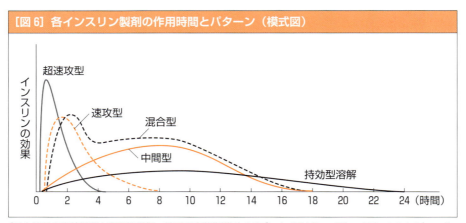

[図6] 各インスリン製剤の作用時間とパターン（模式図）

（日本糖尿病療養指導士認定機構編：糖尿病療養指導ガイドブック2013．p60，メディカルレビュー社，2013より）

[図7] 持続皮下インスリン注入法（インスリンポンプ）

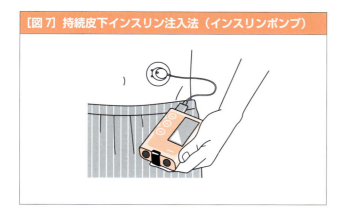

[表4] 糖尿病患者の脂質管理目標値

- LDLコレステロール＜120 mg/dL
（冠動脈疾患がある場合＜100 mg/dL）
- HDLコレステロール≧40 mg/dL
- TG（中性脂肪）＜150 mg/dL
（冠動脈疾患がある場合＜130 mg/dL）

（日本動脈硬化学会編：動脈硬化性疾患予防ガイドライン（2012年版），p42，日本動脈硬化学会，2012より）

2）指導

糖尿病合併高血圧では，減塩，体重の減量，運動療法，節酒，禁煙など生活習慣改善への指導が必要である。さらに，高血圧患者では，寒冷時や夜間排尿・排便時にいきまないようにする，トイレを温かくするなど生活指導を行う。

6．糖尿病に合併する脂質異常症

1）治療

糖尿病患者に脂質異常症が合併した場合，心血管疾患のリスクが高まる。そのため，糖尿病患者の脂質異常症は脂質管理目標値[表4]を参考に治療する。

高LDLコレステロール血症に対しては，スタチン系薬剤が，高中性脂肪，低HDLコレステロール血症に対しては，フィブラート系薬剤が選択される。

スタチン系薬剤やフィブラート系薬剤使用時には横紋筋融解症に注意する。腎機能低下時には使用が禁忌となる場合がある。

[図8] 糖尿病を合併する高血圧の治療計画

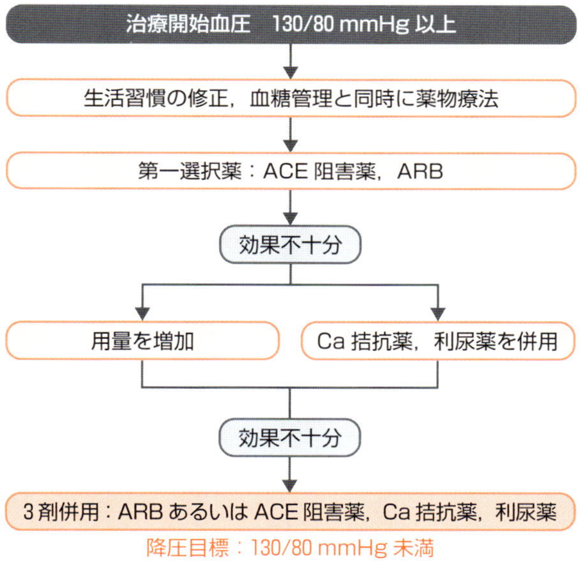

```
治療開始血圧　130/80 mmHg 以上
        ↓
生活習慣の修正，血糖管理と同時に薬物療法
        ↓
第一選択薬：ACE阻害薬，ARB
        ↓
    効果不十分
    ↓        ↓
用量を増加  Ca拮抗薬，利尿薬を併用
        ↓
    効果不十分
        ↓
3剤併用：ARB あるいは ACE阻害薬，Ca拮抗薬，利尿薬
降圧目標：130/80 mmHg 未満
```

（日本高血圧学会編：高血圧治療ガイドライン2014．p78，ライフサイエンス出版，2014より一部改変）

より，アンジオテンシン変換酵素（angiotensin converting enzyme：ACE）阻害薬，アンジオテンシンII受容体拮抗薬（ARB）が第一選択薬として推奨されている。血圧管理にCa拮抗薬，少量のサイアザイド系利尿薬が併用される。

労作性狭心症や陳旧性心筋梗塞合併例では，心臓の保護作用のあるβ遮断薬が使用される。

糖尿病腎症を伴う場合は血圧管理をより厳格に行い，尿蛋白1 g/日以上では125/75 mmHg未満とする。急激な降圧は避ける。

2）指導

生活習慣の是正，食事療法・運動療法の指導を行う。

II　薬物療法と看護

薬物療法は，個々の患者の病態や生活状況に合わせて治療薬が選択される。患者自身が，使用する薬物の作用・副作用を十分理解して，納得して治療を受けることができるように援助をする。また，患者自身が自己中断することなく，継続して自己管理ができるように支援す

る。低血糖時やシックデイの対応に関しては，家族を含めた指導が重要である。

1．観察ポイント

① 薬物療法に対する考えや思いを尋ね，不安はないか確認する
② 薬物療法が日常生活の過度の制限や負担になっていないか確認する
③ 薬物療法の必要性を理解し，納得して治療を受けているか確認する
④ 経口血糖降下薬あるいはインスリンとの併用により低血糖の発現はないか観察する
⑤ 低血糖やシックデイの理解と対処が可能かどうか確認する
⑥ 薬物療法が継続可能か，認知症や理解不足により自己中断する可能性はないか観察する

2．看護目標

❶ 薬物療法の作用・副作用を理解できるように支援する
❷ 薬物療法による患者の精神的不安を軽減する
❸ 患者が自己注射することへの精神的苦痛を軽減する
❹ 患者が薬物療法を自己中断せず，継続して自己管理できるよう支援する

3．インスリン療法を行う患者への看護援助

① インスリン注射導入時の受け入れ状況の確認
- インスリン自己注射導入について患者がどのように感じ，考えているのか，抵抗感，拒否感などがないかなど，受け入れ状況をよく聞く
- 患者の身体状況と照らし合わせて，インスリン療法の必要性を理解しているかを確認する

② インスリン注射器や薬剤の選択
- インスリン注射器の操作ができるか，また操作の仕方を覚えられるか，視力低下，手指の麻痺，認知障害の有無などを把握する
- 生活スタイルを考慮し，患者に合った注射器や薬剤の選択をする
- インスリン注射器の操作ができない，覚えられないなどインスリン注射手技習得が困難な状況はないかを確認する。

③ インスリン注射手技指導
- インスリン注射手技は繰り返し説明し，患者が理解できているか反応を確認しながら繰り返し指導する。手技習得力を確認する
- インスリン注射量，回数，注射時間の確認。作用・副作用について理解できるように説明する
- 注射後10秒たってから抜針することや抜針後はもまないように説明する
- インスリン製剤の保管場所，インスリンの針の破棄方法を説明する
- 患者に合った方法を工夫し，安全に自己注射ができるように見守る

④ インスリン療法継続のための指導・援助
- インスリン自己注射により患者の生活に変化や支障が生じていないか確認し，インスリン継続困難な状況があれば継続できるように支援する
- インスリン自己注射に伴う不安や負担，困難さはないか確認する
- インスリン自己注射に伴う不安や負担があれば患者と話し合い軽減が図れるようにかかわる
- 視覚，聴覚機能，記憶力など患者の特徴を理解し，患者の状況に合わせたインスリン自己注射指導を継続して行う
- 家族や協力者など，サポート体制を整える

⑤ インスリン療法にかかわる知識・情報の提供
- 患者が使用しているインスリンの作用・副作用にについて十分に説明する
- 低血糖の多様な症状を患者に合わせて説明する
- 低血糖時の対応について具体的に説明をする
- 低血糖に備えて，外出時にブドウ糖を携帯するように説明する
- 低血糖がどのような状況で起こるか，患者の状況に合わせて説明する
- 無自覚性低血糖時の対応について患者だけでなく，家族やサポートができる人に対処方法を説明する
- 低栄養状態や長時間十分な食事をとらずに大量の飲酒をすると低血糖症状を起こすことがあることを説明する（アルコール性低血糖）
- シックデイ時の対処方法を説明する

4．インスリンの注射部位 [4)] [図9]

- 脂肪組織萎縮，硬結などを防止するため，2～3cmずつずらして注射する

[図9] インスリン皮下注射部位

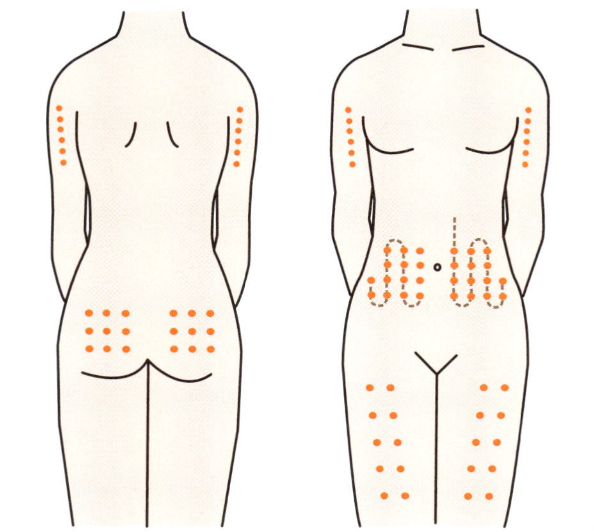

- 腹壁→肩・上腕→臀部→大腿の順に吸収が早い
- 吸収が最も安定し，運動による影響や温度変化を受けにくい腹壁注射が勧められる

5．糖尿病治療の代表的な副作用

　糖尿病の薬物治療の代表的な副作用として，低血糖と体重増加がある。インスリン療法，経口糖尿病薬のいずれにおいてもみられる。インクレチン関連薬では，これらの副作用が少ないと報告されている。特に低血糖に関しては重症化する場合があり，誘因，症状，対処法について述べる。

1）低血糖
低血糖は血糖値が低下した病態である。
① 低血糖の誘因
　薬物の種類や量の誤り，食事の遅延，食事量または炭水化物の摂取が少ない場合，いつもより運動量や活動量が多い場合，強い運動あるいは長時間運動した日の夜間および翌日の早朝，飲酒，入浴後等に発現する。さらに，インスリンを打つタイミングや内服薬を飲むタイミングによっても低血糖が起こる場合がある。
② 症状
- **交感神経刺激症状**：血糖値が正常の範囲を超えて急速に低下した結果生じる症状で，発汗，不安，動悸，頻脈，手指振戦，顔面蒼白など

- **中枢神経症状**：血糖値が 50 mg/dL 程度に低下したことにより生じる症状。中枢神経のエネルギーを反映する。頭痛，目のかすみ，空腹感，眠気，50 mg/dL 以下では意識レベルの低下，異常行動，痙攣などが出現し昏睡になる[1]

③ 低血糖の対応法
- **経口摂取が可能な場合**：ブドウ糖（5〜10 g）または，ブドウ糖を含む飲料水（150〜200 mL）を飲ませる。α-グルコシダーゼ阻害薬服用中の患者は必ずブドウ糖を飲ませる
- **経口摂取が不可能な場合**：ブドウ糖や砂糖を口唇と歯肉の間に塗りつける。グルカゴンがあれば1バイアル（1 mg）を注射する。1型糖尿病患者ではあらかじめグルカゴン[1]の注射方法について家族に指導しておく
- 低血糖の誘因や症状および対処法について，患者・家族に平素より指導をしておくことが重要である
- 意識レベルが低下するほどの低血糖をきたした場合は，意識レベルが一時的に回復しても低血糖の再発や遷延で意識障害が再び起こる場合があり，必ず医療機関に受診するように家族を含めて教育する
- 低血糖は一人ひとり原因や症状が異なるので，低血糖の原因を患者と医療者でよく話し合い，再度低血糖が起こらないように治療法の見直しや生活指導を行い，再発予防に務める
- 低血糖は患者だけでなく家族にとって不安が強いため，精神的なサポートが必要である[1]。グルカゴンは肝臓のα細胞から分泌されるペプチドホルモンである。速やかに肝臓に作用してグリコーゲンの分解および

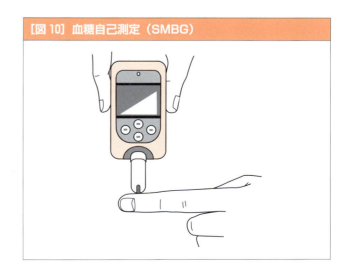

[図10] 血糖自己測定（SMBG）

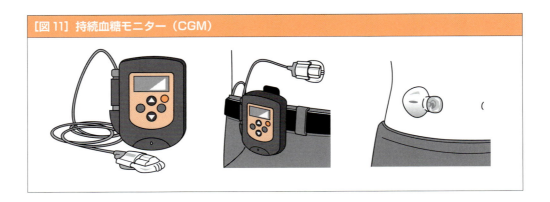
[図11] 持続血糖モニター（CGM）

び糖新生を促進させ，ブドウ糖を肝臓から放出させる

6．血糖自己測定（SMBG）[図10]

自己検査用グルコース測定器を用いて，患者が血糖値自己測定（self monitoring of blood glucose：SMBG）することにより，日常の血糖値のパターンを知り，患者自らの生活習慣を見直すことができる。そのため，セルフモニタリングができるように指導する。血糖測定の指導では，測定前の手洗いについてよく指導する。果物の果汁がついていたり，砂糖がついた手で測定した場合，血糖値が高値に出ることがある。

7．持続血糖モニター（CGM）[図11]

連続して皮下のグルコース濃度を測定することができる装置（continuous glucose monitoring system：CGM）である。1型糖尿病患者や血糖値のコントロールが難しい2型糖尿病患者に使用。SMBGでは発見しにくい夜間・早朝の低血糖や高血糖をモニターすることができる。

8．シックデイ対策

糖尿病患者が発熱，下痢，嘔吐をきたし，食欲不振のため食事摂取ができない場合をシックデイとよぶ。

① シックデイの対処
- インスリン治療中の患者は，食事がとれなくても自己判断でインスリンの自己中断をしないように指導する
- 十分な水分摂取により脱水の予防をする
- 食欲のないときは，消化がよく口当たりのよい食物を摂取する
- 血糖の自己測定を3〜4時間ごとに行う
- 嘔吐や下痢が止まらず，食物摂取不能のとき，高熱や尿ケトン陽性，血中ケトン高値，血糖値が350 mg/dL以上の場合は必ず医療機関を受診するように指導する
- 来院時には必ず尿中ケトン体の測定を行う

（横田香世）

《引用文献》
1) 日本糖尿病学会編：糖尿病治療ガイド 2014-2015，文光堂 2014．
2) 板垣英寺監，高橋茂樹著：STEP 内科3 代謝・内分泌，第3版．p34，海馬書房，2011．
3) 日本高血圧学会高血圧治療ガイドライン作成委員会編：高血圧治療ガイドライン2014．日本高血圧学会，2014．
4) 日本動脈硬化学会編：動脈硬化性疾患予防ガイドライン（2012年版），p42，日本動脈硬化学会，2012．
5) 日本糖尿病療養指導士認定機構：糖尿病療養指導ガイドブック 2015，メディカルレビュー社，2015．

《参考文献》
1) 阿部俊子監，小板橋喜久代・山本則子編：エビデンスに基づく症状別看護ケア関連図 改訂版．中央法規出版，2012．
2) 門脇隆史・他編：糖尿病学—基礎と臨床．西村書店，2007．
3) 清水安子・他：インスリン療法を行う糖尿病患者への糖尿病看護のベストプラクティス—糖尿病看護スペシャリストの実践知をもとに．日本糖尿病教育・看護学会誌 15（1）：25-35，2011．

NOTE

30 バセドウ病の治療

看護ケア関連図は⑬「甲状腺機能亢進症：バセドウ病（グレーブス病）」の項目を参照。

I バセドウ病の治療

1．バセドウ病の治療方法

バセドウ病の発病のしくみが明らかになっていないため，現在では根本的な治療は行われていない。バセドウ病の治療法としては，甲状腺の機能を正常に戻す方法として抗甲状腺薬による薬物治療，放射性ヨードによる^{131}I内用療法，甲状腺を切除する手術療法がある。

基本的には抗甲状腺薬治療から開始し，薬剤抵抗性あるいは副作用の出現で薬が使用しにくい場合，他の治療法に変更する。それぞれの治療法には長所と短所，適応と禁忌がある［表1］。

2．バセドウ病の薬物療法

1）抗甲状腺薬による薬物療法

抗甲状腺薬治療は，甲状腺ホルモンの合成を抑制して甲状腺機能を正常に保つ治療である。

①抗甲状腺薬による治療の目的
- 甲状腺ホルモンレベルを低下させて，甲状腺中毒症を改善する
- 薬物療法を打ち切った後も再燃してこない寛解状態を維持する（抗甲状腺ホルモンの治療開始から2年間で約半数の症例が寛解に入るが，寛解を正確に判断する方法はまだない）

②投与量
- 抗甲状腺薬の投与開始後2週間頃に甲状腺ホルモンの血中濃度が低下し始め，徐々に甲状腺症状が軽減されていく（服用開始後，数週間〜数カ月で甲状腺ホルモンが低下していく）
- 定期的に甲状腺ホルモンの量を測定し，適切な量の服用を行う。血中遊離サイロキシン（FT$_4$），遊離トリヨードサイロニン（FT$_3$）が正常化したら，抗甲状腺薬を減量し，以後甲状腺機能を正常に維持しつつ投与量を漸減していく
- 患者によっては初期から^{131}I内用療法を選択するほうが望ましい場合もあり，手術可能な段階まで抗甲状腺薬治療を行い，その後，外科的甲状腺切除術を行う方法もある

③副作用
- 副作用の頻度が高い（14％程度）
- 抗甲状腺薬の副作用は，ほとんどが服薬開始後3カ月以内に発症することから，治療開始後少なくとも3カ月間は，原則として2〜3週間ごとに血液検査（血算，特に白血球数，分画およびAST，ALT，γ-GTP，T-Bilなど）を実施し，副作用徴候の観察を行う。特に最初の2カ月は2週間ごとに血液検査を行い，副作用のチェックを行うことが望ましい。［表2］に副作用を示した。
- 最も注意を要する重篤な合併症は無顆粒球症である
  - 定義：末梢血中の顆粒球（好中球）数≦500/mm^3
  - 症状：風邪の初期症状と類似している（突然の高熱，悪寒，咽頭痛など）
  - 機序：免疫学的（チアマゾール〈MMI〉，プロピルチオウラシル〈PTU〉によるアレルギー性）
  - 対処：原因と考えられる薬剤の速やかな中止
  - 服用期間と発症の関係：8割は服用開始後4〜8週，8週以上経過してから発現することもある

2）その他の治療薬による薬物治療

①β遮断薬
- 作用機序：交感神経β受容体遮断
- 使用目的：動悸，頻脈，振戦，発汗などの症状を改善
  ▶増加した甲状腺ホルモンにより交感神経のβ受容体の感受性が亢進しているため

②無機ヨード薬
- 作用機序：大量投与は甲状腺ホルモンの分泌を抑制する（効果は一過性）
- 使用目的：急速な血中ホルモン減少
  ▶バセドウ病の手術前処置・甲状腺クリーゼ・放射性ヨード治療後処置
- 用法用量：10〜30 mg/日

③抗ヒスタミン薬
- 使用目的：抗甲状腺薬の副作用としての皮疹や蕁麻疹による搔痒感の改善

[表1] バセドウ病の治療

	薬物療法	放射線療法	外科的療法
治療法	・抗甲状腺薬 　・チアマゾール（MMI） 　・プロピルチオウラシル（PTU）	・131I内用療法（ラジオアイソトープ：131Iカプセル内服）	・甲状腺（亜）全摘術
機序	・ホルモン合成阻害	・甲状腺細胞の破壊	・甲状腺の部分摘出
適応	・ほとんどすべての患者 ・日本では9割以上が抗甲状腺薬治療から開始	・抗甲状腺薬で重大な副作用が出た場合 ・抗甲状腺薬で寛解しない患者 ・術後の再発 ・甲状腺腫を小さくしたいとき ・心臓病・肝臓病・糖尿病などの慢性疾患があり，薬物治療によるコントロールが困難	・手術に耐えられる患者 ・がんなどの腫瘍の合併 ・副作用のため抗甲状腺薬が使用できない患者 ・抗甲状腺薬によってもTRAb値が低下しない患者 ・131I内用療法を希望しない患者 ・甲状腺腫が大きい ・早期に確実な寛解を期待している
禁忌	・以前に抗甲状腺薬で重大な副作用をきたした患者 ・副作用のため2種類の抗甲状腺薬とも服用できなかった患者 ・著しく服薬コンプライアンスが悪かった患者	・妊婦，妊娠している可能性のある女性 ・近い将来（6カ月以内）妊娠する可能性がある女性 ・授乳婦 ・原則的に18歳以下 ・重症バセドウ病眼症	・手術再発例 ・麻酔禁忌
長所	・治療法が簡単 ・ほとんどの患者で可能 ・日常生活をしながら治療が可能 ・外来で治療を行うことができる ・不可逆的な甲状腺機能低下に陥ることがほとんどない	・カプセルを服用するだけで治療法が簡単 ・治癒率が高い ・確実性が高い ・副作用がない ・治療効果が比較的短期間であらわれる ・外来でも可能	・治療効果が早期に確実に得られる ・治癒率が高い ・再発率が低い ・確実性が高い ・大きい甲状腺腫による圧迫症状の是正
短所	・再発率が高い ・寛解率が低い ・寛解に至るまでの治療期間が長い ・服用中止や予後を判断する確かな指標がない ・副作用の頻度が高い（無顆粒球症，肝障害，皮疹）	・治療後の甲状腺機能低下症の発症率が高い ・甲状腺機能正常化までには時間がかかる ・特殊な設備が必要 ・効果が一定しない ・晩発性甲状腺機能低下症を起こしやすい	・術後合併症 　・術後出血 　・副甲状腺機能低下症 　・反回神経麻痺（2～3%） 　・甲状腺機能低下症 ・入院が必要 ・手術痕が残る

TRAb：甲状腺ホルモン受容体抗体

3) バセドウ病の薬物療法

① 妊娠・出産[1～3]

バセドウ病であっても，抗甲状腺薬で適切に治療されていれば妊娠・出産は可能である．妊娠によってバセドウ病が悪化したり胎児に影響が及ぶことはないといわれている．

しかし，母体の甲状腺機能亢進状態が持続すると，妊娠高血圧症候群，低出生体重児，流産・早産・死産，甲状腺クリーゼのリスクが高くなるので，甲状腺機能を正常に保つことが大切である．

そのため催奇性を心配して（MMIは妊娠8週までに服用している場合にはまれに特殊な奇形がみられたとの報告がある），抗甲状腺薬の服用を勝手に中止ししたりしないことなどを患者に説明する．また，できるだけ計画出産を勧める．

② 小児・高齢者[4]

小児バセドウ病患者は，抗甲状腺薬が第一選択として用いられるが，長期服薬が必要で，寛解率は低く，治療に難渋する例が多い．特に思春期前の小児では，治療に時間がかかり，寛解率も思春期後の小児に比べて低い．

[表2] 抗甲状腺薬の副作用

軽度な副作用	頻度（%）	重大な副作用	頻度（%）
皮疹・蕁麻疹	4〜6	無顆粒球症	0.1〜0.5
関節痛，筋肉痛，発熱，軽度肝障害	1〜5	多発関節炎	1〜2
消化管症状	1〜5	重症肝障害	0.1〜1
味覚障害	まれ	MPO-ANCA 関連血管炎*	まれ
唾液腺炎	極めてまれ	他の血球系異常（再生不良性貧血）	極めてまれ
		SLE 様症状	
		インスリン自己免疫症候群	まれ
		胆汁うっ滞	まれ

＊MPO-ANCA 関連血管炎症候群の副作用出現は，服用開始後 1 カ月〜30 年とさまざまである

高齢者のバセドウ病患者では，甲状腺腫が著明でなく眼症状も明らかでない場合が多い。体重減少や振戦などの症状が前面に出るため，他疾患と誤診されやすい。また，心房細動，心不全などをきたしやすい。

③ 甲状腺クリーゼの治療[5]（⓬「副腎クリーゼ・甲状腺クリーゼ・高 Ca 血症クリーゼ」参照）

日本甲状腺学会および日本内分泌学会では現在治療アルゴリズムの作成中である。バセドウ病による甲状腺クリーゼの場合，具体的には以下の 4 本柱で治療する。

❶甲状腺ホルモン産生・分泌の減弱
❷甲状腺ホルモン作用の減弱
❸全身管理
❹誘因除去

3．バセドウ病の放射線療法

放射性ヨード（^{131}I）を含むカプセル錠を内服し甲状腺に取り込ませ，甲状腺濾胞細胞を破壊する治療法である[6]。

- 取り込まれた ^{131}I からの放射線により，甲状腺は縮小し甲状腺ホルモンの分泌が低下し，甲状腺機能が是正される
- 甲状腺のヨード摂取能を利用した治療法である

4．バセドウ病の手術療法[7,8]

1）手術療法とは
- 甲状腺腫の大部分を切除することにより，甲状腺刺激物質に反応する濾胞細胞の数を減少させ，甲状腺ホルモンの分泌を正常に保つ治療法である
- また，甲状腺刺激物質の主たる産生部位とされる甲状腺腫を切除することで甲状腺刺激物質の減少を図る
- 日本では，抗甲状腺薬の次に外科的治療が選択される場合が多い

2）術式
- 術後甲状腺機能正常化は期待せず，再発を避ける目的で，甲状腺全摘術，一側葉切除対側葉亜全摘術が多くなってきているが，両側の甲状腺亜全摘術が一般的である
- 亜全摘術は再燃が起こりやすいが，合併症は少ない

3）術後合併症
- 甲状腺機能低下症や反回神経麻痺などがある
- 手術は甲状腺クリーゼの発生を予防するため，術前に甲状腺機能を正常化してから行う

II　バセドウ病の治療別看護とその根拠

治療法には，3 種類があり［表 1 参照］，複数の治療法を組み合わせて行う場合もある。それぞれに長所・短所があり，治療目的・効果・副作用がある。患者や家族の病気や治療，検査に対する知識や理解度，受け止め方を確認し十分な説明を行う必要がある。

その上で，病態だけでなく患者の生活状況や希望も考慮した治療法の選択ができるよう意思決定を支援していくことが重要である。また，治療の継続のために自己管理に向けた患者教育が大切なので繰り返し説明する。

1. バセドウ病の治療別の観察ポイント

1）薬物療法

治療薬は長期にわたって継続する必要があることから，自己調整や中断なく服薬の継続ができているかどうかの観察が必要である。長期にわたる治療を継続し自己管理していくためには，服薬状況の定期的な確認と本人やサポートを行う家族の疾患や服薬に関する知識や認識を把握し，理解度に応じた説明を行うことが重要である。

また，抗甲状腺薬の服用による副作用の出現に注意が必要であり，患者や家族にも副作用と対処についての説明を行う必要がある。副作用のなかでも，顆粒球減少が最も重篤であり，突然の高熱に注意する。

薬物療法の観察ポイントを以下に示す。

- 薬の効果，服薬状況（中断の有無など）
  ・妊娠したことにより内服を中断しないように指導する
- 内服薬の必要性，量，時間などの理解
- 副作用の有無と程度［表2参照］と対処方法
  ・無顆粒球症（風邪の初期症状と類似する突然の高熱，悪寒，咽頭痛，顆粒球減少など），皮疹・蕁麻疹，掻痒感，関節痛，筋肉痛，肝障害など
- 患者・家族の病気・治療・検査についての知識，理解度，受け止め方
- 患者・家族の現在の思いや不安
- 長期的な治療の継続が必要なことへの精神的ストレスや生活上の困難
- 家族やキーパーソン，サポート体制
- 患者・家族のセルフケア能力

2）放射線療法

治療法は簡単であるが，治療後の甲状腺機能低下症の発症率が高いことから注意が必要である。妊娠の可能性のある女性，妊婦，授乳婦には禁忌である。

観察ポイントを以下に示す。

- 副作用はほとんどない
- 甲状腺機能低下症：易疲労感，食欲不振，便秘，皮膚乾燥など。治療後2～6カ月（多くは3～4カ月）に一時的に甲状腺機能低下症に移行することがある
- 甲状腺中毒症状：体重減少，全身倦怠感，手のふるえ，動悸，息切れなど
- 投与1～2週間後に放射線甲状腺炎が生じ，著しい甲状腺中毒症となることがある

3）手術療法

甲状腺は血管が多い組織である。手術後の出血，血腫，浮腫などにより気道の圧迫・閉塞を起こしやすく，反回神経麻痺による嗄声，副甲状腺摘出による低カルシウム血症・テタニー，甲状腺クリーゼの出現に注意が必要である。

病気や手術による外観上の変化は，ボディイメージの変容や自己概念の低下をきたしやすく，心理面へも影響する。患者の言動，受容の程度や対処行動などを知り，患者のボディイメージを把握する。

観察ポイントを以下に示す。詳細は⓯「甲状腺腫瘍」の観察ポイントに準ずる。

- 心理的状況の把握，不安の傾聴
- 術前オリエンテーション
- 術後合併症の早期発見と予防
- ボディイメージの変容に対する支援

2. バセドウ病の看護の目標

❶ 治療の必要性を理解し，通院と服薬を継続できるよう指導する
❷ 薬の副作用および症状のモニタリングを行い，セルフケアの継続ができるよう指導する
❸ 疾患・治療に起因した不安の緩和を図る
❹ ボディイメージに対する思いを表出できるよう傾聴的態度で接し，対処行動がとれるよう支援する

3. 薬物療法時の看護ケア

1）抗甲状腺薬服薬の重要性について説明し服薬の自己管理が継続できるよう支援する

正確な量と時間での内服が必要である。適切な服薬によって，状態は改善または寛解するが，内服薬の中断は状態の悪化や再発を招くおそれがあるため服薬の継続の重要性を患者および家族に説明する。自己中断はしないよう説明することが大切である。

2）抗甲状腺薬の副作用からの症状や対処方法について説明する

副作用は，無顆粒球症，皮疹，蕁麻疹，掻痒感などである。無顆粒球症は重篤となるおそれがあるので，定期的に検査データの確認をする。無顆粒球症の症状は風邪の初期症状と似ていることから発熱や咽頭痛に注意する。発熱や蕁麻疹，悪心などの副作用症状の出現時は服

薬を中止し受診するよう説明する。

3）長期的な外来通院を継続し内服の自己管理ができるよう支援する

無症状であっても甲状腺機能の程度に応じ年1～数回の受診を勧める。

家族のサポート体制，患者・家族の病気・治療への知識や理解度，服薬状況を確認し，適切な服薬の継続や症状の悪化を防ぐ日常生活の過ごし方について理解度に応じて繰り返し説明する。必要時には家族の協力を得るため，説明は患者だけでなく家族にも行う。

4）疾患や治療，ボディイメージの変容に対する不安など心理的状況の把握，不安の傾聴を行う

眼球突出や甲状腺腫大に伴い，ボディイメージの変容が生じる可能性がある。患者の疾患や症状への思い，ボディイメージに対する思いを把握する。眼球突出にはサングラス，甲状腺腫大については首にスカーフを巻くなどして症状を目立たせなくなる工夫ができることを伝える。

4．放射線療法時の看護ケア

治療1週間以上前からヨード制限を行う。特に昆布・海藻類や昆布加工品の摂取や，ヨード含有うがい薬（イソジン®うがい薬）を避けるよう説明する。ヨード含有量が多い食品を［表3］に示す。

β遮断薬使用により甲状腺機能亢進症状を緩和する場合，1～2日後に放射線の急性障害により大量の甲状腺ホルモンが血中に流出する。発汗や不整脈などの発現に注意する。

治療による発がん性などの心配はなく，治療後6カ月もたてば妊娠しても問題はないが，妊婦，6カ月以内に妊娠する可能性のある女性，授乳婦は避けたほうがよいため注意が必要である。

5．手術療法時の看護ケア

⓯「甲状腺腫瘍」参照。

（宇多　雅）

［表3］ヨード含有量が多い食品

昆布・海藻類	昆布，ワカメ，ひじき，海苔，昆布の佃煮，昆布だしなど
魚介類	たら，ししゃも，ぶり，さんま，まぐろ，たらこ，ズワイガニ，あわび，サザエ，牡蠣，あさり，アンコウきも，練り製品など魚介類全般
肉類	ホルモンなどの内臓類，ウインナー・ハムなどの人工赤色着色料
卵類	ヨード卵，卵豆腐，茶わん蒸しなど

《引用文献》
1）中村浩淑：バセドウ病の薬物治療．日本甲状腺学会誌 1(1)：15-18，2010．
2）日高洋：適切なバセドウ病の妊娠・授乳中の管理．日本甲状腺学会誌 1(1)：31-34，2010．
3）日本甲状腺学会編：バセドウ病治療ガイドライン2011．pp123-134，南江堂，2011．
4）前掲3，pp135-140．
5）赤水尚史・他：甲状腺クリーゼの診断，発症実態，治療．日本甲状腺学会雑誌 3(2)：115-117，2012．
6）小西淳二：バセドウ病の^{131}I内服療法．日本甲状腺学会誌 1(1)：19-22，2010．
7）髙見博：バセドウ病の外科療法．日本甲状腺学会誌 1(1)：23-26，2010．
8）宮章博：バセドウ病：手術療法．Modern Physician 31(4)：422-424，2011．

《参考文献》
1）日本甲状腺学会編：バセドウ病治療ガイドライン．pp7-13，南江堂，2011．
2）中村浩淑：甲状腺機能亢進症（バセドウ病）．Medical Practice 25(9)：1594-1598，2008．
3）中村浩淑：バセドウ病の薬物治療．日本甲状腺学会誌 1(1)：15-18，2010．
4）日高洋：適切なバセドウ病の妊娠・授乳中の管理．日本甲状腺学会誌 1(1)：31-34，2010．
5）小西淳二：バセドウ病の^{131}I内服療法．日本甲状腺学会誌 1(1)：19-22，2010．
6）髙見博：バセドウ病の外科療法．日本甲状腺学会誌 1(1)：23-26，2010．
7）宮章博：バセドウ病：手術療法．Modern Physician 31(4)：422-424，2011．
8）吉岡成人・他：系統看護学講座専門分野Ⅱ成人看護学6，第13版．医学書院，2012．
9）山口瑞穂子・他監：疾患別病態関連マップ，第3版．学習研究社，2011．

コラム 代謝系疾患，内分泌系疾患の指定難病

　難病とは，医学的に明確に定義されておらず，いわゆる「治りにくい病気」や「不治の病」の総称として用いられてきたものである。

　政策としては，1972年の難病対策要綱によると，「(1)原因不明，治療方法未確立であり，かつ，後遺症を残すおそれが少なくない疾病，(2)経過が慢性にわたり，単に経済的な問題のみならず介護等に著しく人手を要するために家庭の負担が重く，また精神的にも負担の大きい疾病」と定義されている。

　2013年には障害者総合支援法において，難病が障害者の定義に加えられている。また2014年に医療費助成についてなど示した，難病の患者に対する医療等に関する法律（難病法）が施行された。難病法では，難病を発病の機構が明らかでなく，治療方法が確立していない，希少な疾病であって，長期の療養を必要とするものとし，そのなかで「指定難病」として，医療費助成の対象になるものを，「患者数が本邦において一定の人数に達しないこと，客観的な診断基準（又はそれに準ずるもの）が確立していること」としている。

　難病情報センター（http://www.nanbyou.or.jp/entry/503#04）によると2015年7月の時点の代謝系疾患，内分泌系疾患の指定難病は以下の通り。

（任　和子）

代謝系疾患	
家族性高コレステロール血症（ホモ接合体）	シトステロール血症
全身性アミロイドーシス	脂肪萎縮症
ライソゾーム病	先天性葉酸吸収不全
副腎白質ジストロフィー	タンジール病
ミトコンドリア病	尿素サイクル異常症
イソ吉草酸血症	脳腱黄色腫症
ウィルソン病	フェニルケトン尿症
ガラクトース-1-リン酸ウリジルトランスフェラーゼ欠損症	複合カルボキシラーゼ欠損症
肝型糖原病	プロピオン酸血症
筋型糖原病	ペルオキシソーム病（副腎白質ジストロフィーを除く）
グルコーストランスポーター1欠損症	ポルフィリン症
グルタル酸血症1型	無βリポタンパク血症
グルタル酸血症2型	メープルシロップ尿症
原発性高カイロミクロン血症	メチルマロン酸血症
高チロシン血症1型	メンケス病
高チロシン血症2型	リジン尿性蛋白不耐症
高チロシン血症3型	レシチンコレステロールアシルトランスフェラーゼ欠損症

内分泌系疾患	
甲状腺ホルモン不応症	下垂体前葉機能低下症
下垂体性TSH分泌亢進症	先天性副腎皮質酵素欠損症
下垂体性PRL分泌亢進症	先天性副腎低形成症
下垂体性ADH分泌異常症	ウォルフラム症候群
アジソン病	偽性副甲状腺機能低下症
クッシング病	ビタミンD依存性くる病/骨軟化症
下垂体性ゴナドトロピン分泌亢進症	副甲状腺機能低下症
下垂体性成長ホルモン分泌亢進症	副腎皮質刺激ホルモン不応症

＊色文字は本書で取り上げた疾患。

索引

記号

％TRP 189
α-グルコシダーゼ阻害（α-GI）薬 288
β遮断薬 298

数字

1,5-AG 32
1,5-アンヒドログルシトール 32
1型糖尿病 26, 28, 266
2型糖尿病 26, 28, 266
2型糖尿病の発症機序 29
22q11.2欠失症候群 187
24時間クレアチニンクリアランス 73
6つの食品グループ 269
75 gOGTT 31
75 g経口ブドウ糖負荷試験 31
[131]I内用療法 298

欧文

ABI 84
ACE 293
ACTH 17, 18, 201
ACTH依存性クッシング症候群 238
ACTH非依存性クッシング症候群 238
ACTH負荷試験 252
ACTH分泌不全 201
ADH 17, 224, 230
ADH異所性産生腫瘍 224
AGHD 219
AJCCによるTNM分類 179

AMPK 280
ARB 293
ASO 127
ATP 10
AVP 224, 230
BMI 32, 102
Ca感知受容体の異常 188
Ccr 73
CGM 296
CPR 32
Cr 73
CRH 18
CRH負荷試験 239, 252
C-ペプチド 32
DDAVP 232
DHEA 19
DI 230
DKA 40, 42
DPP-4阻害薬 289
ED 62
FDG-PET 179
FFA 279
FNA 178
Friedewaldの式 127
FSH 17, 201
FSH分泌不全 204
G6P 10
GA 32, 74
GAD抗体 32
GCS 149
GDM 28
GH 17, 201, 210
GHD 217
GHRH 210
GH産生腺腫 195
GH受容体拮抗薬 213
GH分泌過剰症 206
GH分泌刺激試験 219

GH分泌低下症 206
GIP 12
GK 10
Glasgow Coma Scale 149
GLP-1 12
GLP-1受容体作動薬 289, 290
GLPの作用 291
GLUT 10
GLUT-4 278
HbA1c 32
HCG 201
HDR症候群 187
HHS 40, 42, 46
HOMA-R 32
HPA系 18
HS 231
HSL 11
ICT 282
IR 278
IRS-1 278
Japan Coma Scale 148
JCS 148
Killip分類 149
LBM 279, 280
LDLアフェレシス 129
LDLコレステロール 127
LDLコレステロールの管理目標設定のためのフローチャート 129
LH 17, 201
LH分泌不全 204
LOC 55
LPL 10
MEN 260, 262
MEN1型 262
MEN2A型 262
MEN2B型 262
NSAIDs 117

NYHA分類 149
PA 244
PEIT 189
PET検査 179
PFCバランス 268
PI3-kinase 278
PRL 17, 201
PRL産生腺腫 195
PRL分泌不全 204
PTH 15, 186
PTH遺伝子異常 187
SACIテスト 93
SAP療法 292
SGLT2阻害薬 289
　―の作用機序 290
SIADH 222, 224
SIRS 48
small dense LDL 124
SMBG 295, 296
SPIDDM 30
SPP 84
TBI 84
TCA回路 9
Tg 13
TG 10
TNF-α 279
TRH 14
TSH 12, 17, 158, 201
VEGF 66
VLCD 105
VLDL 10
WD 232

あ

アキレス腱の肥厚 127
アキレス腱反射 61
悪性腫瘍 206

―の治療 180
悪性リンパ腫 174, 177
アジソン病 248, 250, 303
足の変形 86
足病変 82
アディポサイトカイン 279
アディポネクチン 279
アデノシン三リン酸 10
アルコール 271
アルドステロン 250
アルドステロン拮抗薬 246
アルドステロン産生腺腫 244
アルドステロン症 242, 244
アンジオテンシンⅡ 19
アンジオテンシンⅡ受容体拮抗薬 293
アンジオテンシン変換酵素阻害薬 293
アンドロゲン 19, 239

意識消失 94
意思決定 38
異所性 ACTH 症候群 239
イソ吉草酸血症 303
イソジン 302
溢水症状 75
遺伝性肥満 103
インクレチン 11
インクレチン関連薬 284
飲酒制限 119
インスリノーマ 90, 92, 103, 262
インスリン 284
インスリン依存状態 30
インスリン依存状態の治療 34
インスリン／カーボ比 270

インスリン検査 92
インスリン効果値 270
インスリン産生腫瘍 263
インスリン受容体 278
インスリン受容体基質 278
インスリン製剤 291
インスリン抵抗性 30
　―の改善 278
インスリン非依存状態 30
　―の治療 35
インスリンプレフィルド 24
インスリン分泌 9
インスリン分泌指数 32
インスリン分泌パターン 291
インスリンポンプ 292, 293
インスリン様成長因子‐Ⅰ 201
インスリン療法 291

ウィップルの3徴 92
ウィルソン病 303
ウエスト周囲長測定法 104
ヴェルナー症候群 263
ウォーキング 105
ウォルフ‐チャイコフ効果 150, 171
ウォルフラム症候群 303
運動神経障害 58
運動の効果 36
運動療法 36, 105, 276, 278

エストロゲン 220
エストロゲン減少 136

エネルギー恒常性の制御機構 274
エネルギー摂取量 33
エルスワース‐ハワード試験 189

黄体形成ホルモン 17
横紋筋融解症 131
応用カーボカウント 269
オキシトシン 17
オクトレオチド酢酸塩徐放製剤 213
オステオン 14

カード例 254
カーボカウント 269
外因性脂質 125
外傷のリスク 86
外転神経麻痺 60
下垂体 16
下垂体腫瘍 264
下垂体性 ADH 分泌異常症 303
下垂体性 PRL 分泌亢進症 303
下垂体性 TSH 分泌亢進症 303
下垂体性下垂体前葉機能低下症 200
下垂体性巨人症 206, 210, 211
下垂体性ゴナドトロピン分泌亢進症 303
下垂体性成長ホルモン分泌亢進症 303

下垂体腺腫 192, 194, 238
下垂体前葉機能検査 195
下垂体前葉機能低下症 198, 200, 303
下垂体前葉ホルモン 200
下垂体ホルモン 201
ガストリノーマ 262
ガストリン産生腫瘍 263
家族性アルドステロン症 244
家族性高コレステロール血症 127, 303
家族性Ⅲ型高脂血症 127
家族性単発性副甲状腺機能低下症 187
片足立ち 139
褐色細胞腫 256
活性化ビタミン D 製剤 191
カテコールアミン 19
　―の作用 23
ガラクトース‐1‐リン酸ウリジルトランスフェラーゼ欠損症 303
感覚・運動神経の検査 61
感覚障害 59
感覚神経障害 58
肝型糖原病 303
眼球突出 161
間食 271
緩徐進行型インスリン依存糖尿病 30
感染症 40, 48
肝臓 10
眼底検査 67
陥入爪 86
ガンマナイフ 197
顔面神経麻痺 60
眼裂開大 161

305

き

偽性副甲状腺機能低下症　103, 187, 303
基礎カーボカウント　269
機能性腺腫の欠落症状　194
急性合併症　40, 42
急性痛風関節炎　116
急性副腎不全　146, 250, 253
境界型糖尿病　266
局所圧迫症状　194
巨大舌　211
起立性低血圧症　62
筋型糖原病　303
禁酒　119

く

空腹時血糖　31
空腹時血糖値　92
クエン酸回路　9
靴　86
クッシング症候群　103, 236, 238
クッシング病　239, 303
クボステック徴候　188
クリーゼ　146
グリケーション　72
グリコアルブミン　32, 74
グリコーゲン　10
グルカゴノーマ　262
グルカゴン　295
グルカゴン様ペプチド-1　12
グルコース　9
グルコース-6-リン酸　10
グルコーストランスポーター 1 欠損症　303
グルコース取り込み機構　279

グルコース輸送担体　10
グルコキナーゼ　10
グルココルチコイド　19
グルタル酸血症1型　303
グルタル酸血症2型　303
グレーブス病　156, 158
クレチン病　166

け

計画的行動理論　97
蛍光眼底造影検査　67
経口血糖降下薬　284, 287, 288
経口糖尿病薬　287
経口薬療法　36
軽症成長ホルモン分泌不全性低身長症　216
経蝶形骨洞腫瘍摘出術　195
経蝶形骨洞的下垂体腫瘍摘出術　213
経鼻的経蝶形骨洞的下垂体腫瘍摘出術　239
頸部超音波検査　159
劇症1型糖尿病　30
血圧　32
血圧コントロール　74
血管内皮増殖因子　66
血漿ADH分泌反応　232
結晶誘発性関節炎　116
血清クレアチニン　73
血清脂質　32
血中ケトン体　43
血糖コントロール　74
血糖コントロール目標　33
血糖自己測定　295, 296
血糖変化　270
血流障害　86
ケトアシドーシス　30, 42

ケトン体　11
ケニー-キャフェイ症候群　188
健康信念モデル　132
顕在性甲状腺機能低下症　168
顕性腎症　72
原発性アルドステロン症　244
原発性高カイロミクロン血症　303
原発性高脂血症　124, 125
原発性甲状腺機能低下症　166, 167
原発性高尿酸血症　116
原発性骨粗鬆症　136
　─の診断基準　137
原発性肥満　102
原発性副甲状腺機能亢進症　184, 186
原発性副腎皮質機能低下症　250

こ

高Ca血症クリーゼ　144, 146, 152
高LDLコレステロール血症　128
抗アルドステロン薬　246
口渇　30
高カルシウム血症クリーゼ　144, 146, 152
交感神経刺激症状　295
高血圧クリーゼ　258
高血圧の治療計画　293
高血糖　30
高血糖症状　36
抗甲状腺薬治療　298

抗甲状腺薬による薬物療法　298
高脂血症の分類　126
鉱質コルチコイド　19, 22
甲状腺　12
甲状腺（亜）全摘術　299
甲状腺エコー　159, 177
甲状腺機能検査　159
甲状腺機能亢進症　156, 158, 161
甲状腺機能低下症　103, 164, 166, 167, 301
甲状腺クリーゼ　142, 146, 148, 300
甲状腺結節　176
甲状腺刺激ホルモン　12, 17, 158
甲状腺刺激ホルモン（TSH）分泌機能検査　195
甲状腺刺激ホルモン放出ホルモン　14
甲状腺腫瘍　174, 176
　─の診断と管理　176
甲状腺シンチグラフィ　159
甲状腺全摘術　300
甲状腺中毒症　158, 168, 301
甲状腺分化がん　179
甲状腺ホルモン　201
甲状腺ホルモン不応症　167, 303
高浸透圧高血糖症候群　40, 42, 46
高張食塩水負荷試験　231
高張尿　225
高チロシン血症1型　303
高チロシン血症2型　303
高チロシン血症3型　303

交通事故を起こさないための低血糖対策7カ条　95
行動変容　282
行動療法　105
高トリグリセリド血症　127, 128
高尿酸血症　116
広汎性左右対称性神経障害　56
抗ヒスタミン薬　298
抗利尿ホルモン　17, 224, 230
抗利尿ホルモン不適合分泌症候群　222, 224
コーピング　81
骨格筋　11
骨吸収　14, 136
骨強度　136
骨形成　136
骨質　15, 136
骨粗鬆症　134, 136
骨粗鬆症診療に用いられる骨代謝マーカー　138
骨単位　14
骨端線閉鎖　211
骨軟化症　303
骨年齢遅延　215
骨密度　15, 136
ゴナドトロピン（LH, FSH）分泌機能検査　195
ゴナドトロピン分泌不全症　217
コルチゾール　19, 238, 250
コルヒチン　118
コレステロール逆転送　125
コロイド　13
混合型インスリン製剤　292

サーカディアンリズム　18
サイアザイド系利尿薬　233
催乳ホルモン　17
サイログロブリン　13
酢酸フルドロコルチゾン負荷試験　225
散歩・日光浴　139

持効型インスリン製剤　292
自己抗体　29
自己効力感　39, 132
自己免疫異常　187
自己免疫性　28
脂質　124
　―のバランス　268
脂質異常症　122, 124, 293
脂質管理目標値　293
脂質代謝　125
　―の改善　280
視床下部－下垂体－副腎系　18
視床下部性下垂体前葉機能低下症　200
持続血糖モニター　296
持続皮下インスリン注入法　292, 293
疾患受容の援助　37
シックデイ　40, 52
シックデイ対策　296
シックデイルール　54
シップル症候群　263
指定難病　303
自動車を運転するにあたっての注意　95
シトステロール血症　303

脂肪萎縮症　113, 303
脂肪酸　10
社会的サポート　107
視野障害　210
射乳ホルモン　17
重症成人成長ホルモン分泌不全症　220
重症成長ホルモン分泌不全性低身長症　216
重症低血糖　51
修復行動の報酬による強化　107
術後合併症　182
腫瘍壊死因子　279
瞬目減少　161
症候性肥満　103
硝子体手術　67
症状マネジメント　254
小腸　11
食行動の特性　108
食事療法　33, 105, 266, 268
食品交換表　268
食品のプリン体含有量　119
助産師の手　188
除脂肪体重　279, 280
女性ホルモン　201
自律神経障害　58
視力障害　214
腎機能を低下させる要因　79
神経因性膀胱　62
腎原性cAMP　189
心原性ショック　151
腎症　70
腎性尿崩症　228, 230
迅速ACTH負荷試験　252
身体活動量　33
身体トレーニング　278

膵腫瘍　263
膵臓　9
膵島　9
膵島関連自己抗体　32
髄様がん　174, 177
　―の治療　182
ステロイドの作用　20
ステロイドホルモン　18
ストレス　81
ストレス管理　106
スルホニル尿素（SU）薬　288

性機能異常　62
成人成長ホルモン分泌不全症　208, 219
性腺機能低下症　103
性腺刺激ホルモン　17
成長曲線　216
成長ホルモン　17, 210
成長ホルモン（GH）分泌機能検査　195
成長ホルモン産生腫瘍　264
成長ホルモン分泌過剰症　206, 210
成長ホルモン分泌低下症　206, 215
成長ホルモン分泌不全性低身長症　206, 215
成長ホルモン放出ホルモン　210
成長ホルモン補充療法　217
成長ホルモン療法　217
性ホルモン　19
　―のアンドロゲン活性　22

307

絶食検査　93
摂食時の代謝調節　10
絶食時の代謝調節　11
絶食療法　105
セルフケア状況　86
セルフモニタリング　106
先行刺激のコントロール　106
潜在性甲状腺機能低下症　168
穿刺吸引細胞診　178
腺腫様結節　174
腺腫様甲状腺腫　174
全身性アミロイドーシス　303
全身性炎症反応症候群　48
選択的動脈内カルシウム注入試験　93
先端巨大症　206, 210
先端巨大症様顔貌　211
先天性副甲状腺形成不全　187
先天性副腎低形成症　303
先天性副腎皮質酵素欠損症　303
先天性葉酸吸収不全　303

増殖前網膜症　23, 64, 66
増殖網膜症　23, 64, 66
足関節上腕血圧比　84
足趾上腕血圧比　84
足底板　88
続発性アルドステロン症　244
続発性高脂血症　124, 126
続発性骨粗鬆症　136
続発性副甲状腺機能亢進症　184, 186
続発性副腎皮質機能低下症　251
速効型インスリン製剤　292

速効型インスリン分泌促進薬　288
ソフトドリンクケトーシス　42
ソマトスタチン　210, 262
ソマトスタチン誘導体　213
ソマトメジンC　210

体格指数　102
代謝調節　10, 11
体重減少　30
多飲　30
多種ホルモン欠損症　200
タッチテスト　85
多尿　30, 231
多嚢胞性卵巣症候群　103
多発神経障害　56, 58
多発性内分泌腫瘍症　260, 262
タンジール病　303
単純網膜症　23, 64, 66
単神経障害　56, 60
炭水化物のバランス　268
男性ホルモン　201
単独ホルモン欠損症　200
蛋白質の摂取調整　74
蛋白質のバランス　268
蛋白尿　72

チアゾリジン薬　288
中間型インスリン製剤　292
注射部位　294
注射薬療法　36
中枢神経症状　295
中枢性甲状腺機能低下症　166
中枢性尿崩症　228, 230

中枢性肥満　103
中性脂肪　10
中等症成長ホルモン分泌不全性低身長症　216
中等度成人成長ホルモン分泌不全症　220
中脳辺縁系ドパミン経路　274
超悪玉コレステロール　124
腸管膜脂肪　111
超速効型インスリン製剤　292
超低カロリー食　105
超低比重リポ蛋白　10

痛風　114
痛風関節炎の診断基準　117
痛風結節　117
痛風性関節炎　116
痛風発作　116
爪切り　87, 88
爪白癬　86

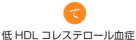

低HDLコレステロール血症　128
低Na血症の鑑別　226
定位放射線照射　195
低温やけど　62
低血糖　40, 50, 295
　—の診断のフローチャート　93
低血糖症状　92
低血糖発作　90
低身長　215
低炭水化物食　268
低マグネシウム血症　187

デキサメタゾン抑制試験　239
テストステロン　220
デスモプレシン酢酸塩水和物　232
テタニー　246
テタニー発作　188
デヒドロエピアンドロステロン　19

糖化反応　72
動眼神経麻痺　60, 210
動機づけの支援　109
糖質　9
糖質コルチコイド　19
　—の作用　20
糖質コルチコイド反応性アルドステロン症　244
透析導入時のケア　80
糖代謝　10
糖代謝異常　28
糖毒性　286
糖尿病　26, 28, 40
　—の急性合併症　42
　—の臨床診断のフローチャート　31
糖尿病足病変　82, 84
糖尿病胃腸症　62
糖尿病合併高血圧　292
糖尿病眼手帳　68
糖尿病ケトアシドーシス　40, 42
糖尿病神経障害　56, 58
糖尿病腎症　70, 72
糖尿病腎症各期（第2期以降）における看護のポイント　78
糖尿病腎症生活指導基準　76

糖尿病腎症病期分類2014　73
糖尿病多発神経障害　61
糖尿病網膜症　64, 66
糖尿病有病者　36
糖尿病予備群　36
糖尿病連携手帳　68
動脈硬化　127
糖輸送担体　278
特発性　28
特発性アルドステロン症　244
特発性脂質異常　124
特発性副甲状腺機能低下症　187
ドパミン受容体作動薬　213
トランスセオレティカルモデル　98
トランスロケーション　278
トリグリセリド　10, 127
トルソー徴候　188

内因性脂質　125
内臓脂肪　111
　―の減少　279
内臓脂肪型肥満　104
内分泌疾患の食事療法　271
内分泌症状　194
内分泌性肥満　103
難病　303

二次性高尿酸血症　116
二次性肥満　103
乳頭がん　174, 177
　―の治療　181
尿細管リン再吸収率　189

尿酸　116
尿酸塩結晶　116
尿素サイクル異常症　303
尿毒症症状　75
尿崩症　228, 230
妊娠時一過性尿崩症　230
妊娠糖尿病　28
　―（GDM）の定義と診断基準　31
認知の再構築　107

ネガティブフィードバック機構　13, 210
粘液水腫　169
粘液水腫性昏睡　168

脳腱黄色腫症　303
脳内報酬系　274

ハーディ手術　195, 213, 239
敗血症　48
配合薬　289
破壊性甲状腺炎　167
橋本病　164, 166, 167
バセドウ病　156, 158
　―の診断ガイドライン　160
　―の治療　298
バゾプレシン　224, 230
バゾプレシン試験　232
花キャベツ様変化　211
パラソルモン　15

バルデー‐ビードル症候群　103
バンデューラ　39

光凝固療法　23, 67
ビグアナイド（BG）薬　288
非ステロイド性抗炎症薬　117
ビタミンD依存性くる病　303
ヒト成長ホルモン（遺伝子組換え）製剤　218
ヒドロコルチゾン　217
日内変動　18
皮膚灌流圧　84
肥満　102
肥満症　100, 102
びまん性甲状腺腫大　167
肥満度分類　102
標準体重　32
微量アルブミン尿　72

フィードバック機構　13
フェニルケトン尿症　303
負荷試験　232
負荷・制限試験　225
複合カルボキシラーゼ欠損症　303
副甲状腺　15
副甲状腺機能亢進症　186, 262
副甲状腺機能低下症　184, 186, 303
副甲状腺疾患　184
副甲状腺ホルモン　186
副腎　17
副腎アンドロゲン　19, 22, 250

副腎クリーゼ　140, 146, 250, 253
副腎腫瘍　238
副腎髄質機能亢進症　256
副腎髄質ホルモン　19
副腎性クッシング症候群　239
副腎白質ジストロフィー　303
副腎皮質機能亢進症　236, 238, 242, 244
副腎皮質機能低下症　248, 250
副腎皮質刺激ホルモン　17, 18
副腎皮質刺激ホルモン（ACTH）分泌機能検査　195
副腎皮質刺激ホルモン産生腫瘍　264
副腎皮質刺激ホルモン不応症　303
副腎皮質刺激ホルモン放出ホルモン　18
副腎皮質ステロイド　118
副腎皮質ホルモン　18, 147, 201
ブドウ糖毒性　28
不飽和脂肪酸　268
プラダー‐ウィリー症候群　103
プリン体　116, 119
プロピオン酸血症　303
ブロモクリプチンメシル酸塩　213
プロラクチン　17
プロラクチン（PRL）分泌機能検査　195
プロラクチン産生腫瘍　263

閉塞性動脈硬化症　127
ペグビソマント　213

ペルオキシソーム病　303
片側性副腎過形成　244
片側性副腎多発微小結節　244

放射性ヨード　300
放射線宿酔症状　197
放射線療法　195
飽和脂肪酸　268
ホスファチジルイノシトール
　-3-キナーゼ　278
勃起障害　62
ボディイメージの変容に対する
　支援　183
骨　13
ポリオール代謝経路　58, 72
ポルフィリン症　303
ホルモン感受性リパーゼ　11
ホルモン欠落症状　194
ホルモン低下時の症状　201
ホルモン補充療法の援助　235

満月様顔貌　239
慢性甲状腺炎　164, 166
慢性的な低血糖　90
慢性副腎皮質機能低下症　250

水制限試験　232

水中毒症状　233
ミトコンドリア病　303
ミニマム内視鏡下手術　245
ミネラルコルチコイド　19
未分化がん　174, 177
　—の治療　182

無機ヨード薬　298
無自覚性低血糖　50, 63
無痛性心筋虚血　63
無βリポ蛋白血症　303

メープルシロップ尿症　303
メタボリックシンドローム
　112
メチルマロン酸血症　303
メディカルチェック　281
免疫学的検査　159
メンケス病　303

網膜症　66
　—の眼底写真　23
モノフィラメント　61, 85
問題点の抽出と解決　106

薬剤性肥満　103
薬物療法　36, 195, 284, 286

有害事象　217
有酸素運動　105, 280
有痛性神経障害　60, 63
遊離脂肪酸　279

ヨード　13
ヨード過剰摂取の回避　171
ヨード含有うがい薬　302
ヨード含有量が多い食品　302
抑うつ　109

ライソゾーム病　303
ライフスタイル改善　266, 268,
　276, 278
ラジオアイソトープ　299
ランゲルハンス島　9
卵胞刺激ホルモン　17
ランレオチド酢酸塩　213

リジン尿性蛋白不耐症　303

リスク区分別脂質管理目標値
　129
リポ蛋白　124
リポ蛋白リパーゼ　10
リモデリング　14, 136
両耳側半盲　210
両側アルドステロン産生腺腫
　244

レジスタンス運動　280
レジスタンス（筋力）トレーニ
　ング　105, 106
レシチンコレステロールアシル
　トランスフェラーゼ欠損症
　303
レディネス　270, 272
連続ACTH負荷試験　252

ローカス・オブ・コントロール
　55
ロービジョンケア　69
濾胞　13
濾胞がん　174, 177
　—の治療　181
濾胞性腫瘍　174
濾胞腺腫　174

編集・執筆者一覧

[編集・執筆者]

任　和子（京都大学大学院医学研究科人間健康科学系専攻生活習慣病看護学分野教授）

細田公則（京都大学大学院医学研究科人間健康科学系専攻生活習慣病看護学分野教授）

[執筆者（五十音順）]

宇多　雅（京都大学大学院医学研究科人間健康科学系専攻生活習慣病看護学分野博士後期課程）

大倉瑞代（京都大学医学部附属病院看護部）

久保田正和（京都大学大学院医学研究科人間健康科学系専攻在宅医療看護学分野）

清水彬礼（京都大学大学院医学研究科人間健康科学系専攻生活習慣病看護学分野博士後期課程）

竹之内沙弥香（京都大学大学院医学研究科人間健康科学系専攻生活習慣病看護学分野）

田村葉子（京都看護大学看護学部看護学科）

趙　崇来（佛教大学保健医療技術学部看護学科）

長野仁美（京都大学医学部附属病院看護部）

西村亜希子（京都大学大学院医学研究科人間健康科学系専攻生体防御・病態看護学分野）

肥後直子（京都府立医科大学附属病院看護部）

古谷和紀（京都大学医学部附属病院看護部）

松本紀子（京都大学医学部附属病院看護部）

武藤孝幸（京都大学医学部附属病院看護部）

村内千代（関西医科大学附属滝井病院看護部）

那須綾美（大阪市立総合医療センター看護部）

百浦幹弥（京都大学医学部附属病院看護部）

森安朋子（佛教大学保健医療技術学部看護学科）

山口曜子（京都光華女子大学大学院看護学研究科・健康科学部看護学科）

横田香世（関西電力株式会社関西電力病院看護部）

[執筆協力]

鈴間　潔（京都大学大学院医学研究科眼科学准教授）

エビデンスに基づく
糖尿病・代謝・内分泌看護ケア関連図

初版第1刷発行	2015年11月5日
初版第4刷発行	2021年6月30日

編集	任 和子，細田公則
発行者	荘村明彦
発行所	中央法規出版株式会社
	〒110-0016 東京都台東区台東3-29-1 中央法規ビル
	営　業　TEL 03-3834-5817　FAX 03-3837-8037
	取次・書店担当　TEL 03-3834-5815　FAX 03-3837-8035
	https://www.chuohoki.co.jp/
印刷・製本	図書印刷株式会社
装丁・本文デザイン	有限会社アースメディア
表紙絵	ネモト円筆
本文イラスト	スタジオ・エイト，佐藤加奈子，藤田侑巳
編集協力・DTP	有限会社エイド出版

ISBN978-4-8058-5249-1

- 定価はカバーに表示してあります。
- 落丁本・乱丁本はお取り替えいたします。
- 本書のコピー，スキャン，デジタル化等の無断複製は，著作権法上での例外を除き禁じられています。また，本書を代行業者等の第三者に依頼してコピー，スキャン，デジタル化することは，たとえ個人や家庭内での利用であっても著作権法違反です。
- 本書の内容に関するご質問については，下記URLから「お問いあわせフォーム」にご入力いただきますようお願いいたします。https://www.chuohoki.co.jp/contact/